普外科常见病及周围血管疾病诊疗学

■ 王凯峰 主 编

中国纺织出版社有限公司

图书在版编目（CIP）数据

普外科常见病及周围血管疾病诊疗学 / 王凯峰主编
. -- 北京：中国纺织出版社有限公司, 2020.10
ISBN 978-7-5180-8029-8

Ⅰ. ①普… Ⅱ. ①王… Ⅲ. ①外科—常见病—诊疗②
血管疾病—诊疗 Ⅳ. ①R6②R543

中国版本图书馆CIP数据核字（2020）第201234号

责任编辑：樊雅莉　　　责任校对：高　涵　　　责任印制：王艳丽

中国纺织出版社有限公司出版发行
地址：北京市朝阳区百子湾东里A407号楼　邮政编码：100124
销售电话：010 — 67004422　传真：010 — 87155801
http://www.c-textilep.com
中国纺织出版社天猫旗舰店
官方微博 http://weibo.com/2119887771
北京玺诚印务有限公司印刷　各地新华书店经销
2020年10月第1版第1次印刷
开本：889×1194　1 / 16　印张：11
字数：317千字　定价：78.00元

凡购本书，如有缺页、倒页、脱页，由本社图书营销中心调换

编 委 会

前　言

近年来，社会经济的蓬勃发展促进了医学科技的发展，医学各学科内容不断拓展和延伸，治疗方法持续改进，新理论、新技术逐渐应用于临床，取得了良好的效果。与此同时，人们对生命的理解更为全面，对生活质量的要求越来越高，这就要求普外科医务工作者既要有扎实的理论基础又要有丰富的临床经验，只有不断学习，才能提高诊断水平，更好地诊治疾病，减轻患者痛苦，促进社会和谐。

本书阐述各种普外科疾病与血管疾病的发病原因、诊断、鉴别诊断和治疗，具体包括胃、十二指肠疾病，小肠疾病，结肠、直肠疾病，肝脏疾病，胆管疾病，胰腺疾病，肠系膜血管疾病，还有周围血管损伤的诊疗以及周围血管疾病介入治疗。本书作者从事普外科专业多年，具有丰富的临床经验和深厚的理论功底，所写内容具有一定的独创性。希望本书能为普外科医务工作者处理相关问题提供参考，也可作为医学院校学生和基层医生学习之用。

本书在编写过程中，虽力求做到写作方式和文笔风格一致，但由于作者较多、时间有限，书中难免存在纰漏，期望读者见谅，并予以批评指正。

编　者
2020 年 9 月

目　录

第一章

胃、十二指肠疾病

第一节　胃扭转

各种原因引起的胃沿其纵轴（贲门与幽门的连线）或横轴（胃大弯和小弯中点的连线）扭转，称为胃扭转。胃扭转不常见，其急性型发展迅速，诊断不易，常延误治疗，而其慢性型的症状不典型，也不易及时发现。

一、病因

新生儿胃扭转是一种先天性畸形，可能与小肠旋转不良有关，使胃脾韧带或胃结肠韧带松弛而致胃固定不良。多数可随婴儿生长发育而自行矫正。

成人胃扭转多数存在解剖学因素，在不同的诱因激发下而致病。胃的正常位置主要依靠食管下端和幽门部的固定，肝胃韧带、胃结肠韧带和胃脾韧带也对胃大、小弯起了一定的固定作用。较大的食管裂孔疝、膈疝、膈膨出以及十二指肠降段外侧腹膜过度松弛，使食管裂孔处的食管下端和幽门部不易固定。此外，胃下垂和胃大、小弯侧的韧带松弛或过长等，均是胃扭转发病的解剖学因素。

急性胃扩张、急性结肠胀气、暴饮暴食、剧烈呕吐和胃的逆蠕动等可以成为胃位置突然改变的动力，故常是促发急性胃扭转的诱因。胃周围炎症和粘连可牵扯胃壁而使其固定于不正常位置而出现扭转，这些病变常是促发慢性胃扭转的诱因。

二、分型

1. 根据起病的缓慢及其临床表现分型

可分为急性和慢性两型。急性胃扭转具有急腹症的临床表现，而慢性胃扭转的病程较长，症状反复发作。

2. 根据扭转的范围分型

可分为胃全部扭转和部分扭转。前者是指除与横膈相贴的胃底部分外整个胃向前向上的扭转。由于胃贲门部具有相对的固定性，胃全部扭转很少超过180°。部分胃扭转是指胃的一个部分发生扭转，通常是胃幽门部，偶可扭转360°。

3. 根据扭转的轴心分型

可分为下列两型。

（1）系膜轴扭转：是最常见的类型，胃随着胃大、小弯中点连线的轴心（横轴）发生旋转。多数是幽门沿顺时针方向向上向前向左旋转，有时幽门可达贲门水平。胃的前壁自行折起而后壁则被扭向前。幽门管可因此发生阻塞，贲门也可以有梗阻。右侧结肠常被拉起扭转到左上腹，形成一个急性扭曲而发生梗阻。在少数情况下，胃底部沿逆时针方向向下向右旋转。但较多的胃系膜轴扭转是慢性和部分的。

（2）器官轴扭转：是少见的类型。胃体沿着贲门、幽门连线的轴心（纵轴）发生旋转。多数是向前扭转，即胃大弯向上向前扭转，使胃的后壁由下向上翻转到前面，但偶尔也有相反方向的向后扭转。贲门和胃底部的位置基本上无变化。

三、临床表现

急性胃扭转起病较突然，发展迅速，其临床表现与溃疡病急性穿孔、急性胰腺炎、急性肠梗阻等急腹症颇为相似，与急性胃扩张有时不易鉴别。起病时均有骤发的上腹部疼痛，程度剧烈，并牵涉至背部。常伴频繁呕吐和嗳气，呕吐物中不含胆汁。如为胃近端梗阻，则为干呕。此时拟放置胃肠减压管，常不能插入胃内。体检见上腹膨胀而下腹平坦，腹壁柔软，肠鸣音正常。如扭转程度完全，梗阻部位在胃近端，则有上腹局限性膨胀、干呕和胃管不能插入的典型表现。如扭转程度较轻，临床表现很不典型。腹部 X 线平片常可见扩大的胃泡阴影，内充满气体和液体。由于钡剂不能服下，胃肠 X 线检查在急性期一般帮助不大，急性胃扭转常在手术探查时才能明确诊断。

慢性胃扭转多为部分扭转，若无梗阻，可无明显症状，或其症状较为轻微，类似溃疡病或慢性胆囊炎等慢性病变。腹胀、恶心、呕吐，进食后加重，服用制酸药物疼痛不能缓解，以间断发作为特征。部分因贲门扭转而狭窄，患者可出现吞咽困难，或因扭转部位黏膜损伤而出现呕血及黑便等。部分患者可无任何症状，偶尔行胃镜、胃肠钡餐检查或腹部手术而发现。

四、辅助检查

（1）放置胃管受阻。完全性胃扭转时，放置胃管受阻或无法置入胃内。

（2）上消化道内镜检查。纤维或电子胃镜进镜受阻，胃内解剖关系异常，胃体进镜途径扭曲，有时胃镜下充气可使胃扭转复位。

（3）腹部 X 线检查。完全性胃扭转时，腹部透视或平片可见左上腹有充满气体和液体的胃泡影，左侧膈肌抬高。胃肠钡餐检查是重要的诊断方法。系膜轴扭转型的 X 线表现为双峰形胃腔，即胃腔有两个液平面，幽门和贲门处在相近平面。器官轴扭转型的 X 线表现有胃大小弯倒置、胃底液平面不与胃体相连、胃体扭曲变形、大小弯方向倒置、大弯在小弯之上、幽门和十二指肠球部向下、胃黏膜纹理呈扭曲走行等。

五、诊断

急性胃扭转依据 Brochardt 三联症（早期呕吐，随后干呕；上腹膨隆，下腹平坦；不能置入胃管）和 X 线钡剂造影可确诊。慢性胃扭转可依据临床表现、胃镜和 X 线钡剂造影确诊。

六、治疗

急性胃扭转必须施行手术治疗，否则胃壁血液循环可受到障碍而发生坏死。急性胃扭转患者一般病情重，多伴有休克、电解质紊乱或酸碱平衡失调，应及时进行全身支持治疗，纠正上述病理生理改变，待全身症状改善后，尽早手术；如能成功地插入胃管，吸出胃内气体和液体，待急性症状缓解和进一步检查后再考虑手术治疗。在剖开腹腔时，首先看到的大都是横结肠系膜及后面绷紧的胃后壁。由于解剖关系的紊乱以及膨胀的胃壁，外科医师常不易认清其病变情况。此时宜通过胃壁的穿刺将胃内积气和积液抽尽，缝合穿刺处，再进行探查。在胃体复位以后，根据所发现的病理变化，如膈疝、食管裂孔疝、肿瘤、粘连带等，予以切除或修补等处理。如未能找到有关的病因和病理机制，可行胃固定术，即将脾下极至胃幽门处的胃结肠韧带和胃脾韧带致密地缝到前腹壁腹膜上，以防扭转再度复发。

部分胃扭转伴有溃疡或葫芦形胃等病变者，可行胃部分切除术，病因处理极为重要。

第二节　胃下垂

胃下垂是指直立位时胃的大弯抵达盆腔，而小弯弧线的最低点降至髂嵴连线以下的位置，常为内脏下垂的一部分。

一、病因

胃下垂可有先天性或后天性之分。先天性胃下垂常是内脏全部下垂的一个组成部分。腹腔脏器维持其正常位置主要依靠以下3个因素：①横膈的位置以及膈肌的正常活动力。②腹内压的维持，特别是腹肌力量和腹壁脂肪层厚度的作用。③连接脏器有关韧带的固定作用。胃的两端，即贲门和幽门是相对固定的，胃大、小弯侧的胃结肠韧带、胃脾韧带、肝胃韧带对胃体也起一定的固定作用。正常胃体可在一定的范围内向上下、向左右或向前后方向移动，如膈肌悬吊力不足，支持腹内脏器的韧带松弛，腹内压降低，则胃的移动度增大而发生下垂。

胃壁具有张力和蠕动两种运动性能，胃壁本身的弛缓也是一个重要的因素。按照胃壁的张力情况可将胃分为4种类型，即高张力、正常张力、低张力和无张力型。在正常胃张力型，幽门位于剑突和脐连线的中点，胃张力低下和无张力极易发生胃下垂。

胃下垂常见于瘦长体型的女型、经产妇、多次腹部手术而伴腹肌张力消失者，尤多见于消耗性疾病和进行性消瘦者，这些都是继发胃下垂的先天性因素。

二、临床表现

轻度胃下垂可无症状。明显下垂可伴有胃肠动力低下和分泌功能紊乱的表现，如上腹部不适、易饱胀、厌食、恶心、嗳气及便秘等。上腹部不适多于餐后、长期站立和劳累后加重。有时感深部隐痛，可能和肠系膜受牵拉有关。下垂的胃排空常较缓慢，故会出现胃潴留和继发性胃炎的症状。可出现眩晕、心悸、站立性低血压和昏厥等症状。

体检可见肋下角小于90°，多为瘦长体型。站立时上腹部可扪及明显的腹主动脉搏动。胃排空延缓时还可测得振水声。上腹部压痛点可因不同体位而变动。常可同时发现肾、肝和结肠及其他内脏下垂。

三、诊断

胃下垂的诊断主要依靠X线检查。进钡餐后可见胃呈鱼钩形，张力减退，其上端细长，而下端则显著膨大，胃小弯弧线的最低点在髂嵴连线以下。胃排空缓慢，可伴有钡剂滞留现象。

四、治疗

胃固定术的效果不佳，如折叠缝合以缩短胃的小网膜，或将肝圆韧带穿过胃肌层而悬吊固定在前腹壁上，现多已废弃不用。主要采用内科对症治疗。少食多餐，食后平卧片刻，保证每日摄入足够的热量和营养品。加强腹部肌肉的锻炼，以增强腹肌张力。也可试用气功和太极拳疗法。下垂症状明显者，可放置胃托。

第三节　消化性溃疡

消化性溃疡指穿透至黏膜肌层的胃、十二指肠黏膜的局限性损伤，包括胃溃疡与十二指肠溃疡。因溃疡的形成与胃酸、胃蛋白酶的消化作用有关而得名。其病因与发病机制尚未完全明了，一般认为与胃酸、胃蛋白酶、感染、遗传、体质、环境、饮食、神经精神因素等因素有关，近十余年来研究证明幽门螺杆菌（Hp）是消化性溃疡的主要病因。消化性溃疡是人类常见疾病，我国20世纪50年代发病率达到高峰，以男性十二指肠溃疡多见，20世纪70年代以后发病率有下降趋势。

一、临床表现

1. 症状

（1）长期反复发作的上腹痛，病史可达数月至数年，多有发作与缓解交替的周期性，因溃疡与胃酸刺激有关，故疼痛可呈节律性。胃溃疡多在餐后半小时左右出现，持续1~2h。十二指肠溃疡疼痛多在餐后2~3h出现，进食后可缓解。胃溃疡的疼痛部位一般在上腹剑突下正中或偏左，十二指肠溃疡疼痛位于上腹正中或偏右。疼痛性质因个体差异不同可描述为饥饿不适、钝痛、烧灼样疼痛、刺痛等。

（2）可伴有其他消化道症状，如嗳气、反酸、胸骨后灼痛、恶心、呕吐。

（3）频繁的呕吐、腹胀、消瘦等提示球部或幽门部溃疡引起幽门梗阻；溃疡侵蚀基底血管可出现黑便或呕血。

（4）出现剧烈腹痛并有腹膜炎症状往往提示溃疡穿孔。

2. 体征

（1）本病在缓解期多无明显体征，溃疡活动期可在剑突下有固定而局限的压痛。

（2）当溃疡穿孔时大多可迅速引起弥漫性腹膜炎，腹壁呈板样硬，有压痛与反跳痛，肝浊音界消失。

二、辅助检查

1. 常规检查

（1）幽门螺杆菌检测：Hp检测已成为消化性溃疡的常规检查项目，方法有二：侵入性方法为胃镜下取样做快速尿素酶试验，聚合酶链式反应（PCR）或涂片染色等；非侵入性方法为呼气采样检测，此方法方便、灵敏，常用的有 ^{14}C 或 ^{13}C 呼气试验。

（2）上消化道钡餐：溃疡在X线钡餐的征象有直接与间接两种，直接征象为龛影，具有确诊价值；间接征象包括局部压痛、大弯侧痉挛切迹、十二指肠激惹、球部变形等，间接征象仅提示有溃疡。

（3）胃镜：胃镜检查可明确溃疡与分期，并可做组织活检与Hp检测。内镜下溃疡可分为活动期（A）、愈合期（H）和瘢痕期（S）3种类型。

2. 其他检查

（1）胃液分析：胃溃疡患者胃酸分泌正常或稍低于正常。十二指肠溃疡患者多增高，以夜间及空腹时更明显。但因其检查值与正常人波动范畴有互相重叠，故对诊断溃疡价值不高，目前仅用于促胃液素瘤的辅助诊断。

（2）促胃液素测定：溃疡时血清促胃液素可增高，但诊断意义不大，不列为常规，但可作为促胃液素瘤的诊断依据。

三、诊断

1. 诊断要点

（1）典型的节律性、周期性上腹疼痛，呈慢性过程，少则数年，多则十几年或更长时间。

（2）大便潜血试验：溃疡活动时可为阳性。

（3）X线钡餐检查：龛影为X线诊断溃疡最直接征象，间接征象为压痛、激惹及胃大弯侧痉挛切迹。

（4）胃镜检查与黏膜活组织检查：可鉴别溃疡的良恶性。胃镜下溃疡多呈圆形或椭圆形，一般小于2cm，边缘光滑，底平整，覆有白苔或灰白苔，周围黏膜充血水肿，有时可见皱襞向溃疡集中。

2. 诊断流程

见图 1-1。

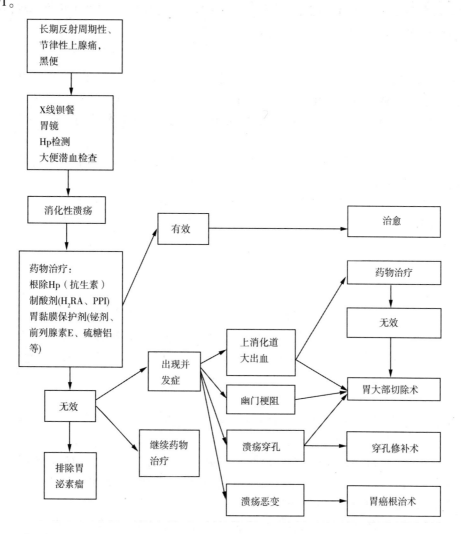

图 1-1　胃十二指肠溃疡诊治流程

四、鉴别诊断

1. 慢性胆囊炎、胆石症

疼痛位于右上腹，常放射至右肩背部，可伴有发热、黄疸等，疼痛与进食油腻食物有关。B 超可以做出诊断。

2. 胃癌

胃溃疡在症状上难与胃癌做出鉴别，X 线钡餐检查胃癌的龛影在胃腔内，而胃溃疡的龛影在胃壁内，边缘不整，呈结节状；一般良性溃疡的龛影＜2cm。胃镜下组织活检是诊断的主要依据。

3. 功能性消化不良

症状酷似消化性溃疡，多见于年轻女性，X 线钡餐与胃镜无溃疡征象。

4. 促胃液素瘤

即 Zollinger-Ellison 综合征，为胰腺非 B 细胞瘤，可分泌大量促胃液素，使消化道处于高胃酸环境，产生顽固性多发溃疡或异位溃疡，胃大部切除后仍可复发。血清促胃液素测定＞200ng/L。

五、治疗

消化性溃疡治疗的主要目的是消除症状、愈合溃疡、防止复发和避免并发症。

（一）一般治疗

饮食定时，避免过饱过饥、过热过冷及有刺激性食物；急性期症状严重时可进流质或半流质饮食。

（二）药物治疗

1. 根除 Hp 治疗

目前尚无单一药物能有效根治 Hp。根除方案一般分为质子泵抑制剂（PPI）为基础和胶体铋剂为基础方案两类。一种 PPI 或一种胶体铋加上克拉霉素、阿莫西林、甲硝唑 3 种抗生素中的 2 种组成三联疗法，疗程为 7d。若根治 Hp 1~2 周不明显时，应考虑继续使用抑制胃酸药物治疗 2~4 周。

2. 抑制胃酸分泌药物

氢氧化铝、氢氧化镁等复方制剂对缓解症状效果较好，仅用于止痛时的辅助治疗。目前临床上常用的是 H_2 受体拮抗剂（H_2RA）与 PPI 两大类。

H_2RA 能与壁细胞 H_2 受体竞争结合，阻断壁细胞的泌酸作用，常用的有两种：西咪替丁，每日剂量 800mg（400mg，每天 2 次）；另一种为雷尼替丁，每日剂量 300mg（150mg，每天 2 次），疗程均为 4~6 周。

3. 胃黏膜保护剂

胃黏膜保护剂有 3 种，分别为硫糖铝、枸橼酸铋钾和前列腺素类药物（米索前列醇）。

（三）手术治疗

消化性溃疡随着 H_2RA 与 PPI 的广泛使用以及根除 Hp 治疗措施的普及，需要手术治疗的溃疡病患者已越来越少，约 90% 的十二指肠溃疡及 50% 的胃溃疡患者经内科有效治疗后好转。所需手术干预的病例仅限少数并发症患者。手术适应证为：①溃疡急性穿孔。②溃疡大出血。③瘢痕性幽门梗阻。④顽固性溃疡。⑤溃疡癌变。

1. 手术方式

胃、十二指肠溃疡的手术目的是针对胃酸过高而采取相应措施，目前，手术方式主要有两种，一种是胃大部切除术，另一种是迷走神经切断术。

（1）胃大部切除术：为我国目前治疗消化性溃疡最为广泛的手术方式，切除范围包括胃体大部、胃窦、幽门和部分十二指肠球部，占全胃的 2/3~3/4，从而达到抑酸的效果（图 1-2）。切除胃大部后的胃肠道吻合方法常用的是毕罗 I 式和毕罗 II 式。

1）毕罗 I 式：特点是胃大部切除以后将残胃与十二指肠断端进行吻合。这种吻合方式接近正常生理状态，术后并发症较少，且胆汁反流不多于幽门成形术，近年来多主张在条件允许时采用此种吻合方式（图 1-3）。

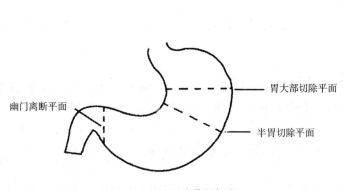

图 1-2　胃切除范围标志

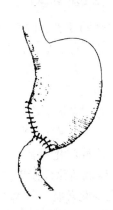

图 1-3　毕罗 I 式吻合

2）毕罗 II 式：特点是胃大部切除后将十二指肠残端关闭，将胃残端与空肠上端吻合。其优点是可切除足够体积的胃而不致吻合口张力过大。同时，即使十二指肠溃疡不能切除也可因溃疡旷置而愈合（图 1-4）。

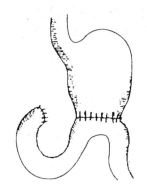

图1-4　毕罗Ⅱ式吻合

（2）迷走神经切断术：迷走神经切断后胃酸的神经分泌相消失，体液相受到抵制，胃酸分泌减少，从而达到治愈溃疡的目的。

1）迷走神经干切断术：约在食管裂孔水平，将左右两支腹迷走神经干分离后切除5~6cm，以免再生。根据情况，再行胃空肠吻合或幽门成形术。由于腹迷走神经干尚有管理肝、胆、胰、肠的分支作用，如果遭到不必要的切断，会造成上述器官功能紊乱，胃张力及蠕动随之减退，胃排空迟缓，胃内容物潴留，故需加做幽门成形术。此外可产生顽固性腹泻，可能和食物长期潴留，腐败引起肠炎有关。迷走神经干切断术因缺点多，目前临床上很少应用。

2）选择性迷走神经切断术：将胃左迷走神经分离清楚在肝支下切断，同样胃右迷走神经分离出腹腔支下加以切断，从而避免发生其他器官功能紊乱。为了解决胃潴留问题，则需加胃引流术，常用的引流术有幽门成形术、胃窦部或半胃切除，再行胃十二指肠或胃空肠吻合术。

3）选择性胃迷走神经切断术：是迷走神经切断术的一大改进，目前国内外广泛应用。但此法也还存在不少问题，如由于迷走神经解剖上的变异，切断迷走神经常不完善，有可能神经再生，仍有不少溃疡复发。加以胃窦部或半胃切除时，虽有着更加减少胃酸分泌的优点，但也带来了胃切除术后的各种并发症的缺点。因此该术式亦非理想。

4）高选择性胃迷走神经切断术：此法仅切断胃近端支配胃体、胃底壁细胞的迷走神经，而保留胃窦部的迷走神经，因而也称为胃壁细胞迷走神经切断术或近端胃迷走神经切断术。手术时在距幽门5~7cm的胃小弯处，可以看到沿胃小弯下行的胃迷走神经前支入胃窦部的扇状终末支（鸦爪）作为定位标志，将食管下端5~7cm范围内进入胃底、胃体的迷走神经——切断，保留进入胃窦部的扇状终末支。

高选择性胃迷走神经切断术的优点在于消除神经性胃酸分泌，消除了溃疡病复发的主要因素；保留胃窦部的张力和蠕动，无须附加引流术；保留了幽门括约肌的功能，减少胆汁反流和倾倒综合征的发生机会；保留了胃的正常容积，不影响进食量；手术简单安全。

2. 并发症的手术治疗

（1）术后胃出血：胃大部切除术后，一般在24h以内，从胃管引流出少量黯红色或咖啡色血性内容物，多为术中残留胃内的血液或胃肠吻合创伤面少量渗出的缘故。如短期内自胃管引流出较大量的血液，尤其是鲜血，甚至呕血、黑便或出现出血性休克，是因切端或吻合口有小血管结扎、缝合不彻底所致。术后4~6d出血，多因缝合过紧吻合口黏膜坏死脱落引起；严重的早期出血，如量大，甚至发生休克，需要果断再次探查止血。

（2）十二指肠残端破裂：是胃大部切除术毕罗Ⅱ式中最严重的并发症，死亡率很高，约15%。多因处理十二指肠球部时损伤浆肌层或血液循环；或残端缝合过紧，过稀。输入空肠袢梗阻也可致残端破裂。一般多发生在术后4~7d。表现为右上腹突然发生剧烈疼痛，局部或全腹明显压痛、反跳痛、腹肌紧张等腹膜炎症状。腹穿可抽出胆汁样液体。预防方法是：妥善缝合十二指肠残端，残端缝合有困难者，可插管至十二指肠腔内做造瘘术，外覆盖大网膜。溃疡病灶切除困难者，选择病灶旷置胃大部切除术式，避免十二指肠残端破裂。一旦发生残端破裂，修补难以成功，应行引流术，在十二指肠残端处放置双腔套管持续负压吸引，同时也要引流残端周围腹腔。以静脉营养法或空肠造瘘来营养支持。

（3）胃肠吻合口破裂或瘘：多发生在术后 5~7d，如在术后 2d 内发生，则可能是吻合技术的问题。一般原因有：缝合不当、吻合口存在张力、局部组织水肿或低蛋白血症等所致组织愈合不良。胃肠吻合口破裂常引起严重的腹膜炎，需及时手术进行修补，术后要保持可靠的胃肠减压，加强营养支持。

（4）吻合口梗阻：发生率为 1%~5%，主要表现为进食后上腹胀痛，呕吐，呕吐物为食物，多无胆汁。梗阻多因手术时吻合口过小；或缝合时胃肠壁内翻过多；吻合口黏膜炎症水肿所致。前两种原因造成的梗阻多为持续性，不能自行好转，需再次手术扩大吻合口或重新做胃空肠吻合。黏膜炎症水肿造成的梗阻为暂时性，经过适当的非手术治疗症状可自行消失。梗阻性质一时不易确诊，先采用非手术疗法，暂时停止进食，行胃肠减压，静脉输液，保持水、电解质平衡和营养；若因黏膜炎症水肿引起梗阻，往往数日内即可改善。经两周非手术治疗仍有进食后腹胀、呕吐现象，应考虑手术治疗。

（5）输入空肠袢梗阻：在毕罗Ⅱ式手术后，如输入空肠袢在吻合处形成锐角或输入空肠袢过长发生曲折，使输入空肠袢内的胆汁、胰液、肠液等不易排出，将在空肠内发生潴留而形成梗阻。输入空肠段内液体潴留到一定量时，强烈的肠蠕动克服了一时性的梗阻，将潴留物大量排入残胃内，引起恶心、呕吐。表现为进食后 15~30min，上腹饱胀，轻者恶心，重者呕吐，呕吐物主要是胆汁，一般不含食物，呕吐后患者感觉症状减轻而舒适。多数患者术后数周症状逐渐减轻而自愈，少数症状严重持续不减轻者需手术治疗，行输入和输出空肠袢之间侧侧吻合术。

在结肠近端空肠对胃小弯的术式，如近端空肠过短，肠系膜牵拉过紧，形成索带压迫近端空肠，使被压迫的十二指肠和空肠成两端闭合肠袢，且可影响肠壁的血运，而发生坏死。有时过长的输入空肠袢，穿过空肠系膜与横结肠之间的孔隙，形成内疝，也可发生绞窄。主要表现为上腹部疼痛、呕吐，呕吐物不含胆汁，有时偏右上腹可触及包块。这一类梗阻容易发展成绞窄，应及早手术治疗。

（6）输出空肠袢梗阻：输出空肠袢梗阻多为大网膜炎性包块压迫或肠袢粘连成锐角所致。在结肠后吻合时，横结肠系膜的孔未固定在残胃壁上，而困束着空肠造成梗阻。主要表现为呕吐，呕吐物为食物和胆汁。确诊应借助于钡餐检查，以显示梗阻的部位。症状严重而持续，应手术治疗以解除梗阻。

（7）倾倒综合征：倾倒综合征是胃大部分切除术后比较常见的并发症。在毕罗Ⅱ式吻合法发生机会更多。根据症状在术后和进食后发生的迟早，临床上将倾倒综合征分为早期倾倒综合征和晚期倾倒综合征两类。一般认为这两种表现不同、性质各异的倾倒综合征，有时同时存在，致临床表现混淆不清。

1）早期倾倒综合征：表现为进食后上腹胀闷、心悸、出汗、头晕、呕吐及肠鸣、腹泻等。患者面色苍白、脉搏加速、血压稍增高。上述症状经平卧 30~45min 即可自行好转消失，如患者平卧位进食则往往不发生倾倒症状。症状的发生与食物的性质和量有关，进甜食及牛奶易引起症状，过量进食往往引起症状发作。原因尚不十分清楚，但根据临床表现，一般认为早期倾倒综合征的原因有两种：一是残胃缺乏固定，进食过量后，胃肠韧带或系膜受到牵拉，因而刺激腹腔神经丛引起症状，所谓机械因素；二是大量高渗食物进入空肠后，在短期内可以吸收大量的液体，致使血容量减少，即渗透压改变因素。

2）晚期倾倒综合征：性质与早期综合征不同，一般都发生在手术后半年左右，而多在食后 2~3h 发作，表现为无力、出汗、饥饿感、嗜睡、眩晕等。发生的原因由于食物过快地进入空肠内，葡萄糖迅速被吸收，血糖过度增高，刺激胰腺产生过多胰岛素，继而发生低血糖现象，故又称低血糖综合征。

预防倾倒综合征的发生，一般认为手术时胃切除不要过多，残胃适当固定，胃肠吻合口不要太大。术后早期应少食多餐，使胃肠逐渐适应。一旦出现症状多数经调节饮食，症状逐渐减轻或消失。极少数患者症状严重而经非手术治疗持续多年不改善者，可考虑再次手术治疗，行胃肠吻合口缩小术，或毕罗Ⅱ式改为毕罗Ⅰ式，或行空肠代胃，空肠、十二指肠吻合术。

（8）吻合口溃疡：吻合口溃疡是胃大部切除术后常见的远期并发症。多数发生在十二指肠溃疡术后。吻合口溃疡的原因与原发溃疡相似，80%~90% 的吻合口溃疡存在胃酸过多现象。症状与原发溃疡相似，但疼痛的规律性不明显，在上腹吻合口部位有压痛。吻合口溃疡一旦形成，发生并发症机会甚多，如出血、穿孔。预防措施：避免做单纯胃空肠吻合；胃大部切除时胃切除要足够，应争取做胃十二指肠吻合。

吻合口溃疡一般主张采用手术治疗，手术方法是再次行胃大部切除或同时做迷走神经切断术。

（9）碱性反流性胃炎：碱性反流性胃炎常发生于毕罗Ⅱ式胃大部切除术后1~2年。由于胆汁、胰液反流，胆盐破坏了胃黏膜对氢离子的屏障作用，使胃液中的氢离子逆流弥散于胃黏膜细胞内，从而引起胃黏膜炎症、糜烂，甚至形成溃疡。表现为：上腹部持续性烧灼痛，进食后症状加重，抗酸药物服后无效；胆汁性呕吐，呕吐后症状不减轻，胃液分析胃酸缺乏；食欲差，体重减轻，因长期少量出血而导致贫血。这一并发症非手术治疗效果不佳。症状严重应考虑手术治疗。手术可改行 Roux-en-Y 吻合，以免胆汁反流入残胃内，同时加做迷走神经切断术以防术后吻合口溃疡发生。

（10）营养障碍：胃是容纳食物并进行机械和化学消化的场所。食物因胃的运动而与酸性胃液混合成食糜，其中的蛋白质也在酸性基质中经胃蛋白酶进行消化，食物中的铁质在胃内转变为亚铁状态以便吸收。当胃大部切除术后，少数患者可能出现消瘦、贫血等营养障碍。

六、预后

十二指肠溃疡在迷走神经切断+胃窦切除后的复发率为0.8%，比其他术式显著为低，是其主要优点，特别是对有严重溃疡体质而耐受力好的患者。少数病例术后复发，主要是因迷走神经切断术做得不完全或者是促胃液素瘤所致。

十二指肠溃疡在迷走神经切断+胃引流术后的平均复发率为80%左右，最高可达28%，是其主要缺点。用高选迷走切断治疗十二指肠溃疡的复发率为5%~10%。十二指肠溃疡行胃大部切除术而不加做迷走神经切断术者的复发率为5%~6%，术后并发症较多。用简单的胃空肠吻合术来治疗十二指肠溃疡现已废弃，因复发率可达40%。

胃溃疡做单纯胃窦切除的复发率约为2%。如有复合溃疡，应做胃大部切除。

随着PPI的广泛应用，溃疡复发率已较20世纪六七十年代明显减少并可控。

七、最新进展

大多数消化性溃疡经非手术疗法患者可获得治愈，尤其是20世纪80年代以后，随着 H_2 受体阻断剂、PPI以及清除幽门螺杆菌药物的广泛应用，溃疡病的手术治疗在大幅减少。顽固性十二指肠溃疡的手术例数目前降低了大约62%。溃疡病需要外科手术治疗的仅限于其并发症。因此，应当结合患者具体情况，严格、正确地掌握消化性溃疡手术治疗适应证。

随着微创技术的发展，腹腔镜下消化性溃疡的手术现已基本成熟，溃疡穿孔修补术、迷走神经切断术、胃大部切除术等均可在腹腔镜下完成。因其创伤小、恢复快、疼痛轻等优点已逐渐为广大患者所接受。

第四节　应激性溃疡

严重创伤、大手术、感染、休克等应激情况下可继发胃、十二指肠黏膜糜烂、溃疡，乃至大出血，因其表现不同于常见的消化性胃、十二指肠溃疡，故命名为应激性溃疡。由于不同应激因素引起的又有不同的命名，如继发于烧伤者称为 Curling 溃疡，由中枢神经系统病损引起者称为 Cushing 溃疡等。

一、发病机制

应激性溃疡的发生是机体神经内分泌功能失调，胃黏膜自身保护功能削弱和胃黏膜损伤作用相对增强等因素综合作用的结果。

1. 神经、内分泌功能失调

下丘脑是应激时神经内分泌的整合中枢，破坏下丘脑外侧区和海马两侧可加重实验性应激性溃疡，说明应激状态下下丘脑外侧区和海马两侧可能通过某种机制保护胃黏膜而减少应激性溃疡的发生。实验研究也证实中枢内去甲肾上腺素、乙酰胆碱和 5-羟色胺介导下丘脑室旁核参与实验性应激性溃疡的发生。由于中枢去甲肾上腺素的作用有赖于正常的血浆皮质激素和甲状腺素水平，切除肾上腺和甲状腺可部分抑制电刺激室旁核所加重实验性应激性溃疡的效应。切除迷走神经和交感神经后，电刺激下丘脑外侧区和室旁核加重应激性溃疡的效应受到抑制。

已证实广泛存在于下丘脑的促甲状腺素释放激素（TRH）参与应激性溃疡的发生，其机制可能通过副交感神经介导而促进胃酸与胃蛋白酶原分泌，增强胃平滑肌收缩。中枢多巴胺、5-羟色胺和肾上腺素均参与这一机制。此外，尚有多种中枢神经肽，如神经降压素、铃蟾肽、生长抑素、降钙素、β 内啡肽等通过自主神经系统及垂体—肾上腺轴而作用于胃肠靶器官，引起后者的病理生理改变，最终导致应激性溃疡的发生，特别要强调的是应激状态下迷走神经高度兴奋在其中的重要意义。

2. 胃黏膜自身保护功能的削弱

正常的胃黏膜保护功能由下列 3 方面组成：①胃黏液屏障：胃黏膜分泌稠厚黏液紧贴于胃黏膜表面，形成黏液屏障，由于其分子结构特殊，其内水分静止，H^+ 和胃蛋白酶在其中扩散速度极慢，所以该黏液屏障能在胃黏膜上皮细胞层与胃腔间维持恒定的 pH 梯度。②胃黏膜屏障：胃黏膜上皮细胞的腔面细胞膜由脂蛋白构成，胃腔内的 H^+ 不能逆行扩散至细胞内。胃黏膜上皮细胞间的连接非常紧密，H^+ 也不能由此进入细胞内，胃黏膜上皮迁移、增殖修复功能更是胃黏膜的重要保护机制。③HCO_3^- 的中和作用：胃黏膜细胞内有大量碳酸酐酶能将细胞内氧化代谢产生以及来自血液中的 CO_2 与 H_2O 结合成 H_2CO_3，后者离解成 HCO_3^- 和 H^+，位于黏液层和上皮细胞内的 HCO_3^- 可以中和少量进入的 H^+。

应激状态下黏液屏障障碍表现为黏液分泌量降低，黏液氨基己糖及保护性巯基物质含量减少，对胃腔内各种氧化物等有害物质的缓冲能力由此降低，黏膜电位差下降，胃腔内 H^+ 反流增加，黏膜内微环境改变，促进了黏膜上皮的破坏。应激状态使黏膜上皮增殖受抑，因为肥大细胞释出的肝素和组胺可抑制上皮细胞的 DNA 聚合酶以及降低上皮细胞的有丝分裂活性。

尤其在低血压和低灌流情况下，胃缺血是应激性溃疡的主要诱因，缺血可影响胃黏膜的能量代谢，ATP 与高能磷酸值下降，削弱了胃黏膜的屏障功能，血流量不足也可导致 H^+ 在细胞中积蓄，加重了黏膜内酸中毒。胃黏膜微循环障碍使微血管通透性增加，这与肥大细胞脱颗粒释出组胺、白三烯等炎性介质的作用有关。

3. 胃黏膜损伤作用相对增强

应激状态使胃黏膜局部许多炎性介质含量明显增加，其中脂氧化物含量随应激时间的延长而升高，具保护作用的巯基化合物含量反见降低，黄嘌呤脱氢酶大量转换为黄嘌呤氧化酶，自由基因之产生增加，这些炎性介质和自由基均可加重黏膜损害。

应激状态使胃十二指肠本身动力障碍，表现为胃肠平滑肌收缩的幅度增加、时间延长和频率加快，加重胃黏膜缺血。十二指肠、胃反流更使胆汁中的卵磷脂物质在胃腔内积聚，黏膜屏障受到破坏。在多数应激状态下，胃酸分泌呈受抑现象，但由于黏膜屏障功能削弱和局部损害作用增强，实际反流入黏膜内的 H^+ 总量增加，使黏膜内 pH 明显降低，其降低程度与胃黏膜损害程度呈正相关。H^+ 不断逆行扩散至细胞内，结果黏膜细胞呈现酸中毒，细胞内溶酶体裂解，释出溶酶，细胞自溶、破坏而死亡，加上能量不足，DNA 合成受损，细胞无法增殖修复，形成溃疡。

二、病理

根据诱发原因的不同，应激性溃疡可分为下述 3 类：①Curling 溃疡：见于大面积深度烧伤后。多发生在烧伤后数日内，溃疡多位于胃底，多发和表浅。少数可发生在烧伤康复期，溃疡多位于十二指肠。②Cushing 溃疡：常因颅脑外伤、脑血管意外时颅内压增高直接刺激迷走神经核而致胃酸分泌亢进所引起。溃疡常呈弥漫性，位于胃上部和食管，一般较深且呈穿透性，可造成穿孔。③常见型应激性溃疡：多见于严重创伤、大手术、感染和休克后，也可发生在器官衰竭、心脏病、肝硬化和癌肿等危重患者。病变可弥散于胃底、胃体含壁细胞泌酸部位，革兰阴性细菌败血症引起的常为胃黏膜广泛糜烂、出血和食管、胃、十二指肠溃疡。

病理肉眼所见胃黏膜均呈苍白，有散在的红色瘀点，严重的有糜烂，甚或溃疡形成。镜检可见多处上皮细胞破坏或整片脱落。一般在应激情况48h后整个胃黏膜有直径1~2mm的糜烂，伴局限性出血和凝固性坏死。如病情继续恶化，糜烂灶相互融合扩大，全层黏膜脱落，形成溃疡，有深有浅，如涉及血管，破裂后即引起大出血。

三、诊断

应激性溃疡无特异性症状，有时突发大出血，来势凶猛，有时呈间歇性发作。出血时不伴疼痛。除烧伤康复期外，应激性溃疡只有在应激和病情危重时才发生，属急性病变，溃疡常呈多发，要排除原有慢性胃、十二指肠溃疡急性发作的情况。在危重患者突发上消化道出血时首先要考虑本病的存在。胃镜检查可以确立诊断。要注意应激性溃疡患者不一定都伴有高胃酸分泌。

四、治疗

1. 胃管引流和冲洗

放置鼻胃管，抽吸胃液，清除胃内潴留的胃液和胆汁，以免加重对黏膜的侵蚀，并用5~10L等渗冷盐水冲洗。清除积血和胃液后，胃腔内可灌入硫糖铝6~12g，根据病情可自每2h一次至每日4次不等。长期应用胃黏膜缺血的药物（如去甲肾上腺素）和冰水灌注是有害的，因可加重黏膜缺血。可试用一两次，即在250mL冰盐水中加入去甲肾上腺素8mg。

2. 药物治疗

除局部使用外，还可全身给予奥美拉唑每日40mg或雷尼替丁每日400mg，共5d，生长抑素可抑制胃酸分泌，减少门静脉和胃肠血流。可肌内注射八肽生长抑素0.1mg每8h一次，也可胃管内灌入，均有止血作用。

3. 手术治疗

药物止血无效时，经胃镜下电凝或激光凝固、选择性动脉造影和垂体后叶素（动脉内每分钟注入0.2U）灌注有时可获得直接止血的作用，为后继的治疗赢得时间。出血仍无法控制且量大，最后只能考虑手术治疗。手术术式以切除所有出血病灶为原则，全胃切除术效果好，但死亡率高，可选用迷走神经切断和部分胃切除术。如患者不能耐受较大手术时，可对明显出血的病变进行简单的结扎缝合术，或结扎胃周血管的断流术，即结扎胃左、右动脉和胃网膜左、右动脉，但必须保留胃短动脉的血供。

五、防治

预防重于治疗，应激性溃疡不仅是胃肠功能障碍的一种表现，同时也提示存在全身微循环灌注不良和氧供不足的现象，预防措施应从全身和局部两方面同时着手。

1. 全身性措施

积极去除应激因素，治疗原发病，纠正供氧不足，改善血流灌注，维持水、电解质和酸碱平衡极为重要，也是首要措施。

早期进食可促进胃黏液分泌，中和腔内胃酸，促进黏膜上皮增殖和修复，对于不能进食者可予管饲。营养支持也很重要。

2. 局部措施

对胃肠功能障碍伴胃内潴留者应给予鼻胃管减压，抑酸剂或抗酸剂的应用有一定的预防作用。如给雷尼替丁150mg静注或奥美拉唑40mg口服或胃内灌入可明显减少出血的发生。现一致公认H_2受体拮抗剂能明显升高胃酸pH和降低应激性溃疡的发生率。但抑制胃酸药物的应用并非必要，因为应激时胃酸分泌并不增加，其病变主要是胃黏膜缺血、黏膜屏障障碍和H^+反流所引起。推荐硫糖铝的应用，硫糖铝能与胃蛋白酶络合，抑制该酶分解蛋白质，与胃黏膜的蛋白质络合形成保护膜，阻止胃酸、胃蛋白酶和胆汁的渗透和侵蚀。它不影响胃液的pH，不致有细菌过度繁殖和医源性肺炎发生率增加的危险。可给硫糖铝6g，分次自胃管内灌入，其预防作用与H_2受体拮抗剂相当。

小剂量糖皮质激素可改善胃黏膜微循环，稳定细胞膜。还原性谷胱甘肽、别嘌呤醇、过氧化物歧化酶（SOD）、普萘洛尔、可乐定、钙通道阻滞剂等均证实有预防作用。

第五节　胃癌

一、病因

胃癌病因和发病机制尚未阐明，研究资料表明胃癌的发生是多因素综合作用的结果。目前认为下列因素与胃癌的发生有关。

1. 环境因素

不同国家与地区胃癌发病率有明显差别，胃癌高发区向低发区的第 1 代移民胃癌发生率与本土居民相似，第 2 代即有明显下降，第 3 代胃癌的发生率则与当地居民相似。提示胃癌的发病与环境因素有关，其中最主要的是饮食因素。在人类，胃液中亚硝胺前体亚硝酸盐的含量与胃癌的患病率明显相关，可通过损伤 DNA 发生致癌作用。流行病学调查证实饮水中亚硝酸盐含量高的地区胃癌发病率高；腌制蔬菜、鱼、肉含有大量硝酸盐和亚硝酸盐；萎缩性胃炎胃酸过低的情况下，硝酸盐受胃内细菌硝酸盐还原酶的作用而形成亚硝酸盐类物质。

食物中还可能含有某些致癌物质或癌前物质，在体内通过代谢或胃内菌群的作用转化为致癌物质。如油煎食物在加热过程中产生的某些多环碳氢化合物；熏制的鱼肉含有较多的 3，4-苯并芘；发霉的食物含有较多的真菌毒素，可与 N-亚硝基化合物起协同致癌作用；大米加工后外覆的滑石粉，化学性质与结构都与石棉纤维相似，上述物质均被认为有致癌作用。

饮酒在胃癌发病中的作用尚未有定论，而高盐饮食、吸烟、低蛋白饮食、较少进食新鲜的蔬菜与水果则可能增加患胃癌的危险性。一些抗氧化的维生素如维生素 A、维生素 C、维生素 E 和 β-胡萝卜素及绿茶中的茶多酚有一定防癌作用。水土中某些元素含量和比例的异常可能也与胃癌发生有关。

其次，研究提示，某些职业与胃癌的发病相关：开采煤炭、锡矿，木材加工，金属制造（尤其是钢铁），橡胶处理等会增加胃癌的危险性。可能与暴露在工作环境中的灰尘颗粒损伤胃黏膜，或吸收、转运致癌物质如 N-亚硝基化合物到胃内有关。

2. 感染因素

（1）幽门螺杆菌（Hp）感染：与胃癌发病相关，已被世界卫生组织（WHO）列为 I 类致癌物。流行病学调查表明胃癌发病率与 Hp 感染率正相关，胃癌高发区的 Hp 感染年龄提前。Hp 感染的致癌机制复杂：①可能通过引起炎症反应，继而产生基因毒性作用。多数学者认为，Hp 感染主要作用于慢性活动性胃炎，慢性萎缩性胃炎—肠组织转化的癌变起始阶段，使胃体壁细胞泌酸减少，有利于胃内细菌繁殖和亚硝基化合物形成；同时细胞毒素及炎症反应激活细胞因子、氧自由基、NO 释放，造成 DNA 损伤、基因突变也可能成为主要原因。②Hp 感染诱导胃黏膜上皮细胞凋亡和增殖失平衡，促进癌变发生。③Hp 感染导致胃内抗坏血酸明显减少，削弱其清除亚硝酸盐、氧自由基的作用。

（2）EB 病毒感染：胃癌患者的癌细胞中，大约 10% 有 EB 病毒感染，在癌旁组织中可检出 EB 病毒基因组。据报道在美国和德国发生率最高（16% ~18%），在中国最低（3.1%），分布无地域性；它与未分化胃癌尤其是淋巴上皮样癌关系密切，在组织学上类似于鼻咽部恶性肿瘤，病理类型多样，淋巴结转移较少；在这些患者中，Hp 感染率较低。

3. 遗传因素

胃癌发病有家族聚集倾向，患者家属胃癌发病率高于一般人 2 ~4 倍。不同 ABO 血型的人群胃癌的发病率可能有差异，不同种族间也有差异，均提示有遗传因素存在。较多学者认为某些遗传素质使易感者在同样的环境条件下更易患癌。

4. 基因调控

正常情况下胃黏膜细胞增殖与凋亡受到癌基因、抑癌基因、生长因子及其受体、细胞黏附因子及DNA 修复基因等的调控。近 20 年来，随着细胞分子生物学的研究与进展，对胃癌的癌变过程进行了大量研究，现已明确的癌基因有 ras、met、c-myc、erb-B2、akt-2 等。如 ras、met 基因过量表达发生于癌变早期；met、erb-B2 等扩增与肿瘤快速生长、淋巴结转移有关；抑癌基因在细胞增殖分化中起稳定作用，p53、p16、nm²3、APC 等抑癌基因的失活或突变可能与胃癌的发生和转移有关。同时，还发现不少调节肽如表皮生长因子、转化生长因子、胰岛素样生长因子-Ⅱ，血小板转化生长因子等，在胃癌发生过程中起调节作用。此外，研究提示环氧化酶-2（COX-2）表达出现于 70% 胃癌患者中。其高表达与淋巴结浸润及不良预后相关。DNA 甲基化是基因在转录水平的调控方式之一，胃癌患者癌基因甲基化水平越低，其分化程度往往越差。

5. 癌前期变化

一致认为某些疾病是胃癌发生的癌前状态，如慢性萎缩性胃炎、胃溃疡、残胃、巨大黏膜皱襞症、胃息肉特别是直径超过 2cm 者。胃癌的癌前病变——肠组织转化，有小肠型和大肠型两种。小肠型（完全型）具有小肠黏膜特征，分化较好。大肠型（不完全型）与大肠黏膜相似，又分为两个亚型：Ⅱa 型能分泌非硫酸化黏蛋白；Ⅱb 型能分泌硫酸化黏蛋白，此型与胃癌发生关系密切。

癌前期变化指某些具有较强的恶变倾向的病变，包括癌前期状态与癌前期病变，前者是临床概念，后者为病理学概念。

（1）胃的癌前期状态：包括慢性萎缩性胃炎、胃溃疡、胃息肉、残胃炎、胃黏膜肥厚等。

1）慢性萎缩性胃炎：慢性萎缩性胃炎基础上可进一步发生肠上皮组织转化、不典型增生而癌变。其病史长短和严重程度与胃癌的发生率有关，不少报道在慢性嗜酸性胃炎基础上胃癌的发生率为 2%～10%。

2）胃息肉：最常见的是炎性或增生性息肉，一般很少发生癌变。腺瘤型或绒毛型息肉癌变率为 15%～40%，直径大于 2cm 者癌变率更高。

3）残胃：胃良性病变手术后残胃发生的胃癌称残胃癌。胃手术后尤其在术后 10 年开始，胃癌发生率显著上升。毕罗Ⅱ式胃空肠吻合术后发生胃癌较毕罗Ⅰ式为多，十二指肠内容物反流至残胃，胆酸浓度增高是促使发生癌变的重要因素，有报道可达 5%～10%，我国残胃癌发生率为 2%～3%。

4）良性胃溃疡：良性胃溃疡癌变的发生率各家报道不一。一般认为癌变率为 1%～5%。目前认为，胃溃疡本身并不是癌前期状态，而溃疡边缘的黏膜则会发生肠上皮化生与恶变。

5）恶性贫血和巨大胃黏膜肥厚症：癌变率约为 10%，但这两种疾病在我国的发病率均很低。

（2）胃的癌前期病变。

1）异型性增生：也称不典型增生，是由慢性炎症引起的病理细胞增生，包括细胞异型、结构紊乱、分化异常。国内将异型性增生分为腺瘤型、隐窝型、再生型，后者癌变率较低。近年发现的球样异型性增生认为与印戒细胞癌关系密切。异型性增生在我国分为轻、中、重 3 级，内镜随访结果表明，轻度异型性增生可能逆转，重度异型性增生的癌变率可超过 10%。

2）肠组织转化：是指胃黏膜上出现类似肠腺上皮，具有吸收细胞、杯状细胞和潘氏细胞等特点，有相对不成熟性和向肠及胃双向分化的特点。根据吸收细胞形态可分为小肠型与结肠型两种，小肠型（完全型）具有小肠黏膜的特征，分化较好。结肠型（不完全型）与结肠黏膜相似，又可分为 2 个亚型：Ⅱa 型，能分泌非硫酸化黏蛋白；Ⅱb 型能分泌硫酸化黏蛋白，此型肠化分化不成熟，与胃癌发生（尤其是分化型肠型胃癌）关系密切。

近端胃肿瘤，特别是胃食管连接处的肿瘤危险因素较明确，可能与吸烟有关，与 Hp 感染无关。胃食管连接处腺癌占胃癌的 25%，与远端胃肿瘤不同，近几十年来的发病率一直升高，多发生在 Barret 食管化生情况下，是食管腺癌的变型。

二、病理

胃癌可以发生在胃的任何部位，最多见于胃窦，其次为胃小弯，再次为贲门，胃大弯和前壁较少。

胃癌的大体形态，随病期而不同，宜将早期胃癌和进展期胃癌分开。

1. 早期胃癌

指所有局限于黏膜或黏膜下层的胃癌，不论其是否有淋巴转移。分为3型：Ⅰ型隆起型，癌块突出约5mm以上；Ⅱ型浅表型，癌块微隆与低陷在5mm以内，有3个亚型，Ⅱa表面隆起型，Ⅱb平坦型，Ⅱc表面凹陷型；Ⅲ型凹陷型，深度超过5mm。最近我国有人提出小胃癌（癌灶直径6~10mm）和微小胃癌（癌灶直径<5mm）的概念，把胃癌诊断水平推向早期始发阶段，使经根治后5年存活率提高达到100%。

2. 进展期胃癌

（1）块状型癌：小的如息肉样，大的呈蕈伞状巨块，突入胃腔内，表面常破溃出血、坏死或继发感染。此型肿瘤较局限，生长缓慢，转移较晚。

（2）溃疡型癌：癌中心部凹陷呈溃疡，四周边缘呈不规则隆起，溃疡直径一般大于2.5cm，基底较浅，周围有不同程度的浸润，此型发生出血、穿孔者较多见，转移的早晚视癌细胞的分化程度而有所不同。

（3）弥漫浸润型癌：癌细胞弥漫浸润于胃壁各层内，遍及胃的大部或全部，胃壁僵硬，呈革袋状。此型癌的细胞分化较差，恶性程度较高，转移也较早。

国际上多按传统的Bomnann分类，将胃癌分为4型：Ⅰ型即结节型；Ⅱ型指无浸润的溃疡型（井口样，边缘清楚，有时隆起呈围堤状而无周围浸润）；Ⅲ型指有浸润的溃疡型（边界不清，并向四周浸润）；Ⅳ型即弥漫型。

根据组织学结构可分为4型：①腺癌。②未分化癌。③黏液癌。④特殊类型癌，包括腺鳞癌、鳞状细胞癌、类癌等。有人根据胃癌的生物学特性，将其分为2种，即肠型癌、弥漫型癌，其中肠型癌多属分化较高的管状或乳头状腺癌，呈局限生长；弥漫型癌分化差，呈浸润生长。

三、临床表现

1. 症状

胃癌早期，临床症状多不明显，也不太典型，如捉摸不定的上腹不适、隐痛、嗳气、反酸、食欲减退、轻度贫血等，类似胃、十二指肠溃疡或慢性胃炎等症状。晚期可出现以下几方面的症状。

（1）胃部疼痛为胃癌常见的症状，初期可隐痛、胀满，病情进一步发展疼痛加重、频繁、难以忍耐，肿瘤一旦穿孔，则可出现剧烈腹痛的胃穿孔症状。

（2）食欲减退、消瘦、乏力，这是一组常见而又不特异的胃癌表现。

（3）恶心、呕吐等，胃窦部癌增长到一定程度，可出现幽门部分或完全梗阻而发生呕吐，呕吐物多为宿食和胃液；贲门部癌和高位胃小弯癌可有进食梗阻感。肿瘤破溃或侵袭到血管，导致出血或突发上消化道大出血。

（4）再晚期，出现上腹肿块或其他转移引起的症状，如肝大、腹水、锁骨上淋巴结肿大。此时消瘦、贫血明显，终成恶病质。

2. 体征

体检在早期多无特殊，晚期上腹肿块明显，多呈结节状，质硬，略有压痛；若肿块已固定，则多表示浸润到邻近器官或癌块附近已有肿大的淋巴结块。发生直肠前凹种植转移时，直肠指诊可摸到肿块。

四、辅助检查

1. 实验室检查

（1）胃液分析：正常胃液无色或浅黄色，每100mL中游离盐酸0~10U，胃癌患者的胃酸多较低或无游离酸。当胃癌引起幽门梗阻时，可发现大量食物残渣，如伴有出血，则可出现咖啡样液体，对胃癌诊断具有一定的意义。

（2）大便潜血：大便潜血持续性阳性，对胃癌的诊断有参考价值。

（3）细胞学检查：目前临床取材方法有以下几种。

1）一般冲洗法检查：前一天晚饭进流质饮食，当天早晨禁食，下胃管抽空胃液，再用生理盐水反复冲洗，并让患者变换体位，最后收集冲洗液，离心后涂片、染色。

2）直视下冲洗法：用纤维胃镜在直视下对可疑病变进行冲洗，再用导管吸出冲洗液进行检查。

3）刷拭法：在纤维胃镜直视下，对可疑病变用尼龙细胞刷来回摩擦后取出涂片镜检。

4）印片法：纤维胃镜直视下活检，取出胃黏膜组织在玻片上涂片镜检。

胃脱落细胞学检查是诊断胃癌的一种比较好的方法，操作简单，阳性率高，痛苦少，患者易于接受。但不能确定病变的部位，和 X 射线钡餐、胃镜检查联合应用，可提高胃癌的早期诊断率到 98%。

胃癌细胞表现为成簇、多种形态或重叠，出现印戒细胞；细胞内核比例增大，核膜增厚，核仁增大，核染色质不规则和颗粒大等改变。

2. X 线检查

钡餐造影主要观察胃的轮廓失常、黏膜形状的改变、蠕动以及排空时间等做出诊断。X 线诊断胃癌的正确率为 70% ~ 90%。不同类型的胃癌，其 X 线表现也各不同，蕈伞型癌主要表现为突入胃腔内的不规则充盈缺损，黏膜破坏或中断。溃疡型癌表现为位于胃轮廓以内的溃疡龛影，溃疡边缘不整齐，附近胃壁僵直。浸润型癌表现胃壁僵硬，蠕动和黏膜皱襞消失，胃腔缩窄而不光滑，钡剂排出较快。如整个胃受侵则呈革袋样胃。

X 线钡餐检查对早期胃癌的确诊率可达 89%，但需要应用各种不同的检查法，包括不同充盈度的投照、黏膜纹显示、控制压力量的加压投照和双重对比等方法。早期胃癌隆起型，在适量钡剂充盈下加压或在中等量充气的双重对比下，能显示出小的充盈缺损。表浅型因有轻度的低洼，可见一小片钡剂积聚或在充盈相呈微小的突出。凹陷型在加压投照或双重对比时有钡剂积聚，其形态多不规则，邻近黏膜呈杆状中断。

3. 内窥镜检查

由于纤维内窥镜技术的发展和普遍应用，早期胃癌的诊断率和术后 5 年生存率明显提高。现今应用的电子内窥镜，其特点是直径较细，广角前视，高分辨率，高清晰度，包括内窥镜、电视显示和录像，还可摄像。最近又有超声内镜，胃癌可按 5 层回声带的改变来辨别胃癌的浸润深度，甚至发现胃外淋巴结转移。

胃癌的确诊有待于胃镜进行活组织检查。每次要多夹几处，在四周分点取材，不要集中于一点，以免漏诊。

4. 血管造影检查（DSA）

胃癌的术前诊断，主要依靠 X 线双重对比造影及胃镜检查。两者都是从胃的黏膜来观察、发现病灶，就其定性诊断有较高的敏感性，但做定量诊断则是粗略的，可靠性不强。利用 DSA 进行胃癌的定量诊断技术可清楚地显示肿瘤浸润范围、深度、病灶数量、周围有无侵犯、病灶周围淋巴结及远隔脏器有无转移等情况，可为能否手术切除和切除范围提供影像学依据。陈晓林等报道 11 例手术切除标本的病理改变与 DSA 所见相对照，其符合率为 86.6%。其方法为：①患者仰卧位，常规消毒。②在局部麻醉下采用 Seldinger 法，经右侧股动脉穿刺插管。③分别行腹腔动脉、选择性胃左动脉及脾动脉造影（DSA）。④使用 45% 泛影葡胺 3 ~ 6mL/s，总量 12 ~ 13mL。

胃癌 DSA 所见：①肿瘤供血动脉二级分支以下血管增多、紊乱、迂曲、边缘不整、粗细不均。②二级分支血管呈网状，边缘不整、毛糙。③不规则的肿瘤染色。④造影时见胃腔内有斑点状造影剂外渗，呈雪花状改变。⑤供血动脉主干血管增粗、僵硬、边缘不整呈锯齿状改变。⑥附近淋巴结染色（血管化）增大，肝内有转移灶。

5. 放射免疫导向检查

胃癌根治术成败的关键在于能否在术时确定胃癌在胃壁内的浸润及淋巴结转移范围，发现可能存在的临床转移灶，从而彻底合理地切除，放射免疫导向检查使之成为可能。方法：选用高阳性反应率、高选择性及高亲和力的抗胃癌 McAb3H$_{11}$，将纯化后的 McAb 以 Iodogen 法标记 ^{131}I。将此 ^{131}I-3H 以 250 ~

800μCi 及墨汁于术前经胃镜作胃局部多点注射。手术时应用手提式探测器作贴近组织的探测，该探测器的大小为12.7～25.4cm，准直孔径4cm，探测的最小分辨距离为1.8cm，可探及 4×10^5 癌细胞，且有较好的屏蔽性。因此可探及小于1mm的亚临床转移灶如淋巴结和可疑组织。

6. 四环素荧光试验

四环素试验的方法很多，但基本原理都是根据四环素能与癌组织结合这一特点。如四环素进入体内后被胃癌组织所摄取，因而可以在洗胃液的沉淀中找到荧光物质。方法是口服四环素250mg，每日3次，共5d，末次服药后36h洗胃，收集胃冲洗液，离心后的沉渣摊于滤纸上，温室干燥，暗室中用荧光灯观察，有黄色荧光者为阳性。阳性诊断率为79.5%。

7. 胃液锌离子测定

胃癌患者胃液中锌离子含量较高，胃癌组织内含锌量平均为健康组织含锌量的2.1倍。因在胃癌患者胃液内混有脱落的癌细胞，癌细胞锌经过胃酸和酶的作用，使其从蛋白结合状态中游离出来，呈离子状态而混入胃液中，所以胃癌患者的胃液中锌离子含量高。

8. 腹部 CT 检查

CT 检查可显示胃癌累及胃壁向腔内和腔外生长的范围，邻近的解剖关系和有无转移等。胃癌的 CT 表现大多为局限性胃壁增厚（>1cm）。各型胃癌的 CT 上均可见胃内外缘轮廓不规则，胃和邻近器官之间脂肪层消失。当观察到小网膜、大网膜、脾门、幽门下区淋巴结肿大时，多提示淋巴转移。如有肝、肾上腺、肾、卵巢、肺等转移，均可在 CT 上清楚显示。

五、并发症

（1）出血：约5%的患者可发生大出血，表现为呕血和（或）黑便，偶为首发症状。
（2）幽门或贲门梗阻：取决于胃癌的部位。
（3）穿孔：比良性溃疡少见，多发生于幽门前区的溃疡型癌。

六、诊断

胃癌到了晚期，根据胃痛、上腹肿块、进行性贫血、消瘦等典型症状，诊断并不困难，但治愈可能性已经很小。胃癌的早期诊断是提高治愈率的关键。问题是胃癌的早期症状并不明显，也没有特殊性，容易被患者和医务人员所忽略。为了早期发现胃癌，做到下列两点是重要的：①对于胃癌癌前病变，如胃酸减少或胃酸缺乏、萎缩性胃炎、胃溃疡、胃息肉等，应定期系统随诊检查，早期积极治疗。②对40岁以上，如既往无胃病史而出现早期消化道症状或已有长期溃疡病史而近来症状明显或有疼痛规律性改变者，切不可轻易视为一般病情，必须进行详细的检查，以做到早期发现。

七、鉴别诊断

1. 胃溃疡

胃溃疡与溃疡型胃癌常易混淆，应精心鉴别，以免延误治疗（表1-1）。

表1-1　胃溃疡与胃癌鉴别

项目	胃溃疡	胃癌
年龄	好发于40岁左右	40～60岁最常见
病史和症状	病程缓慢，有反复发作史；疼痛有规律性，抗酸剂可缓解，一般无食欲减退	病程短，发展快，疼痛不规律，持续性加重，食欲减退，乏力，消瘦
体征	无并发症时一般情况良好，上腹部可有轻压痛，无肿块，左锁骨上无肿大淋巴结	短期内出现消瘦、贫血，晚期可表现恶病质，上腹部可扪及包块，腹水及左锁骨上淋巴结肿大
实验室检查	胃酸正常或偏低，查不到癌细胞，大便潜血并发出血时为阳性，治疗后可能转阴性	胃酸减低或缺乏，并可能查到癌细胞，大便潜血常持续阳性

项目	胃溃疡	胃癌
X线钡餐检查	胃壁不僵硬，蠕动波可以通过，溃疡一般小于2.5cm，为圆形或椭圆形龛影，边缘平滑，也无充盈缺损	肿瘤处胃壁僵硬，蠕动波中断消失，溃疡面大于2.5cm，龛影不规则、边缘不整齐；突出胃腔内肿块可呈充盈缺损
胃镜检查	溃疡呈圆形或椭圆形，边缘光滑，溃疡基底平坦	溃疡多不规则，边缘呈肿块状隆起，有时伴出血、糜烂，溃疡底凹凸不平

2. 胃结核

多见于年轻人，病程较长，常伴有肺结核和颈淋巴结结核。胃幽门部结核多继发于幽门周围淋巴结核，X线钡餐检查显示幽门部不规则充盈缺损。胃镜检查时可见多发性匐行性溃疡，底部色黯，溃疡周围有灰色结节，应当取活检检查确诊。

3. 胃恶性淋巴瘤

胃癌与胃恶性淋巴瘤鉴别很困难，但其鉴别诊断有一定的重要性。因胃恶性淋巴瘤的预后较胃癌好，所以更应积极争取手术切除。胃恶性淋巴瘤发病的平均年龄较胃癌早，病程较长而全身情况较好，肿瘤的平均体积一般比胃癌大，幽门梗阻和贫血现象都比较少见，结合X线、胃镜及脱落细胞检查可以帮助区别。但有时最后常需要病理检查才能确诊。

4. 胰腺癌

胰腺癌早期症状为持续性上腹部隐痛或不适，病程进展较快，晚期腹痛较剧烈。自症状发生至就诊时间平均3~4个月。食欲减低和消瘦明显，全身情况短期内即可恶化。胃肠道出血的症状则较少见。

八、治疗

目前综合治疗是提高胃癌生存率和生活质量的保证。综合治疗的目的有以下几点：去除或杀灭肿瘤，提高患者的生存率；使原来不能手术切除的病例得以接受手术治疗；减少局部复发和远处转移播散的机会，提高患者的治愈率；改善患者的一般状况及免疫功能，提高生活质量和延长生存期。

胃癌综合治疗的基本原则：胃癌根治术是目前唯一有可能将其治愈的方法。胃癌诊断一旦确立，应力争早日手术切除；胃癌因局部或全身的原因，不能行根治术也应争取做原发病灶的姑息性切除；进展期胃癌根治术后应辅以放疗、化疗等综合治疗；各种综合治疗方法应根据胃癌的病期、全身状况选择应用，而不是治疗手段越多越好；对不能手术者，应积极地开展以中西药为主的综合治疗，大部分患者仍能取得改善症状、延长寿命之效。

第六节　胃、十二指肠良性肿瘤

胃良性肿瘤少见，占胃肿瘤的1%~5%，而十二指肠良性肿瘤更为少见，占所有小肠肿瘤的9.9%~29.8%。胃、十二指肠良性肿瘤按其发生组织的不同可分为二类：来自黏膜的上皮组织，包括息肉或腺瘤；来自胃、十二指肠壁的间叶组织，包括平滑肌瘤，脂肪瘤，纤维瘤以及神经、血管源性肿瘤等，以息肉和平滑肌瘤比较多见，约占全部胃、十二指肠肿瘤的40%。

一、息肉

胃、十二指肠息肉是一种来源于胃、十二指肠黏膜上皮组织的良性肿瘤，发病率占所有良性病变的5%以上。

（一）分型

根据息肉的组织发生、病理组织形态、恶性趋势可分为腺瘤性息肉、增生型息肉和炎性纤维样息肉等。

1. 腺瘤性息肉

为真性肿瘤，发病率占息肉的3%～13%，多见于40岁以上男性，60%为单发性，外形常呈球形，部分有蒂或亚蒂，广基无蒂者可占63%。胃腺瘤直径通常在1.0～1.5cm，部分可增大到4cm以上，胃窦部多见，腺瘤表面光滑或呈颗粒状，甚至分叶状、桑葚状，色泽可充血变红，位于贲门、幽门区者经常形成糜烂或浅溃疡，息肉之间的黏膜表现正常。若整个黏膜的腺体普遍肥大，使黏膜皱襞消失而呈现一片肥厚粗糙状，并伴多发性息肉者，称为胃息肉病。

腺瘤虽属良性，但腺上皮有不同程度的异常增生，重度者和早期癌不易鉴别，故称其为交界性病变。依据病理形态可分为管状腺瘤和乳头状腺瘤（或绒毛状腺瘤），前者是由被固有层包绕分支的腺管形成，腺管排列一般较规则，偶见腺体扩张成囊状，腺体被覆单层柱状上皮，细胞排列紧密；后者是由带刷状缘的高柱状上皮细胞被覆分支状含血管的结缔组织索心组成，构成手指样突起的绒毛，有根与固有层相连。该两型结构可存在于同一息肉内（绒毛管状或乳头管状腺瘤），伴有不同程度异型性增生是癌变的先兆。同一腺瘤内也可发生原位癌乃至浸润癌的变化。息肉性腺瘤的癌变率不一，管状腺瘤的癌变率约为10%，乳头状腺瘤癌变率则可高达50%～70%。息肉直径大于2cm，息肉表面出现结节、溃疡甚或呈菜花状，息肉较周围黏膜苍白，息肉蒂部宽广，周围黏膜增厚，则常是恶性的征象。

2. 增生性息肉

较常见，约占胃良性息肉的90%。多为单发，无蒂或有蒂，表面光滑，色泽正常或稍红，突出黏膜表面，其表面是分泌黏液的柱状细胞，基质丰富。息肉直径通常<1cm。常见于胃窦部，是慢性炎症引起黏膜过度增生的结果，该息肉是由增生的胃小凹上皮及固有腺组成，偶可观察到有丝分裂象和细胞的异型性增生。间质以慢性炎症性改变为其特点，并含有起源于黏膜肌层的纤维肌组织条带，常见于萎缩性胃炎、恶性贫血以及胃黏膜上皮化生患者，其中90%患者胃酸缺乏。增生性息肉的癌变率很低（<5%），极少部分癌变是通过腺瘤样增生或继发性肠化生、异型性增生发展而来。随访发现部分增生性息肉患者胃内除息肉外同时存在浸润癌，发生率约为2.3%，值得注意。

3. 炎性纤维样息肉

可能是一种局限形式的嗜酸性胃炎，可为单发或多发，无蒂或蒂很短，也好发于胃窦部。病变突向胃腔，组织学所见为纤维组织、薄壁的血管以及嗜酸性粒细胞、淋巴细胞、组织细胞和浆细胞的黏膜下浸润。其发病机制仍不清楚，可能是一炎性病变的过程。

（二）临床表现

大多数胃、十二指肠息肉患者无明显临床症状，往往是在X线钡餐检查、胃镜检查或手术尸检标本中偶然发现。息肉生长较大时可出现上腹不适、疼痛、恶心、呕吐，若息肉表面糜烂、出血，可引起呕血和黑便。疼痛多发生于上腹部，为钝痛，无规律性与特征性。位于贲门附近的胃息肉偶可出现咽下困难症状，位于幽门区或十二指肠的较大腺瘤性息肉可有较长的蒂，可滑入幽门口，表现为发作性幽门痉挛或幽门梗阻现象。如滑入后发生充血、水肿，不能自行复位，甚至出现套叠时，部分胃壁可发生绞窄、坏死甚或穿孔，发生继发性腹膜炎。位于Vater壶腹部肿瘤，可压迫胆管，出现梗阻性黄疸。部分腺瘤性息肉患者往往有慢性胃炎或恶性贫血的表现。大多数患者体格检查无阳性体征。

（三）诊断

胃息肉因症状隐匿，临床诊断较为困难。约25%的患者大便潜血试验阳性。大多数息肉可由X线诊断，显示为圆形半透明的充盈缺损，如息肉有蒂时，此充盈缺损的阴影可以移动。无论是腺瘤性息肉还是增生性息肉，胃镜下的活组织检查是判定息肉性质和类型的最常用诊断方法。如息肉表面粗糙，有黏液、渗血或溃疡，提示有继发性炎症或恶变。对于小的息肉，内镜下息肉切除并回收全部息肉送检病理诊断最可靠；对较大的息肉，细胞刷检对判断其良恶性可能也会有些帮助。较大的胃息肉多是肿瘤样病变，钳夹活检可作为最基本的诊断方法，依据组织学结果决定进一步诊疗方法。有些腺瘤性息肉恶变早期病灶小、浅，很少浸润，而胃镜下取材有局限性，不能反映全部息肉状态而易漏诊。所以对胃息肉患者，即使病理活检是增生性息肉或腺瘤性息肉，也需要在内镜下切除治疗。对于大息肉，镜下切除有困难者需手术治疗。胃息肉患者应行全消化道检查，以排除其他部位息肉的存在，因此类息肉患者更常见结直肠腺瘤。

（四）治疗

内镜下切除息肉是治疗胃息肉的首选方法。随着内镜技术的发展和广泛应用，镜下处理胃、十二指肠息肉已普遍开展，且方法较多。开腹手术的适应证：未能明确为良性病变的直径大于2cm的有蒂息肉；直径大于2cm的粗蒂或无蒂息肉；息肉伴周围胃壁增厚；不能用内镜圈套器或烧灼法全部安全切除的息肉；内镜切除的组织学检查持续为侵袭性恶性肿瘤。手术切除包括息肉周围一些正常组织。如果发现浸润癌或息肉数量较多时，可行胃大部切除。

二、平滑肌瘤

胃、十二指肠平滑肌瘤是最常见的起源于中胚层组织的良性肿瘤。胃平滑肌瘤占有临床症状的胃部病变的0.3%，占全部胃肿瘤的3%，占全部胃良性肿瘤的23.6%。本病多见于中年人，男女发病比例为1.3:1。

（一）发病机制

对胃平滑肌瘤的组织来源目前仍有争议，最近随着电镜和免疫组化技术的应用，有些学者提出部分平滑肌瘤来自胃肠道肌间神经丛神经膜细胞或来自未分化的间叶细胞的观点。平滑肌瘤早期位于胃、十二指肠壁内，随着不断的扩展，肿瘤可突入腔内成为黏膜下肿块（内生型），或向壁外发展成为浆膜下肿块（外生型），前者为常见的形式。偶有呈哑铃状肿瘤而累及黏膜下和浆膜下者。胃平滑肌瘤可发生于胃的任何部位，但以胃体部（40%）常见，其次为胃底、胃窦、贲门。有2.1%胃平滑肌瘤可发生恶变，十二指肠平滑肌瘤5%~20%可发生恶变。平滑肌瘤表面光滑，或呈分叶状，没有包膜，在其边缘的肿瘤细胞与周围的胃壁细胞互相混合，易与恶性平滑肌瘤混淆。多形性细胞和有丝分裂象的存在提示为恶性病变，但决定恶性的唯一结论性证据是肿瘤的转移和胃内浸润性生长。所有胃平滑肌瘤应该怀疑恶性可能，直到随时间和行为表现提供了相反的证据。

（二）临床表现

胃平滑肌瘤的临床表现差异较大，决定于肿瘤的大小、部位、发展形势。肿瘤小者可无症状，较大的向胃腔内生长的肿瘤可引起上腹部压迫感、饱胀和牵拉性疼痛。肿块伴有黏膜糜烂、溃疡者可导致反复上消化道出血，并可致缺铁性贫血。有的患者以呕血为首发症状，且呕血量较大，也有以消化不良或单纯黑便为症状者。20%的胃平滑肌瘤位于幽门附近，但位于幽门部的巨大平滑肌瘤，偶可引起梗阻症状。发生于胃大弯向胃外生长的肿瘤，有时可以在上腹部触及肿块。

（三）诊断

当胃平滑肌瘤肿块较小时缺乏临床症状，晚期并发溃疡时又易误诊为消化性溃疡或胃癌。目前主要借助于X线和胃镜检查进行诊断。胃平滑肌瘤X线表现为突入胃腔内的球形或半球形肿物，边线光滑规整，界限清楚，多形成一个孤立的充盈缺损，胃壁柔软，周围正常黏膜可直接延伸到肿物表面，形成所谓的"桥形皱襞"。并发溃疡者肿物表面可形成典型的龛影，常较深，周围无黏膜聚集现象。腔外型平滑肌瘤由于肿瘤的牵拉和压迫，胃壁可有局限性凹陷，黏膜皱襞展开，或呈外在压迫样缺损。哑铃形胃平滑肌瘤，肿块向腔内外生长，既可见到胃内光滑块影，胃又有不同程度的受压及黏膜展平。但X线检查不能确定肿瘤的性质。通常胃镜由于取材表浅，对黏膜下肿瘤的确诊率不足50%。超声内镜检查有助于胃平滑肌瘤的诊断，CT及MRI对诊断也有帮助。

（四）治疗

胃平滑肌瘤的治疗以手术为主，切除范围应包括肿瘤周围2~3cm的胃壁，肿瘤摘除手术是不恰当的治疗方法。切除标本必须送冰冻切片检查，如诊断为恶性，宜扩大切除范围或做胃大部切除术。

三、其他较少见的良性肿瘤

（一）神经纤维瘤及纤维瘤

多位于胃幽门侧近小弯部分，为多发性，一般比平滑肌瘤小，可带蒂而突入至胃腔内，也可以无蒂而位于胃壁黏膜下或浆膜下。生长缓慢，也可发生浅在的黏膜溃疡而有慢性小量出血。神经纤维瘤可恶化为肉瘤，也可合并全身性的神经纤维瘤病。

（二）脂肪瘤

多为单发，带蒂或无蒂，多数位于黏膜下，好发于胃幽门侧。肿瘤一般呈分叶状，大小不等。可发生黏膜溃疡，但多数无症状。

（三）血管瘤

可分为毛细血管瘤和海绵状血管瘤两种，前者色红，后者色青。一旦伴发黏膜溃疡，则引起出血和慢性贫血。

（四）畸胎瘤

胃畸胎瘤是一种少见的多发生于男性婴幼儿的良性肿瘤，由多种组织组成，为囊性或实质性，既可向胃内生长，也可向胃外生长，其发病率占畸胎瘤的 1% 以下。

第二章

小肠疾病

第一节　肠梗阻

各种原因所致肠内容物不能正常运行称为肠梗阻。肠梗阻在临床上甚为常见，其中，急性肠梗阻是常见的外科急腹症之一，其发生率仅次于急性阑尾炎和胆管疾病。因其病因不同，起病后发展快慢不一，病理生理变化复杂，给临床治疗带来一定困难，目前仍有较高的死亡率。其死亡原因主要由于诊断错误、手术时机延误、手术方式选择不当、水电解质及酸碱平衡失调以及患者年龄大、并发心肺功能不全等。

一、病因和分类

1. 按发病原因分类

（1）机械性肠梗阻：引起机械性肠梗阻的原因可以为肠腔内的梗阻、肠壁本身及肠外疾病所致的梗阻。肠腔的梗阻如肠套叠、粪石或者巨大的胆结石通过胆囊胆瘘进入肠腔引起堵塞，或毛发、大量不消化的植物纤维等在肠内引起梗阻。肠壁的病变如先天的狭窄、闭锁，后天的炎症、损伤或肿瘤阻塞等。肠外疾病如粘连、束带、肿瘤、肠扭转、嵌顿疝等。

机械性肠梗阻临床发病率最高，约占所有肠梗阻的90%以上。腹部术后腹腔内广泛肠粘连，是引起机械性肠梗阻的主要病因。

（2）动力性肠梗阻：由于肠壁肌肉运动功能失调所致，又可分为麻痹性和痉挛性两种。麻痹性肠梗阻常继发于腹部手术后，腹膜炎及各种炎症性疾病如急性胰腺炎、急性肾盂肾炎、腹内脓肿，以及电解质紊乱如低钠、低钾、低血镁等；痉挛性肠梗阻则较少见，见于尿毒症、铅中毒及重金属中毒等。如果二者并存于同一患者的不同肠段，则称混合型动力性肠梗阻。

（3）血运性肠梗阻：多为肠系膜上动脉血栓、门静脉或其汇入支血栓造成肠壁血供障碍，肠蠕动消失。

2. 按肠壁血供有无障碍分类

（1）单纯性肠梗阻：有肠梗阻存在但肠管本身并无血循环障碍。动力性肠梗阻以及由肠腔内病变导致的机械性肠梗阻一般属于此类。

（2）绞窄性肠梗阻：在肠梗阻的同时肠壁血循环发生障碍，甚至肠管缺血坏死。血运性肠梗阻均属于此类。

3. 按发生部位分类

可分为高位小肠梗阻（空肠上段）、低位小肠梗阻（空肠下段和回肠）以及结肠梗阻。

4. 按发生缓急分类

可分为急性肠梗阻和慢性肠梗阻，二者在一定条件下可以相互转化。

5. 按梗阻程度分类

可分为完全性肠梗阻和不完全性肠梗阻，与急性和慢性一样，二者在一定条件下可以相互转化。

二、病理和病理生理

各种原因所致肠梗阻，均可引起肠管局部和全身一系列复杂的病理生理变化。这些改变如果不能得到及时纠正或发展至晚期，即使梗阻解除，也可导致死亡。

1. 局部改变

主要为肠腔扩张，进一步可发生肠绞窄坏死。肠梗阻发生数小时之后，近端肠腔积聚大量气体和液体导致肠腔迅速扩张，肠管蠕动频率和强度增加，而远端仍保持正常动力，在排除残留肠内容物后因肠腔空虚而静止。积聚的气体主要来源于咽下空气，其余来自食物发酵和血液中气体弥散至肠腔中，由于肠黏膜不能吸收空气中的氮气，积气的主要成分为氮气。积液则由消化液、食糜及其分解产物构成。由于梗阻上段肠道吸收有障碍，渗出增加，故肠腔迅速膨胀，内压增高。若肠管内压超过静脉压，可导致静脉回流障碍，肠壁血循环障碍，引起肠壁变薄、静脉瘀血、水肿和渗出增加，继续发展则出现动脉血运受阻，血栓形成，肠壁失去活力，呈现紫黑色，甚至肠壁坏死穿孔。肠梗阻部位越低、时间越长，肠腔扩张越明显。由于回盲瓣的作用，结肠梗阻时形成闭袢，加上盲肠的管腔内径最大，承受张力最大，因此此时盲肠最容易穿孔。若盲肠直径大于 12cm，应立即减压，以防穿孔发生。严重的肠扩张致使膈肌上抬，可导致呼吸困难，引起呼吸循环功能障碍。因此，在肠腔扩张时放置胃肠减压管进行有效的减压，是肠梗阻的重要治疗措施之一。

2. 全身改变

主要由体液、电解质和酸碱平衡紊乱，毒素的吸收和感染所致。

（1）体液、电解质和酸碱平衡紊乱：体液丧失及由此引起的水、电解质紊乱与酸碱失衡，是肠梗阻很重要的病理生理改变。正常人每天分泌的唾液、胃液、胆胰液、小肠液及摄入液体共 8~10L，几乎全部经由肠管（主要是小肠）吸收，仅 100~200mL 随粪便排出体外。肠梗阻时，肠腔内压增高，消化液的吸收发生障碍，越接近梗阻处吸收功能越差。近端肠腔液体大量滞留，加之频繁呕吐，导致液体丢失。同时由于肠壁静脉回流受阻，血管通透性增加，液体可渗入腹腔、肠腔和肠壁内，导致大量体液丧失，血容量减少和血液浓缩。尤以高位小肠梗阻时呕吐重而肠膨胀轻，更容易出现脱水。脱水可并发少尿、氮质血症和血液浓缩，如果脱水持续存在，将导致低血压和低血容量休克。

肠梗阻后禁食以及消化液的丢失，造成电解质的缺失以及酸碱平衡失调，但由于不同的梗阻部位消化液成分的不同，随着梗阻位置的高低、消化液丢失的性质而表现各异。高位小肠梗阻时，呕吐量多且较频繁，丢失多种消化液，表现为混合性缺水、低钾、低氯性碱中毒。低位肠梗阻虽有反复呕吐，但次数少、量也少，而以肠液潴留肠腔内的丢失为主，丢失消化液主要为肠液，表现为低钠、低钾性酸中毒。

（2）感染与毒血症：正常情况下小肠内仅有少量细菌，空肠上段基本上无菌，但肠梗阻时，梗阻近端肠内容物淤积，细菌大量繁殖，产生多种强烈的毒素。这些细菌多为革兰阴性杆菌，以及厌氧菌。由于肠壁通透性增加，屏障功能受到损害，细菌及其产生的内、外毒素可透过肠壁引起腹腔内感染，并经腹膜吸收引起全身性中毒。

（3）休克：由于水、电解质及酸碱平衡紊乱，以及感染和毒血症的发生，可导致休克。此外，肠胀气引起的膈肌上抬影响心肺功能，导致呼吸、循环功能障碍，并妨碍下腔静脉回流，也可参与休克的发生。

三、临床表现

1. 症状

根据发病的部位、原因，发病缓急等不同，各种类型的肠梗阻表现不尽相同。但肠内容物不能顺利通过肠腔的病理基础是一致的，所以均表现为腹痛、呕吐、腹胀以及肛门停止排气排便。

（1）腹痛：机械性肠梗阻发生时，由于梗阻部位以上强烈蠕动，表现为阵发性绞痛，有腹痛缓解间歇期，近端比远端梗阻发作更频繁。腹痛发作时患者常自感腹内有气体窜行，可见到或扪到肠型，听到高亢肠鸣音。若为不完全梗阻，当气体通过梗阻部位后，则疼痛骤然减轻或消失。绞窄性肠梗阻时，由于肠管缺血和肠系膜嵌闭，腹痛呈持续性，伴阵发加重，疼痛剧烈。麻痹性肠梗阻时腹痛呈持续性全腹胀痛，少有阵发性绞痛。当近端小肠梗阻时，肠内容物可逆流入胃内而得到减压，这种减压不充分，但可以不出现痉挛性腹痛，而远端小肠梗阻初期最突出的表现是阵发性痉挛性腹痛，常无固定位置，持续 1~3min，在两次发作之间腹痛可完全消失。当持续性剧烈腹痛代替腹部绞痛，并出现腹膜炎时，应当怀疑绞窄的可能。

（2）呕吐：肠梗阻早期为反射性呕吐，呕吐物为含有胆汁的胃内容物。呕吐性质随梗阻部位的高低而不同。高位梗阻呕吐频繁，出现早，呕吐物量多，一般无臭味；低位梗阻呕吐不频繁，出现也晚，但由于肠内容物中大量的细菌繁殖，呕吐物呈粪便样。

（3）腹胀：由于梗阻上段肠腔积气积液而产生腹胀。腹胀程度与梗阻是否完全以及梗阻部位有关。梗阻越完全、部位越低，腹胀越明显。高位梗阻腹胀较轻，低位小肠梗阻及麻痹性肠梗阻时较明显，而以结肠梗阻最为显著。值得注意的是，有时虽为完全性肠梗阻，但由于肠管贮存功能丧失，早期频繁呕吐，可使腹胀不明显，易漏诊。

（4）停止排便排气：完全性肠梗阻时排气排便停止。但梗阻早期，尤其是高位梗阻，可因梗阻以下部位尚残存粪便和气体，仍可排出，只是在排净之后不会再排气排便。不完全梗阻时，排气排便不会完全消失。

（5）全身表现：早期单纯性梗阻一般无明显全身症状，可有白细胞轻度增高。随着病情进展，出现脱水，表现为口干、眼窝深陷、皮肤无弹性、尿量减少、心跳加快等症状。绞窄性肠梗阻全身症状严重，如高热、中毒等症状。以上症状如果未能及时得到纠正，则进一步可出现烦躁不安、脉搏细速、面色苍白、血压下降等休克表现。

2. 体征

腹部体征因梗阻部位、性质、病程早晚而异。可见腹部膨隆、肠型和肠蠕动波。单纯性肠梗阻腹壁柔软，可有轻度压痛，但无腹膜刺激征。绞窄性肠梗阻时，有较明显的局限性压痛，可伴有反跳痛和肌紧张。腹壁叩诊呈鼓音。绞窄性肠梗阻时，如果腹腔出现渗液大于 1 000mL，可出现移动性浊音。机械性肠梗阻时肠鸣音常亢进，可闻及气过水声或金属音。麻痹性肠梗阻时肠鸣音减弱或消失。

四、辅助检查

（1）实验室检查：梗阻早期可有白细胞增高，中性粒细胞增加。出现脱水时血红蛋白及红细胞压积增高，尿比重亦增加。如果患者仍在排便，应作大便潜血检查。监测血清电解质变化，检查血气分析，了解酸碱平衡状况。测定血清磷、血清肌酸激酶、血清和腹水磷酸盐有助于绞窄性肠梗阻的早期诊断。

（2）直肠指检：肠梗阻患者应常规接受直肠指检以发现肠腔内包块。如果触及包块，可能为直肠肿瘤、低位肠腔外肿瘤或极度发展的肠套叠的套头。

（3）X 线：X 线检查对肠梗阻的诊断具有重要价值。最常用的方法是腹部透视和摄立卧位片，必要时辅以造影检查，可有助于肠梗阻诊断的明确以及梗阻部位的确定。小肠梗阻的征象有 5 点：①梗阻近端肠曲扩张充气和积液。②水平方向投影显示肠曲内有气、液平面。③小肠动力增加。④梗阻近端肠内容物通过迟缓。⑤结肠内气体减少或消失。

（4）B 超：可见梗阻以上肠管扩张，管径明显增粗。绞窄性肠梗阻时可于腹腔探及腹水，并可发现肿瘤、内疝等。

（5）CT：多排螺旋 CT（MSCT）对梗阻的部位、程度、病因的判断有较高的准确率，提高了常规 CT 和常规层厚进行成像判断的准确性。

（6）腹腔镜：根据腹腔镜下所见有助于进行肠梗阻的鉴别诊断，选择合理的手术方案。

五、诊断

根据典型的临床表现和 X 线、B 超、CT 等检查，临床上一般可对肠梗阻做出正确诊断。但要做出完整诊断，必须明确几个问题：①是否是肠梗阻。②梗阻的部位。③病因是什么。④有没有发生绞窄。⑤患者的一般情况如何（如水、电解质及酸碱平衡紊乱情况）。其中最重要的是尽量避免绞窄性肠梗阻的漏诊、误诊。如果出现下列表现，应考虑有绞窄性肠梗阻的可能：①起病急，疼痛剧烈，持续性发作，阵发性加剧。②呕吐物或排出物为血性。③病情进展快，有休克症状。④有腹膜刺激症状，移动性浊音阳性。⑤局部有固定压痛或明显压痛的不对称包块。⑥腹部 X 线平片见孤立巨大肠袢，不随体位改变。⑦腹腔穿刺液为血性。⑧血磷升高。

六、治疗

根据肠梗阻的部位、程度、性质和患者的全身情况选择治疗方法。主要分非手术治疗和手术治疗两类。

1. 非手术治疗

非手术治疗是一切治疗的基础，也是必不可少的术前准备。

（1）胃肠减压：持续胃肠减压可以缓解腹胀，减轻毒血症，改善肠壁瘀血，有助于肠蠕动的恢复，也有利于手术操作。

（2）液体治疗：患者诊断为肠梗阻后，应该尽早输入生理盐水和平衡液，以恢复血容量，留置尿管以迅速评估血容量和充分复苏，测定血清电解质并纠正异常，由于血容量不足或肠坏死引起的酸中毒必须尽快改善。必要时补充血浆、白蛋白等胶体。

（3）抗生素的使用：选择针对革兰阴性杆菌和厌氧菌的抗生素对于绞窄性肠梗阻患者的治疗非常必要。

（4）营养支持：营养支持不仅是一种支持手段，而且是一种重要的治疗措施。因为营养不良引起低蛋白血症，导致肠壁水肿，影响肠功能恢复，加重梗阻症状。所以肠梗阻患者必须保证足够的能量，必要时锁骨下静脉穿刺，行胃肠外营养。

（5）生长抑素：国内外研究均已证实生长抑素可抑制胃肠胰液及胆汁分泌，增加肠管吸收，减少肠腔内液体，减轻肠管扩张和炎症程度，降低肠壁坏死概率，促进肠道再通，因此可以用于肠梗阻的治疗。可用施他宁 6mg 加入 500mL 生理盐水中，维持 24h 静滴，用药的时间长短根据病情程度而定。

2. 手术

目的是解除梗阻，防止肠绞窄发生。如果出现下列情况，应积极手术治疗：肠梗阻有绞窄或有绞窄可能时；保守治疗无效时；肠梗阻长期不缓解或反复发作时。手术方式包括粘连松解术、肠切除吻合术、肠造口术、各种短路手术等。

（1）肠排列术：目的是通过肠排列使肠袢相互粘连在一个保持通畅的序列环境中，使肠内容物的运行不再梗阻。具体分内、外排列两种术式。

小肠外排列术是将小肠形成有规则的粘连，以预防不规则的粘连导致肠梗阻，手术方法是先分离所有粘连，游离全部小肠，再将小肠按其顺序折叠排列，于近系膜边缘处将小肠连续缝合固定。经典 Noble 法缝合要领是用 2/0 铬制肠线自折叠肠系膜基底部开始连续缝合，直达肠管，然后用同一肠线继续缝合肠侧壁直到折叠端，因并发症较多，目前仅用于黑斑息肉综合征（PJ）和各种小肠多发性息肉治疗中。

小肠内排列术即小肠内支撑术，以内固定管串通全部小肠作支撑，使其大弧度排列，从而达到虽有粘连，但无梗阻的目的。基本方法是通过胃或空肠造口插入支撑管直达回肠末端，小肠按顺序折叠后放入腹腔。这种自上而下顺行插入支撑管的肠排列，称为顺行肠内肠排列。如由盲肠造口或阑尾残端逆行插管到空肠起始段，称逆行肠内排列。支撑管多选择 Miller-Abbott 管（M-A 管）和改良 Baker 管，国内任建安等人将两根 F14 或 F16 胃管相接代替 M-A 管行肠排列，取得较好效果，值得推广。作为一种预防广泛肠粘连的有效方法，小肠内排列术主要用于因肠瘘或粘连性肠梗阻行 2 次以上手术的患者。

（2）微创外科技术在肠梗阻中的应用：腹腔镜小肠梗阻手术具有创伤小、术后恢复快、复发率低等优点，是最能体现微创技术优越性的手术之一。它包括粘连松解、肠扭转复位、肠部分切除等术式。以第1种在临床应用最多，不少情况下只是"一剪之劳"。腹腔镜粘连松解术主要适用于单纯性肠梗阻和保守治疗后缓解但反复发作者，手术时机最好选择在单纯性粘连性肠梗阻早期，反复发作的粘连性肠梗阻间歇期，同时应在原手术后半年以上的粘连稳定期内进行。因为此时粘连形成充分、稳定，腹腔内肠管肿胀轻、空间大，便于操作。手术方法力求简单有效，术中宁伤腹壁，不伤肠管，如有必要，及时中转开腹。

七、预后

由于肠梗阻病因复杂，病情进展快，如处理不当，预后欠佳。尤其是绞窄性肠梗阻，死亡率可高达10%～20%。

第二节　术后早期炎性肠梗阻

术后早期炎性肠梗阻（early postoperative inflammatory ileus，EPII）是指腹部手术后早期由于创伤或腹腔内炎症等原因导致肠壁水肿和渗出，形成的一种机械性和动力性同时存在的粘连性肠梗阻，这类肠梗阻很少造成绞窄性肠梗阻。在诊断 EPII 之前，必须排除机械性梗阻和继发于胸腔内和腹膜后感染、电解质紊乱等原因造成的麻痹性肠梗阻。

一、病因病理

1. 病因

（1）手术创伤：长时间的肠管暴露，广泛的肠粘连松解或肠排列等所致的肠管创伤是 EPII 的重要原因。

（2）腹腔内无菌性炎症：如腹腔内积血、积液、异物、坏死组织或其他能导致腹腔内无菌性炎症物质的残留。

2. 病理和病理生理学改变

手术操作及长时间肠管暴露破坏了腹膜和肠管的完整性，引起腹膜及肠管发生免疫反应，中性粒细胞与巨噬细胞释放多种炎症介质，包括细胞坏死因子、白三烯等，这些炎症介质一方面引起肠壁充血水肿，导致肠管增厚，肠腔狭窄，引起肠梗阻；腹腔积血和积液，组织碎片残留，以及炎症所致纤维蛋白渗出共同引起肠管广泛粘连，加重肠道梗阻，因为该粘连相对疏松而非瘢痕性，自身可以部分或全部吸收。另一方面炎症介质可引起肠道交感神经兴奋、迷走反射抑制，从而引起胃肠道运动功能障碍。

手术时可见肠管与腹膜、肠管与肠管、肠管与系膜之间紧密粘连，严重时肠管表现为脑回状，以致肠袢间界限不清。有些肠管虽有成角的现象，但并无机械性梗阻，也无绞窄情况，肠管扩张，肠壁高度充血水肿，血运差，组织脆弱，渗出明显，分离粘连时容易穿孔，术中经常遇到的情况是开腹困难，如强行分离粘连，可能因损伤肠管术后形成肠瘘，甚至可能因术中肠管多处破损，不得不切除大量小肠，致术后短肠综合征。有些患者会因此而死亡。

二、临床表现

EPII 与其他肠梗阻有相似的临床表现，即都有腹胀、呕吐、肛门停止排气排便等症状，但 EPII 又有其自身的特殊性，表现为：①腹痛症状一般较轻，如出现剧烈腹痛，应怀疑机械性或绞窄性肠梗阻的可能。②腹胀较明显，但腹胀程度不如机械性或麻痹性肠梗阻严重。腹胀可能为弥漫性，也可能只局限与腹部某一处，这主要取决于腹部手术和肠管受累部位和范围。局限性病变最多见的部位是切口下方。③术后可能一度排气或排便，但进食后马上又出现梗阻，这是 EPII 的典型症状。④腹部较膨隆，无肠型或蠕动波。触诊有柔韧感，但各部位的柔韧程度不均一，最显著的部位即是肠管粘连最严重的部分，一般位于脐周或切口下方，触不到明显的肠袢或包块。肠鸣音减弱，稀少或消失，听不到金属音或气过水声，随着梗阻的逐渐缓解，肠鸣音逐渐恢复。

三、辅助检查

1. 全腹 CT

对 EPII 的诊断具有重要的参考价值。CT 检查可以显示肠壁水肿、增厚、粘连以及肠腔积液积气、肠管均匀扩张和腹腔内渗出等现象，同时帮助排除腹部其他病变（如腹腔感染、机械性肠梗阻等）。通过动态观察患者腹部症状、体征以及 CT 影像的变化，能够了解病变的进展情况，判断有无肠坏死。

2. 腹部立位 X 线平片

可见多个液气平面并有肠腔内积液，未见假肿瘤征、鱼肋征及固定部位扩张肠袢等绞窄性肠梗阻的表现。

3. 钡剂造影检查

有人建议行稀钡钡餐检查，由于准确率不高且有肠穿孔造影剂外漏等不良反应，应用不多。

四、诊断

根据病史、体格检查、腹部平片、腹部 CT 进行分析，符合下列条件者可诊断 EPII。

（1）近期（1~4 周）有腹部手术史，尤其是短期反复手术史者。

（2）有腹胀、呕吐、肛门停止排便排气等肠梗阻症状，但没有典型机械性肠梗阻症状。

（3）体检时发现腹部质地坚韧，肠鸣音减弱或消失。

（4）腹部 CT 表现为病变区域肠壁水肿、增厚，边界不清，没有高度扩张的肠管，X 线检查未见明显液气平面。

（5）排除腹腔感染、机械性肠梗阻、麻痹性肠梗阻和假性肠梗阻。

五、鉴别诊断

需与机械性肠梗阻、绞窄性肠梗阻相鉴别。

1. 机械性肠梗阻

腹痛更剧烈，可见肠型及蠕动波，可闻及肠鸣音亢进，有气过水声或金属音。

2. 绞窄性肠梗阻

可出现脱水征，低血容量休克和全身中毒症状。查体有固定压痛和腹膜刺激征，移动性浊音阳性。

六、治疗

对于 EPII 治疗，基本倾向于先试行非手术治疗。因为腹部手术后都会有不同程度的肠粘连，而肠粘连有其发生、发展、吸收、部分甚至全部消退的过程，所以 EPII 患者中必然有一部分会随着肠粘连的消退而治愈，况且此类疾病很少造成绞窄性肠梗阻，不必急于通过手术来解除梗阻。经过一段时间保守治疗后，即使梗阻未解除，肠粘连及炎症也会有所改善，此时手术相对简单，预后较好。

1. 保守治疗

（1）禁食，持续胃肠减压：EPII 病程初期，大量消化液积聚在肠腔内，会加重肠壁的水肿，导致肠腔的进一步扩张，同时会引起内环境紊乱，影响肠功能恢复。有效的胃肠减压可以缓解腹胀，降低肠腔内压力，改善病变肠管血液循环。

（2）营养支持，维持水、电解质平衡：EPII 病程较长，长期禁食将使患者营养状况恶化，肠壁水肿加重，不利于肠粘连的缓解和肠蠕动的恢复，所以应该及时给予科学合理的营养支持。病程早期行全胃肠外营养，可以在较短时间内改善患者全身的营养状况，纠正水电解质、酸碱平衡紊乱和低蛋白血症，减少消化液的分泌和丢失，使肠道充分休息，有利于肠管水肿的消退和肠蠕动的恢复。当患者有症状（解水样便）和体征（肠鸣音活跃，腹部柔软）提示梗阻症状缓解，就应该将营养方式改为肠内营养。肠内营养能够防止肠黏膜萎缩，保护肠黏膜屏障功能，减少肠源性内毒素移位，继而降低因内毒素移位诱发的相关炎性因子和细胞因子的连锁反应，减轻全身炎症反应综合征的程度。在实施肠内营养的过程中，要把握好3个"度"，即浓度，速度和温度。1~2周后，逐步向正常饮食过渡。

（3）应用肾上腺皮质激素：由于肠壁炎症水肿是EPII病理表现之一，所以确定诊断后，应开始给予肾上腺皮质激素，促进肠壁炎症和水肿的消退，有助于缩短病程。通常剂量为地塞米松5mg静脉注射，每8h一次，一般用1周左右逐渐停药，具体用量根据每个患者的具体病情相应调整。

（4）给予生长抑素：可用施他宁6mg加入500mL生理盐水中，维持24h滴注。施他宁是人工合成的环状十四氨基酸肽，静脉注射后主要分布在下丘脑和胃肠道，能够抑制多种激素的分泌，并能减少内脏器官的血流，但不影响体循环。能有效抑制胰液、胆汁及胃肠液的分泌，并可能有抑制局部炎症反应的作用，这对EPII病理过程中肠腔积液等机械性因素及肠壁动力障碍性因素均有针对性治疗作用。

（5）抗感染：可给予广谱抗生素和甲硝唑/替硝唑，防治毒血症，对抗厌氧菌。

（6）经胃管间歇注入泛影葡胺，能缩短治愈时间：泛影葡胺是一种水溶性造影剂，它的渗透压是细胞外液渗透压的6倍，使细胞外液进入肠腔，稀释肠液，提高梗阻近段肠管梯度压，刺激肠蠕动。方法是自胃管注入76%泛影葡胺60mL，夹管4h，每隔24h一次，共3次。

（7）中医中药：大承气汤经胃管注入和芒硝腹部外敷也有一定疗效。大承气汤是临床用于治疗肠梗阻的经典方剂，它的主要成分是大黄，在肠道内水解为大黄素而发挥作用。大黄素有类似乙酰胆碱的作用，与靶器官的相应蛋白结合，能抑制ATP酶的活性。钠离子从肠道进入细胞内，使水分滞留于肠道，从而刺激肠道，促进肠蠕动。芒硝具有泻热通便、软坚消肿作用，它以硫酸根离子形式存在，呈高渗状态，能促进胃肠功能恢复，并具有促进炎症和渗液吸收的作用。

2. 手术治疗

虽然EPII发生肠绞窄的可能性极小，但在非手术治疗期间仍要密切观察病情变化。如果腹痛进行性加重，间歇期缩短或呈持续性腹痛，体温升高，出现腹膜炎体征，则应及时转手术治疗。手术力求简单，以解除肠道梗阻为原则，避免不必要的大范围剥离，除了肠管坏死或发现肿瘤等器质性病变，否则尽可能避免做肠切除。

3. 预防

要提高对本病的认识，从以下几方面加以预防。

（1）术中避免肠管过度暴露，操作细致轻柔，尽量减少肠管浆膜面损伤，必要时使用生物蛋白胶封闭保护受损的浆膜层。

（2）分离粘连时采取锐性剥离方式。

（3）创面彻底止血，防止因血凝块引起肠粘连。

（4）手术结束时用大量生理盐水冲洗腹腔，清除其中的细胞因子、炎性介质、异物和坏死组织。

七、预后

因为EPII患者保守治疗大多有效，所以预后相对较好。

第三节　缺血性肠病

缺血性肠病是指肠系膜动脉或静脉阻塞导致血液循环障碍、肠管缺血坏死的一种急腹症，也称肠系膜血管缺血性疾病，多见于老年人。最早由意大利Benivine于15世纪末提出，其后德国Tiedman（1843）等对该病进行了描述。1913年，美国Trotter收集肠系膜闭塞360例，指出动脉性为53%，静脉性为41%，混合性占6%，可见该病以动脉性为多见，迄今，肠系膜上动脉阻塞仍多于肠系膜静脉阻塞。

一、病因病理

1. 病因

（1）栓子栓塞：栓子多源于心脏，如心肌栓塞后的壁栓，心瓣膜病或瓣膜置换术后，心房纤颤、心内膜炎、风湿性心脏病等，也可来自主动脉壁上粥样斑块及脑梗死。栓子可堵在动脉出口处，更多的是堵在远侧较窄的部位，常见于结肠中动脉发生处或其以下的部位。血管一旦堵塞，远侧分支即发生痉挛，肠管呈苍白色，处于收缩状态，肠黏膜出血坏死脱落。2h后血管痉挛消失，肠壁血液淤滞，远端动脉有血栓形成。肠管失去张力，出现发绀水肿，大量血浆渗出至肠壁，进而全层肠壁坏死。栓塞越靠近主干，受累小肠范围越大；如栓塞发生在肠系膜上动脉开口处，可引起Treitz韧带以下全部小肠及右半结肠的缺血坏死。栓塞越靠近主干的远端，受累小肠范围越小。如栓塞发生在中小分支并且不发展，因周围有侧支循环，肠管可不发生坏死。

（2）肠系膜上动脉血栓形成：多在动脉硬化或狭窄的基础上发生。腹腔内脏有腹腔动脉、肠系膜上动脉及肠系膜下动脉3条主要动脉供血，它们之间有丰富的侧支循环，一般1~2条动脉血栓形成不会引起肠管的缺血坏死。但如动脉硬化再累及1~2条动脉可使原缺血状况加重，出现肠绞窄，以至发生肠坏死。

（3）肠系膜上静脉血栓形成：常继发于以下一些疾病：①腹腔内化脓性感染，如阑尾炎、盆腔炎等。②肝硬化、门静脉高压症造成的静脉充血和淤滞。③某些血液异常，如真性红细胞增多症、血小板增多症，口服避孕药造成的高凝状态。④静脉本身炎症，可导致血栓形成。⑤外伤或手术造成的损伤，如脾切除容易引起脾静脉、门静脉血栓，分流术容易引起吻合口内血栓等，这些血栓可蔓延至肠系膜上静脉，胰腺手术也可直接损伤肠系膜上静脉导致血栓形成。静脉血栓形成后可向远近端继续蔓延，根据其蔓延的部位和范围而引起局限或广泛的肠管坏死。

（4）血管痉挛和低灌注：有20%~30%患者肠系膜血管未见有闭塞而肠管却出现急性肠坏死，也称非闭塞性肠系膜梗死或非闭塞性急性肠缺血。这种肠坏死多发生在某些原因造成持续的血管痉挛和心输出量过低形成的一种低流量灌注，如败血症、充血性心力衰竭、急性心肌梗死、心律不齐或其他原因引起的血容量减少等，使内脏血管长期处于收缩状态，肠管血流灌注不足，肠壁内小动脉血流缓慢，红细胞沉积，当血管内流体静力压小于血管壁的张力时，血管即萎缩，造成肠黏膜及肠壁全层缺血坏死。另外，长期卧床和长期服用激素及糖尿病的患者因血流缓慢也可引起肠缺血坏死。

2. 病理

肠系膜血管可因急性或慢性血液循环障碍，导致肠管缺血坏死表现。若是栓塞引起，血管内可见到栓子，血管近端扩张、远端塌陷。若是血栓形成，血管内可见到血栓。若是血管痉挛所致，血管的周径和管壁的厚度皆不一致，痉挛处的血管紧缩、变细、管壁增厚。

二、分类

可分为急性肠系膜缺血、慢性肠系膜缺血和结肠缺血3类。根据病因和病理将缺血性肠病又分为以下4类。

1. 肠系膜上动脉栓塞

是由于栓子栓死所致。在肠系膜上动脉突然发生完全性闭塞时多因栓塞所造成。

2. 肠系膜上动脉血栓形成

急性肠系膜上动脉血栓形成几乎都发生在有动脉硬化的患者，在某些诱因下，如发生充血性心力衰竭或急性心肌梗死时心输出量突然减少或大手术后血容量减少等，都可导致该动脉发生血栓。

3. 肠系膜上静脉血栓形成

肠系膜上静脉急性闭塞大都为急性血栓形成所引起，既往多有周围血栓性静脉炎的病史。

4. 肠系膜血管非闭塞性缺血

是指肠管有急性缺血表现，但在动、静脉主干内肉眼看不到有明显的阻塞证据。

三、临床表现

根据肠系膜血管阻塞的性质、部位、范围和发生的缓急，临床表现不一。若阻塞发生过程越急，范围越广，则表现越严重。动脉阻塞的症状又较静脉阻塞急而严重。

1. 肠系膜上动脉栓塞

一般起病急骤，早期表现为突然发生的腹部剧烈绞痛、腹泻及频繁呕吐。腹部平坦、柔软，可有轻度压痛，肠鸣音大致正常。临床上主要是严重的症状与轻微的体征不相称。但若血管闭塞范围广泛，大量血性液体渗出至肠腔及腹腔。肠腔内细菌繁殖，毒素产物不断被吸收。血容量的丢失和中毒可以很快造成休克。随着肠坏死和腹膜炎的发展，腹胀明显，肠鸣音消失，出现腹肌紧张，腹部压痛与反跳痛等腹膜刺激征或呕血，腹穿可抽出血性液体。

2. 肠系膜上动脉血栓形成

早期表现为饱餐后腹痛，为慢性肠系膜上动脉缺血表现，患者因不敢进食而日渐消瘦，并有慢性腹泻等肠道吸收不良的症状。当血栓形成突然引起急性完全性血管阻塞时，则表现与肠系膜上动脉栓塞相似。

3. 肠系膜上静脉血栓形成

多有腹部不适、便秘及腹泻等症状，数日至数周后突然剧烈腹痛，持续性呕吐、呕血、便血、腹胀、腹部压痛、肠鸣音减少，腹穿可抽出血性液体，常伴发热及血白细胞增高。

4. 非闭塞性肠缺血

临床表现与急性肠系膜动脉闭塞相似，唯过程比较缓慢。原有心衰或中毒性休克患者经治疗后先感腹部不适、乏力，几天后突然发作，腹部剧烈绞痛伴呕吐，很快出现休克，常有腹泻及血便。检查可见腹肌紧张，全腹有压痛，肠鸣音减弱或消失，血常规白细胞升高并有血液浓缩和发热。

四、辅助检查

1. 动脉造影

动脉造影可明确本病，腹主动脉造影及选择性肠系膜上动脉、腹腔干造影包括正位、侧位，不但可显示病变部位、受累血管数，还可显示病变程度，以及是否有血管痉挛、变细等。

2. 彩超

彩色多普勒超声可直接显示肠系膜血管的状况，测定血流速度、血流量和截面积，阳性率58%。

3. CT

腹部CT能直接显示肠襻及血管内血栓，显示静脉侧支循环及肠襻缺血节段的位置，阳性率66.7%。

4. 腹部X线

透视拍片均可见腹部大小不等的液平现象，可显示受累小肠，结肠轻度或中度扩张胀气，晚期由于肠腔和腹腔内大量积液，平片显示腹部普遍密度增高。

5. 结肠镜

可用来诊断结肠缺血的患者。最好在48h内进行，镜下可见病变肠段与正常肠段分界清楚是缺血性肠病的重要特征。

6. 实验室检查

无特异性，血白细胞及血尿淀粉酶可升高。近年来兴起肌酸激酶、双胺氧化酶检查，肌酸激酶（CK）存在于高耗氧组织中，在动脉闭塞性肠系膜缺血性试验及肠梗塞患者CKMB、CKBB均有显著增高。双胺氧化酶存在于肠系膜中，是组织胺降解代谢酶，在动脉实验性肠系膜缺血中显著升高。血清磷测定：肠缺血时细胞内ATP释放有机磷并以无机磷形式进入肠腔，再进入门静脉至血清磷水平升高。

7. 张力计检测法

是连接在硅胶管端的半透明小囊，可经肠切开或在内镜帮助下经鼻、口腔或直肠进入检测肠内pH。

在肠缺氧状态下肠内 pH 会出现急剧下降。

8. 放射性核素检查

是放射性核素铟或锝标记血小板单克隆抗体，注射后能显示急性肠系膜闭塞的缺血区。

五、诊断

本病的诊断依据主要靠病史和临床表现。临床症状主要包括餐后不能用其他疾病解释的腹痛，体重减轻，具有动脉粥样硬化症应考虑本病的可能。对急性动脉栓塞的患者若突然发生剧烈腹部绞痛、腹泻或频繁呕吐，腹部平坦、柔软，有轻度压痛等严重的症状与轻微的体征不相符等要想到本病。症状进行性加重，腹腔穿刺抽出血性液体，选择性动脉造影对诊断有重要意义，B 超及 CT 检查可进一步排除腹腔或腹膜后占位性病变。

六、鉴别诊断

本病主要与急性胰腺炎、胃或十二指肠溃疡穿孔、急性胃肠炎、急性阑尾炎、急性细菌性痢疾等鉴别。

七、治疗

应及早诊断、及早治疗，包括非手术治疗和手术治疗。对症状较轻的患者可试用非手术治疗；如为血栓形成，可用肝素治疗以防血栓蔓延，术前剂量 0.4mL，每日 1 次或 12h 一次；还可用尿激酶 50U ~ 100U/d 溶栓，微量泵持续静脉给药，一般用药 5 ~ 7d，局部导管溶栓可提高疗效；如为血管痉挛引起，应用血管扩张药物，如前列地尔注射液 10μg 静脉注射，每日 1 次，连续用药 5 ~ 7d，或罂粟碱 30mg 每 4h 一次，使用 24 ~ 48h。静脉滴注低分子右旋糖酐等。如经腹主动脉造影发现肠系膜血管痉挛可经导管注射解痉药物治疗，罂粟碱 30 ~ 60mg/h，至少持续 24h，再行动脉造影观察结果，若效果不佳，再用上述药物灌注 24h，多数患者有效。还可经动脉灌注硝酸甘油、妥拉唑啉、前列腺素等。如果经非手术治疗无效，肠系膜上动脉栓塞应行取栓术，血栓形成可行动脉内膜剥脱术，或肠系膜上动脉—腹主动脉搭桥术，或动脉再植术等。

（1）动脉内膜剥脱术：肠系膜动脉（包括腹腔干、肠系膜上动脉、肠系膜下动脉）。阻塞性病变多位于动脉开口部位，多数患者伴有邻近部位主动脉粥样硬化病变。可以经腹主动脉行动脉内膜剥脱术，以直接恢复动脉血流。

（2）内脏动脉搭桥术：搭桥的材料可选用自体大隐静脉、聚四氯乙烯人工血管等，术式有腹腔干动脉搭桥术、肠系膜上动脉搭桥。若腹腔干和肠系膜上动脉均有阻塞，可同时行腹主动脉—腹腔干、肠系膜上动脉搭桥术。

（3）肠切除术：如已有肠坏死，应做肠切除术。肠系膜上静脉血栓形成需施行肠切除术，切除范围应包括全部有静脉血栓形成的肠系膜，否则术后静脉血栓有继续发展的可能。术后患者应积极进行抗凝治疗。

八、预后

本病早期诊断、早期治疗是改善预后的关键，但由于此病早期缺乏特异性表现或被原发疾病的表现所掩盖以至延误病情，死亡率甚高。

第四节 急性出血性坏死性肠炎

急性出血性坏死性肠炎是一种好发于小肠的局限性急性出血坏死性炎症。病变主要累及空肠或回肠，或整段小肠，也可见累及结肠但不多见。本病病因未明，夏秋季多发。多见于少年儿童。本病不一定发生肠坏死，临床上血便常为主要的症状之一，也称为急性出血性肠炎、节段性出血坏死性肠炎、急性坏死性肠炎，国外多称为坏死性肠炎。

一、病因病理

1. 病因

病因未明，可能与胰蛋白酶水平降低和细菌毒素作用有关。长期进低蛋白饮食可使肠内胰蛋白酶处于低水平。如果以白薯为主食，白薯中含有胰蛋白酶抑制物。肠道内蛔虫还会分泌一种胰蛋白酶抑制物，使胰蛋白酶水平降低，此时再进肉食，C 型产气荚膜杆菌（Welchii 杆菌）大量繁殖并产生 β 毒素，而肠道内缺乏足够破坏 β 毒素的胰蛋白酶，便导致急性出血性坏死性肠炎。有的国家给儿童注射 Welchii 杆菌 β 毒素来预防本病。

2. 病理

病变肠管呈阶段性肠壁充血、水肿，炎性细胞浸润常呈节段性分布，病变处肠壁增厚，质地变硬，黏膜肿胀，浆膜面充血及少量出血，常被覆纤维素性渗出物，病变黏膜与正常黏膜分界清楚，常继发溃疡形成。镜下肠黏膜呈深浅程度不同的组织坏死，坏死组织周围有淋巴细胞、中性粒细胞和嗜酸性粒细胞浸润，肌层、浆膜层出血轻微，浆肌层平滑肌纤维肿胀、断裂并可发生广泛出血、坏死溃疡形成甚至穿孔，肠管扩张，肠腔内充满血性液和坏死物质，腹腔内有浑浊渗液或血性渗液。

二、分类

1. 血便型

以血便为主要症状。

2. 腹膜炎型

以腹痛、恶心、呕吐、发热为主，同时伴有腹膜炎体征。

3. 中毒型

以休克为主要表现。

4. 肠梗阻型

以阵发性腹痛，绞痛为主，伴有频繁呕吐，常无腹泻。

三、临床表现

分型不同临床表现不尽相同。本病多发于夏秋季，可有不洁饮食史，儿童和青少年多见。

1. 血便型

80% 患者以便血为主，呈血水样或果酱样，有时为紫黑色血便，有些患者也有发热、腹痛、腹泻等症状，但查体多无腹膜刺激征。

2. 腹膜炎型

以腹痛、呕吐、发热为主，偶有腹泻及便血，查体腹肌紧张，有明显压痛及反跳痛。腹腔多有积液，肠鸣音减弱，重症者可出现休克。

3. 中毒型

约 25% 患者就诊时以休克为主要表现，患者有右侧腹痛、腹泻、高热、谵妄、昏迷等症状，与中毒性菌痢颇相似，小儿容易误诊为中毒性消化不良。

4. 肠梗阻型

此类型较少见。患者为阵发性腹部绞痛，伴频繁呕吐，常无腹泻。查体腹部膨隆，可见肠型，有压痛，肠鸣音一般减弱。肠坏死时腹胀、腹膜刺激征加重，有时可触及伴有压痛的包块，多为充血、水肿、增厚的肠袢。叩诊时有移动性浊音，穿刺可抽出血性液体。

四、辅助检查

1. B超

可显示肠管扩张、积气、腹腔积液等，并可引导腹腔穿刺。

2. 立位腹部平片

可见小肠充血扩张，有大小不等的液平。有时肠黏膜破坏而浆膜尚完整，肠内高压气体进入肠壁间隙，X线平片可显示肠气囊肿。

3. 空气灌肠造影

排除肠套叠和肿瘤。

4. 腹腔穿刺

肠坏死时有移动性浊音，可刺抽出血性液体。

5. 实验室检查

血常规显示不同程度贫血，白细胞升高，中性粒细胞增高，明显核左移，部分呈现中毒颗粒；大便检查肉眼为血性，潜血试验阳性，少数肉眼不见血性但潜血试验往往也是阳性。部分患者大便培养有大肠杆菌生长，厌氧菌培养可见到产气荚膜杆菌生长。

五、诊断

本病好发于夏秋季，以儿童和青少年多见，男性多于女性，男女发病比例为 2:1～3:1，患者主要表现为腹痛、发热、腹泻、便血、呕吐等，应重点考虑为本病。

六、鉴别诊断

（1）血便型需与肠套叠、过敏性紫癜、绞窄性肠梗阻鉴别。肠套叠行空气灌肠造影可见"杯口"状改变，可以鉴别。过敏性紫癜患者凝血时间延长，可看见皮下瘀血斑等。绞窄性肠梗阻绞痛发作急骤，病情发展迅速，早期可出现休克且抗休克治疗后症状改善不显著，有明显腹膜刺激征，体温上升，腹胀不对称，腹部有局部隆起或触及有压痛的肿块，呕吐物、胃肠减压抽出液及肛门排出物均为血性，或腹腔穿刺抽出血性液体，腹部X线检查可见孤立、突出胀大的肠袢，不因时间而改变位置。

（2）腹膜炎型需与急性腹膜炎鉴别。后者一般可查见原发病，如胃、十二指肠溃疡穿孔，阑尾炎穿孔，肠伤寒穿孔等。

（3）中毒型需与中毒性菌痢鉴别。后者可有里急后重，大便常规化验可见脓球。

（4）肠梗阻型需与机械性肠梗阻鉴别。

七、治疗

1. 本病以非手术治疗为主

（1）禁食，胃肠减压。

（2）补液，维持水、电解质平衡。

（3）抗感染，应用广谱抗生素治疗。

2. 如出现下列情况应立即手术

（1）有明显的腹膜刺激征，或腹腔穿刺抽出血性液体，多提示有肠坏死、穿孔的可能。

（2）经非手术治疗未见好转并有休克倾向且局部体征明显加重。

（3）有肠梗阻表现而非手术治疗未见好转。

3. 手术方式

手术方式应根据肠管病变严重程度和患者全身情况而定。

（1）肠管主要表现为充血和浆膜下出血、坏死或穿孔，也无大量消化道出血，可不做任何处理，或给予普鲁卡因肠系膜封闭，术后继续内科治疗、观察。

（2）有明显的肠坏死或穿孔或有不可控制的消化道大出血、病变局限可行肠切除吻合术。

（3）如病变广泛，远端肠管有炎症、坏死，可将坏死肠段切除，行双腔造瘘，待恢复后再行二期吻合术。也有行一期吻合，近端作导管造瘘，待肠功能恢复，病情稳定后再拔除导管。

（4）对于病情严重的小儿患者多主张作肠切除造瘘，后作二期吻合术。

八、预后

内科治疗死亡率为 5% ~ 10%，经外科手术治疗者大多病情严重，死亡率可达 12% ~ 30%。本病与克罗恩病不同，一经治愈，复发率不高，极少有患者转为慢性。

第三章

结肠、直肠疾病

第一节　结肠扭转

结肠扭转是结肠袢以其系膜的长轴为中枢发生扭转，导致肠腔部分或完全闭塞，系膜血管也可因扭转而拧闭，致使肠管血运受阻而坏死。结肠扭转90%发生在乙状结肠，少数发生在盲肠，横结肠扭转极为罕见，升降结肠固定于侧腹壁，不发生扭转。

一、临床表现

1. 症状

患者过去有多次左下腹部疼痛，排气排便后好转或有多年习惯性便秘的病史。往往在进食过量或饱食后有身体的强烈前屈、后倾突然直立或服用大量泻剂等诱因，这些诱因都可导致乙状结肠扭转。表现为突发性全腹或脐周的剧烈疼痛伴腹胀、呕吐、便秘及排气停止，有压痛及反跳痛，全身情况迅速恶化甚至出现休克现象。

2. 体征

发病不久即有明显腹胀，叩诊为鼓音，下腹压痛和高调肠鸣音，可有腹膜刺激征。

二、辅助检查

1. X线检查

盲肠扭转时腹部平片可见右下腹部有充气或含液气平面的巨大肠袢，钡灌肠显示横结肠梗阻；乙状结肠扭转X线片上可见单个胀大的双袢肠曲，自盆腔延至左膈下，占绝大部分或呈"鸟嘴"形。低压盐水灌肠也有助于诊断，若灌入液体尚不足500mL不能再灌入（正常可灌入3 000～4 000mL），即可证明梗阻在乙状结肠。

X线表现非闭袢性乙状结肠扭转。由于只有一个梗阻点，所以往往与单纯性结肠梗阻表现一样，也表现为梗阻以上结肠肠管的扩大，所以在透视或平片中一般难以鉴别，只有在为了明确结肠梗阻的性质而行钡灌肠检查时，才能明确诊断。此时扭转梗阻处可显示螺旋状变细肠管或在变细肠管中见到扭曲交叉的黏膜（沿肠管纵轴），甚至见到钡剂通过梗阻处进入近侧肠管。

闭袢性乙状结肠扭转典型的X线表现即扭转段肠曲显著扩大（其横径达10cm以上甚或更大），扩大的肠曲就像充了气的椭圆形气球直立于腹部区，其中央往往会见到宽为0.3～0.5cm致密垂直线状影将膨胀的气球一分为二，即所谓扩大的乙状结肠弯曲呈马蹄形，圆顶可高达上腹部，马蹄的两肢并拢向下直达盆腔，由于肠壁的变薄其两侧缘表现为圆结状致密增白影，扩大的腔内皱襞消失。钡灌肠检查会见到结肠扭转处显示削尖状似鸟嘴状狭窄，加压多次灌钡此征象均存在且钡剂不能通过此狭窄处。

2. 纤维结肠镜检查

在扭转的相关梗阻部位可见有狭窄，如扭转无绞窄可借结肠镜将扭转复位（注意不能注气过多，以防增加闭袢肠管内的压力），但如有腹膜刺激征，怀疑肠绞窄时，切不可行内镜检查。

三、诊断

根据典型病史、体征及 X 线检查，基本可以确诊，但应根据症状判断有否肠绞窄，为治疗方案提供依据。

诊断流程见图 3-1。

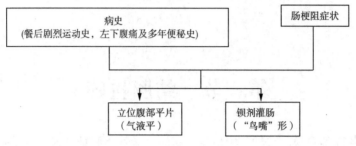

图 3-1　结肠扭转诊断流程

四、鉴别诊断

1. 结肠癌

盲肠、横结肠及乙状结肠或直肠癌都有可能表现低位肠梗阻，但病史都较长，往往无突然腹痛史。结肠癌的肿块坚硬，边界清楚。而结肠扭转则是膨胀的肠管，触诊时质地较软，边界不清，较易区别。当然钡剂灌肠可以确诊。

2. 结肠套叠

回肠套入盲肠多见，且可延至乙状结肠，发病急，呈低位肠梗阻的表现，多发生在5~6个月的幼儿。症状为阵发性哭闹、恶心、呕吐，有果酱样大便，触诊右下腹部空虚，右上腹部腊肠样肿块。钡剂灌肠见钡剂呈杯口状阴影即可诊断。成人慢性肠套叠多为肿瘤引起，较少见，显然都易与结肠扭转相鉴别。

五、治疗

1. 一般治疗

（1）禁食水，并行胃肠减压。

（2）输液纠正水、电解质平衡紊乱。

（3）给抗生素预防感染。

2. 非手术治疗

（1）对结肠扭转早期，可试行纤维结肠镜复位，尤其乙状结肠扭转成功率较高。

（2）乙状结肠扭转早期，可在明视下把结肠镜插入到梗阻处，一般距肛门15~25cm，该处的黏膜如无坏死和溃疡，可通过乙状结肠镜，插入约60cm的肛管，注意插入时不应用暴力，以免穿破肠壁。肛管穿过梗阻部位后，常有稀便和气体猛力冲出，患者立即感到异常轻松，为复位的标志。为防止复发可保留肛管2~3d。

3. 手术治疗

盲肠扭转如非手术治疗无效，或有可疑绞窄，应尽早剖腹探查。探查扭转的盲肠（连同升结肠及末端回肠），如无坏死，按扭转的相反方向复位。然后切开盲肠外侧后腹膜，将其前缘与盲肠外侧结肠带间断缝合3~5针。如盲肠扩张明显，先从两条结肠带起始端，间断浆肌层缝合3~4针，使盲肠腔缩窄，再与外侧后腹膜缝合固定盲肠。如盲肠有绞窄坏死，应行右半结肠切除，回横结肠吻合术。若腹腔渗液较多，必须行腹腔冲洗并行橡皮管引流，以减轻全身中毒症状。手术后还需大量抗生素治疗。

横结肠扭转的处理原则是若单纯机械扭转，可分离粘连后复位。如有坏死，则行坏死肠管切除，横结肠对端吻合术及必要的腹腔引流术。

乙状结肠扭转，若可疑肠绞窄或乙状结肠镜发现扭转梗阻的肠黏膜坏死和溃疡，则应及时手术治疗。剖腹探查时，如肠管无坏死则行扭转复位，肛门排气。肠管扭转坏死，则视病情及腹膜炎的程度，切除坏死肠段行近端结肠造瘘，远端封闭或近远端肠吻合。如多次复发的乙状结肠扭转，应择期手术切除过长的肠管并行一期吻合。

六、预后

结肠扭转及时治疗，多数预后良好，如有肠绞窄，甚至破裂穿孔则预后较差。处理不及时或不当，其死亡率较高。结肠扭转非手术治疗好转后，应进一步检查发病原因，必要时可行择期手术消除病因，以防复发。

第二节 结肠憩室

结肠憩室是结肠黏膜及黏膜下层穿透肠壁肌层向外形成的袋状突出。可以是单个，但多发更常见，称结肠憩室病。与先天性全层薄弱并含各层的真性憩室不同。憩室壁仅包含黏膜、黏膜下层和浆膜层而无肌层，又称假性憩室，与先天性因素无关。此病我国少见，西方国家较常见，多于40岁以后发病，发病率随年龄增长而增高，80岁人群中可达65%。多数患者无症状，男女发病率无差别。病因与高腹压和长期少纤维饮食有关。左半结肠，特别是乙状结肠是该病的好发部位。

一、临床表现

1. 症状

单纯的结肠憩室多数情况下不引起症状，少数患者有腹胀、左下腹不适或大便习惯不正常等症状，无特异性。

憩室颈部由于肠壁环肌收缩而受压，是憩室内的粪便和分泌物排空不畅而引起憩室炎。憩室发生的部位很靠近穿经肠壁的血管支，血管被侵蚀破溃后，即可引起憩室出血，表现为便血。

结肠憩室发生并发症后可以引起炎症和出血症状，如急性腹痛发作，压痛和轻度的肌紧张，低热和白细胞增多，便秘、腹泻或两者兼有，大便带血或潜血阳性，炎症接近膀胱引起尿频、尿急、尿痛等，当病史中有相应症状出现时，应考虑该病的可能。

老年人出现类似阑尾炎的症状和体征，特别是部位偏中甚至偏左时；或下腹部有不明原因的炎性肿块时；或怀疑下腹部脏器穿孔引起急性腹膜炎时，应考虑结肠憩室炎的可能。

2. 体征

结肠憩室有并发症时可出现相应体征：憩室周围炎较广泛或炎症较重时，可在下腹部触及边界不清而有压痛的肿块，由于患者大多年迈，极易误诊为肿瘤；憩室炎或憩室周围炎形成的脓肿可发生继续穿孔或破裂，引起急性腹膜炎症状或体征。

二、辅助检查

1. 常规检查

（1）X线钡灌肠：可见肠壁不整齐，肠腔有轻度狭窄；有时在肠腔外可见到钡影，是憩室穿孔后形成小脓肿所致；经常见到多发憩室。

钡剂应在低压下缓慢注入，在炎症较重或腹膜刺激征较明显的情况下，不应做钡灌肠检查。如果需要比较急地做出诊断以指导治疗，可用水溶性造影剂灌肠，这样即使有造影剂溢出至腹腔也不会引起严重反应。

（2）CT 扫描：非侵袭性检查，一般可以确证临床怀疑的憩室炎。扫描时进行直肠加强显影可使发现憩室脓肿或瘘管比单纯 X 线造影更敏感。

2. 其他检查

（1）结肠纤维镜：该检查对憩室或憩室炎的诊断帮助不大，但可以用于除外结肠肿瘤或其他结肠炎性疾病。

（2）腹部平片：可显示继发于乙状结肠病变的结肠梗阻。

三、诊断

最重要的评估是临床检查和频繁地检查患者。不但包括病史和体检、脉搏和体温，还包括连续的血象检查，腹部直立位或平卧位 X 线摄片。

诊断流程见图 3-2。

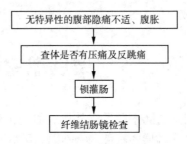

图 3-2 结肠憩室诊断流程

四、鉴别诊断

1. 阑尾炎

结肠憩室在我国发病率很低，因此，只有在老年患者，阑尾炎症状、体征虽类似但不典型，如无转移性腹痛病史、压痛位置偏左偏下等情况才考虑本病。

2. 结肠肿瘤

对下腹部压痛性包块患者，详细的病史有助诊断，结肠憩室炎或周围炎往往病史较短，有突发性。通过结肠纤维镜、CT 等辅助检查明确肿块性质，癌胚抗原（CEA）等肿瘤指标也有助于鉴别诊断。

五、治疗

1. 一般治疗

急性憩室炎无并发症时以非手术治疗为主，包括休息、禁食、胃肠减压、补液支持及严密的临床观察等。大多数病例经治疗症状迅速减轻、炎症消散、肿块减小。

2. 药物治疗

广谱抗生素，或选用抗革兰阴性需氧菌和厌氧杆菌的抗生素。

3. 手术治疗

目前认为需要手术处理的情况可分为两大类，一类为无并发症憩室患者；另一类则为憩室引起各种并发症。

手术指征：

（1）急性憩室炎初次发作对内科治疗无反应者。

（2）急性复发性憩室炎，即使第 1 次发作时经内科治疗获满意效果，但当复发时也应考虑做选择性切除术。

（3）大量便血，一般治疗无明显好转者。

（4）由于免疫缺陷的患者发生憩室炎时无法激起足够的炎性反应，因此是一种致命的疾病，发生穿孔、破裂入腹腔者极常见，为此对以往有一次急性憩室炎发作的患者需要进行长期免疫抑制治疗前，可先做选择性切除手术，解除憩室炎复发以致发生各种并发症的危险。

（5）急性憩室炎并发脓肿或蜂窝织炎有增大趋势者。

（6）急性憩室炎伴弥漫性腹膜炎者。

（7）急性憩室炎并发瘘管形成者。

（8）急性憩室炎并发结肠梗阻者。

对无并发症的病例需特别注意勿将肠激惹综合征并发结肠憩室的患者误当作憩室炎患者进行手术。在没有客观炎症征象如发热或白细胞增高的肠激惹综合征并发结肠憩室宜作功能性结肠疾病处理。

手术方法：①穿孔缝合加引流。②腹腔脓肿切开引流。③切开引流加横结肠造口。④切除病变结肠近侧造口，远侧造口或封闭，二期结肠吻合。⑤切除病变结肠后一期结肠对端吻合。

六、预后

一般预后较好，恢复情况与患者的基础状况、并发症种类和程度、病变范围、手术方式有关。有较高的复发率。

七、最新进展

部分出血不止的患者需要急诊手术时，可能遇到炎症不明显、憩室范围广，难以判定憩室范围、出血位置及结肠切除范围等困难。出血较多时，术前纤维结肠镜检查也无法明确出血部位。因此，有人主张术前先做选择性肠系膜上和下动脉造影以明确结肠出血部位，并可先试用经导管向动脉内滴注加压素止血，无效时再进腹。

第三节　溃疡性结肠炎

溃疡性结肠炎是一种病因不明的慢性大肠黏膜炎症性疾病，主要累及直肠、乙状结肠黏膜与黏膜下层，伴有糜烂和浅表溃疡，也可向上扩展至升结肠、横结肠、降结肠，甚至全结肠和末端回肠。过去曾有不同名称，如非特异性慢性溃疡性结肠炎、慢性非特异性结肠炎、特发性溃疡性结肠炎等，现世界卫生组织统一命名为特发性结肠炎。

一、病因

病因至今尚未确立。长期以来认为传染性致病因子特别是细菌和病毒是本病的病因，但迄今尚未能明确证实。根据世界不同地区和种族的发病率资料，流行病学调查发现本病中存在免疫因素，患者的淋巴细胞对组织培养的胎儿结肠细胞有破坏作用，患者血清中存在抗结肠抗体。敏感的婴儿进食牛奶以代替母乳，可能触发抗体反应，上述发现支持免疫因素的设想。但两者间的关系尚未完全明确。在某些病例也确实存在精神因素。在我国本病的发病率远比外国人为低，这一事实也不能排除种族和遗传倾向的存在。总之，有关病因及危险因子的研究仍在继续探索中，迄今尚无定论。

二、病理

本病的病理变化是非特异性，主要累及直肠和结肠黏膜和黏膜下层，少数严重病例可侵及肌层和浆膜层，可导致中毒性结肠扩张，甚至肠壁穿破。偶见局部淋巴结有反应性增生。病变多起始于直肠，向近端扩展至全结肠，少数病例可累及回肠。

溃疡性结肠炎的早期和典型病变是急性大肠炎症，炎症侵及黏膜腺隐窝周围，黏膜弥漫性发红、渗血，呈颗粒状。严重者有片状溃疡。在剥脱区中有正常黏膜，高出表面呈假息肉样。巨检还可见到由于肌层收缩，袋形消失而致结肠缩短。镜检显示结肠黏膜有弥漫性炎症。血管增多，淋巴细胞、浆细胞和巨噬细胞浸润，球形细胞消失，纤维细胞相对缺如，隐窝脓肿常见，并有假息肉形成。电镜下黏膜表面和隐窝的上皮细胞微绒毛缩短和数目减少，内质网扩大，线粒体肿胀变圆，嵴突小，溶酶体增多。

随着病情进展，血液、蛋白质、水分和电解质从大便中损失，导致体重减轻、消瘦、贫血和营养不良。炎症严重进展导致结肠扩张，肠壁坏死，甚至穿孔，可出现胰腺炎和全身中毒，临床上称为中毒性巨结肠症。

长期炎症变化可导致结肠狭窄和黏膜癌变。开始发于儿童期，病变累及全结肠者，10 岁后每年的癌变发病率约为 2%。这类腺癌常为多发、低分化、浸润型，并易转移。

三、临床表现

主要临床表现是腹泻和便血。可发生在任何年龄，但多见于青年，起病大多缓慢，但可表现为慢性、急性、慢性急性发作和暴发型等。频发腹泻，每日可达 10～20 次，大便为水样，混以血液、脓液和黏液，偶有大量出血，一次出血量可达 2 000mL，连续出血量可达 10 000mL。由于直肠受累，常伴有里急后重，甚至出现肛门失禁。约 2/3 患者有腹部绞痛，轻者为隐痛，常位于左下腹和脐下，腹痛时伴便急，排便后腹痛稍缓解，但很快又复发。可出现全身症状，如不同程度的发热、呕吐、体重减轻、失水等。并可出现与免疫有关的一些症状，如虹膜炎、悬雍垂炎、关节炎、脊柱炎、肝炎、脓皮病、结节性红斑等。这些症状在病变结肠切除后可完全缓解。

本病症状多变。轻者仅有大便变稀或次数增多，呈周期性发作，少数患者甚至出现便秘，奶制品可诱发腹泻。个别病例没有腹泻症状，唯一表现是全身性并发症，如关节炎、脓皮病。轻型病例的体征可以完全正常。病情严重者可出现高热、多汗、大量便血、腹胀腹痛、心动过速、全身严重中毒、血压波动甚至出现休克，即临床上的所谓中毒性巨结肠症。其时腹部检查可发现腹胀，左下腹或全腹压痛明显，并有反跳痛，肠鸣音极少甚至消失。全身毒血症状严重。在我国，典型的急性暴发型少见，病理范围主要限于左半结肠，累及右半结肠、全结肠者少见。肠外表现也少见，即使存在症状也多较轻。据报道可出现坏疽性脓皮病、胆管周围炎、硬化性胆管炎、慢性活动性肝炎和血栓性静脉炎等，但甚为少见。并发症比国外报道少。大多数患者对药物治疗有效，仅少数少于 20%，需手术治疗。

溃疡性结肠炎可出现很多并发症，如肠穿孔、中毒性肠扩张、大量出血、假性息肉、纤维收缩引起的肠管狭窄，累及全肠病程 10 年以上者可发生癌变。全身可出现与免疫有关的并发症如结膜炎、葡萄膜炎、结节性红斑、坏疽性脓皮症、皮炎、口腔溃疡、胆管周围炎、肝硬化、脂肪肝、静脉栓塞等。比较少见的并发症是肛裂、直肠周围脓肿、肛瘘、直肠阴道瘘和直肠狭窄。

四、诊断

溃疡性结肠炎的诊断主要根据临床表现、乙状结肠镜或纤维结肠镜检查、病理活检及 X 线检查等。急性发作期或慢性反复发作有典型症状和体征者，诊断并不困难，结肠镜检查在急性期可见到直肠或结肠黏膜水肿、充血，棉球触之容易引起出血。后者对本病的诊断甚为重要。肠壁及肠腔内有脓性或带血的脓性渗出，严重者可见到黏膜出血点和溃疡。在慢性期直肠或结肠黏膜可呈颗粒状、炎症息肉样增生和肠腔狭窄。除临床症状外，可按内镜表现分为轻、中、重三型：轻型仅见黏膜充血，有出血点以及易出血倾向；中型者以上改变更为明显，且有脓性渗出和小溃疡形成。重型可见弥漫性出血，有较大溃疡。日本有关专家认为有持续或反复发作的黏液血便，并兼具以下 4 项中任何一项时，即可诊断为本病。

1. 内镜检查

（1）黏膜充血、粗糙或呈细颗粒状，脆弱，易出血，有黏液，血性、脓性分泌物附着。

（2）可见到多发性糜烂、溃疡或假息肉。

2. 活组织检查

黏膜炎性反应，并伴有糜烂、隐窝脓肿、腺体排列异常及上皮化生。

3. 钡灌肠 X 线检查

（1）黏膜表面粗糙或呈颗粒状。

（2）多发性糜烂、溃疡。

（3）假息肉形成。

（4）结肠袋消失，肠管狭窄或缩短。

4. 切除标本或尸检

肉眼或切片检查可见到本病的特征性病理改变。

发生中毒性巨结肠时，出现高热、心动过速、腹痛、腹胀及全身严重中毒症状。腹部平片显示典型充气和扩大的结肠，壁薄，临床诊断可以成立。

临床诊断中比较困难的是如何与肉芽肿性肠炎（克罗恩病）相鉴别。这两种病变都是非特异性炎症，均有较长时间反复发作史，主要症状为腹痛和腹泻。

五、治疗

本病的治疗基本属内科范畴，只有在内科疗法无效或出现严重并发症时，才考虑外科手术。

1. 内科治疗

应包括 4 个方面。

（1）卧床休息和全身支持治疗：包括液体和电解质平衡，尤其是钾的补充，低血钾者应予纠正。同时要注意蛋白质的补充，改善全身营养状况，必要时应给予全胃肠道外营养支持，有贫血者可予输血，胃肠道摄入时应尽量避免牛奶和乳制品。

（2）柳氮磺胺吡啶（SASP）：开始时给 0.25g 口服，每日 4 次，以后增至 1g，每日 4 次，在奏效后改为 1g，每日 3 次或 0.5g，每日 4 次。并可同时给甲硝唑 0.2g，每日 3 次，3 周后改甲硝唑肛栓 0.2g，每日 2 次纳肛，以后改 0.2g，每日 1 次纳肛，并持续应用 3～6 个月。

（3）皮质类固醇：常用量为泼尼松 5～10mg，每日 3 次，1～2 周后，剂量递减，每周减少 5mg，直至最后 5mg，每日 1 次或 2.5mg，每日 2 次作为维持量。或用地塞米松 0.75～1.5mg，每日 3 次，同样递减至 0.75mg，每天 1 次或 0.375mg，每天 2 次作维持，但目前并不认为长期激素维持可防止复发。在急性发作期也可用氢化可的松 100～300mg 或地塞米松 10～30mg 静脉滴注，以及每晚用氢化可的松 100mg 加于 60mL 生理盐水中做保留灌肠，在急性发作期应用激素治疗的价值是肯定的，但在慢性期是否应持续使用激素则尚有分歧，由于它有一定不良反应，故多数不主张长期使用。除皮质类固醇外，也可用促肾上腺皮质激素（ACTH）20～40U 静脉点滴。

（4）免疫抑制剂：在溃疡性结肠炎中的价值尚属可疑。据 Rosenberg 等报道硫唑嘌呤在疾病恶化时并无控制疾病的作用，而在慢性病例中它却有助于减少皮质类固醇的使用。除上述治疗措施外，对腹泻严重，出现夜间腹泻的病例可给予抗胆碱酯类药物或复方地芬诺酯（止泻宁），但忌用鸦片类药物如可卡因和复方樟脑酊，因为有诱发急性结肠扩张之可能。

2. 外科治疗

（1）手术适应证：①非常严重的结肠炎，包括穿孔和中毒性巨结肠症，需要紧急手术。②严重结肠炎，经内科积极治疗 4～8d，体温仍在 38℃ 以上，24h 内腹泻超过 8 次，人血白蛋白低于 30g/L，腹部压痛严重，特别是 60 岁以上的患者，应考虑紧急手术。③累及全结肠，病程超过 10 年以上，黏膜活检有间变或钡剂造影疑有癌变。④肠腔狭窄并发梗阻。⑤大量或反复严重出血。⑥直肠周围感染或瘘管。⑦严重结肠炎伴有关节炎、脓皮病及虹膜炎等肠外并发症。⑧慢性反复发作或病情进入慢性难治阶段，有贫血、营养不良等使患者无法支持长期消耗的负担，这在西方是很多患者采用结肠切除的指征。⑨儿童患者由于慢性病程影响生长发育。⑩内科药物治疗引起并发症，如柳氮磺胺吡啶并发腹泻和外周神经病变，长期应用糖皮质激素引起骨质疏松、糖尿病、精神病、肥胖或库欣综合征。药物治疗发生并发症需中止药物治疗而采用手术。

结肠切除是结肠炎有效和满意的治疗方法，但多数病例属轻度远端型和中度型，切除手术并非必要。全结肠和直肠切除可治愈结肠炎，但造成永久性回肠造瘘，且有肠梗阻、性功能紊乱等后遗症。保留直肠手术存在直肠癌变的危险。因此选择哪种手术，应根据患者年龄、病程、直肠病变以及患者的意愿予以综合考虑。

单纯回肠造口术多不再采用，因病变结肠仍在，大出血、癌变、穿孔和内瘘等并发症仍可发生，目前的手术原则是切除病变肠管（全结肠切除），是否保留直肠肛管尚存在分歧意见。

（2）可供选择的术式。

1）全结肠切除后 Brooke 回肠造瘘术：切除病变肠管，远端闭合，取末端回肠于腹壁造瘘，形成人工肛门。

2）Kock 式内囊袋手术：切除病变结肠，游离出一段带系膜的末端回肠，长约45cm，将近侧30cm长肠管折叠，并在系膜对侧行浆肌层侧侧缝合。距缝合线0.5cm纵向切开肠壁，然后行全层缝合，使成一单腔肠袋，将远端15cm长肠管向近端套叠，成一人工活瓣，使长约5cm，与其周围缝合固定瓣口，将内囊袋固定于壁腹膜上，其末端行腹壁造瘘。

3）直肠黏膜剥脱、回—肛肠吻合术：切除全部病变结肠，保留5～8cm一段直肠，在直肠黏膜与肌层之间，从上向下或自齿线向上将黏膜剥去，留下肌性管道，将游离的回肠（注意保留良好血运）在没有张力情况下，自扩张的肛门拉出，与直肠肛管交界处的直肠黏膜残缘，进行吻合。吻合旁放置引流管自会阴部戳创引出，然后进行腹壁回肠造瘘。术后2～4d拔去会阴部引流，术后10d行肛门扩张，并开始做肛门括约肌练习，每周1次。3～6个月后，回—肛肠吻合完全愈合，再关闭腹壁回肠造瘘口。

4）直肠黏膜剥脱、回—肛肠内囊袋式吻合：全结肠切除、直肠黏膜剥脱后，做回肠袋肛管吻合术（IPAA）。回肠袋肛管吻合术大致可分为3类：即双腔回肠袋，包括J形、改良J形和侧方回肠袋，三腔回肠袋（S形回肠袋）和四腔回肠袋（W形回肠袋）。每一种回肠袋各有优缺点。

S形回肠袋肛管吻合术取三段10～12cm回肠组成储存袋，输出管长度为2～4cm。J形储存袋肛管吻合术中的储存袋由两段12～15cm长末端回肠组成，然后将回肠袋的顶端拉下与肛管做端侧吻合。改良J形回肠袋肛管吻合术将原J形袋的后跟处截断，远端段拉下与肛管做一逆蠕动的回肠肛管端端吻合术，输出管长度同样不宜超过4cm。这一手术兼具J形袋的优点，由端侧吻合变成端端吻合就纠正了J形袋的最大缺点。W形回肠袋肛管吻合术则是将四段12cm长的末端回肠折叠、切开，形成一个大腔，拉下与肛管做端侧吻合。在操作上这一手术较为费时和困难，但由于形成的腔大，储存功能较好。据文献报道，比较J形、S形和W形三种术式结果，以W形最佳，S形最差。

直肠黏膜剥脱、回—肛肠吻合对患者更具吸引力，英国Alyett曾报道300例，仅15例患者需要再做腹壁回肠造瘘，10%～15%患者出现吻合口瘘。

溃疡性结肠炎需作结肠切除者除急诊手术外，多需进行术前准备。当需静脉营养补充，用输血纠正贫血，对应用激素治疗患者，术前加大激素用量，静脉注射氢化可的松每8h 100mg，术前2d用泻药和灌肠清洁肠道，采用全胃肠道灌洗法，即术前当晚口服电解质液4L。限制饮食，仅进流食。对肠道细菌生长可用药抑制，术前2d给新霉素0.5g，每4h 1次；四环素、红霉素或甲硝唑250mg，每4h 1次。术中静脉滴注头孢唑啉0.5g，以后每8h重复给2次剂量。

第四节　缺血性结肠炎

缺血性结肠炎是结肠缺血的一种特殊病变。由于结肠缺血变化多端，有不同的临床表现，过去有很多名称，但多只强调其中的一面，因此造成命名混乱。近年逐步阐明结肠缺血的性质，认识到有些名称是不正确的。目前比较通用的名称是结肠缺血。

一、发病机制

急性肠缺血是肠系膜上动脉分布范围内血流的急性不足，包括部分或全部小肠和右半结肠，而结肠缺血是结肠全部或其任何一部分的血流不足。这两种异常有不同的临床表现和不同的处理方式。急性肠缺血是灾难性急症，伴有很高的死亡率，而结肠缺血通常为非灾难性，产生较轻微症状和体征，罕有全身异常。在病理上和临床上，根据病变的可逆与否缺血损害可分为几种特殊类型：①结肠可逆性缺血性损害或可逆性缺血性结肠病。②可逆性或暂时性缺血性结肠炎。③慢性缺血性结肠炎。④缺血性结肠狭窄或梗阻。⑤缺血性结肠坏疽。在多数情况下，缺血性结肠炎多在缺血发作后血流有所恢复才被诊断，结肠坏死常不存在。

由于结肠缺血的不同临床表现新近才被认定，因此尚不清楚该病的确切发病率。随着临床医师和放射科医师警惕性的增加，对结肠缺血强调早期进行钡灌肠检查，近年来病例报道大量增加。结肠缺血似乎比小肠缺血更为常见，逐步被认为是较常见的结肠病变之一，也是老年人中最常见的大肠疾患，这是因为老年患者有较多的血管病变。在临床报道中，非医源性结肠缺血占91%或更高，患者年龄多在70岁以上。

缺血可发生在任何结肠部位，但最常发生于脾曲、降结肠和乙状结肠。虽然侵及范围和类型与缺血的严重程度之间无任何联系，但从某些缺血的特殊因素看来常累及某些区域。例如医源性缺血由结扎肠系膜下动脉所致者多发生于乙状结肠病变，而低流量状态引起的病变好发于脾曲。结肠累及的长度随病因而异，如动脉粥样硬化性血栓常产生短的肠段病变，而低流量状态多累及较长肠段。英国学者在开始认为直肠累及极少。Farman 等发现在肠缺血性病变常有乙状结肠累及。Borden 等发现多例孤立的直肠病变。他们报道 200 例结肠缺血，其中 3 例各有两次复发。因此直肠缺血发病率可能不一定很低。

结肠缺血可由很多原因引起，粗略地可分为医源性或非医源性阻塞性或非阻塞性，全身性或局限性等。

结肠缺血病例中能见到有一种原因或一处阻塞部位，但在多数病例未能找到特异性原因或阻塞。自发性发作多被认为是低流量状态、小血管病变或两者兼有。在老年患者多发结肠缺血性病变提示可能与退化性血管疾病有关。微小动、静脉的狭窄可能是非阻塞性肠系膜缺血的因素，由于现代技术对评价小血管病变尚存在限制，因而所谓非阻塞性缺血并不意味着肠系膜血管是正常的。组织切片常显示有结肠小血管狭窄的证据，这提示早在急性缺血发作前就存在阻力增加和血流自由度的限制，但在大多数病例中，最后引起急性缺血发作的因素仍属推测，究竟是在极限流量基础上发生结肠组织血流所需量增加还是流量本身有急骤减少，尚待确定。

结肠容易有缺血倾向的一个可能因素是其血流通常较小肠固有的低。Geber 用电磁流量计测定发现正常结肠血流为73mL/(min·100g)，是全部胃肠道中最低的。有些学者用指示分级技术测定数据有高有低，但多数研究者同意大肠血流均比胃肠道其他部分低。临床上还发现在便秘患者中，屏气增加对动脉和静脉的压力，产生更为显著的后果，即不少病例的结肠缺血多在用力屏气排便时发生。也有证据表明，结肠血流对环境改变、进餐和情绪紧张均有反应。此外，在清醒猫胃肠道血流对下丘脑影响的试验研究中还发现在全部胃肠道血流中，结肠血流最易受自主神经刺激的影响。

不管病因如何，结肠缺血在病理、临床和 X 线表现方面是相同的。由缺血引起的病变可从单纯黏膜下水肿到坏死，其中存在结肠缺血的不同过程，所产生的后果见图3-3。

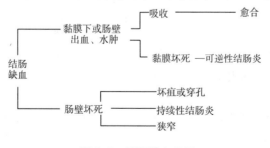

图3-3　结肠缺血后果

轻度缺血所产生的形态学改变可消退，最终消失或愈合，反映在临床和放射学上为暂时性或可逆性表现。重度缺血可产生不可修复的损伤，如坏死、穿孔或持续性结肠炎，即使愈合也将形成瘢痕纤维化，导致狭窄。

一次结肠缺血发作的最后结局，是由很多因素决定的，具体包括：①病因，梗阻或低流量。②血管阻塞的水平。③缺血的时间长短和程度。④缺血过程的快慢。⑤侧支循环的充分程度。⑥全身循环状态。⑦受累肠段的代谢需要。⑧肠腔内存在的细菌。⑨伴发情况如结肠胀气。最终的结果决定于这些因素的综合作用。不管严重程度如何，缺血的初期反应可能是一样的。因此，不可能从开始的体征、放射学或乙状结肠镜检的评价中来预测缺血进程的结局。

二、临床表现

结肠缺血的典型表现是突然发作的下腹部绞痛。局限于左侧，腹痛伴有里急后重，继而在 24h 内从肛门排出黑便或鲜红色血便，或呈血性痢。在少数病例，特别是不可逆性损害，疼痛很严重，在另外一些患者疼痛可很轻甚或没有。大便中血的损失量可能较少，当然也可能发生大量出血，但大量出血的出现不能说明结肠缺血诊断的成立。

三、诊断

结肠缺血由于其症状多变，多数病例体征较少，早期诊断比较困难。开始时，唯一的腹部发现是受累结肠区的压痛，最常见于左侧，在最终为可逆性的病损中也曾见到有腹膜刺激症状，但如果这些体征持续几小时以上应考虑有不可逆性组织损害的存在。发热和白细胞计数升高通常存在，并伴有腹部体征，可作为评估结肠缺血损害进展的随访参数。早期系列钡灌肠是诊断结肠缺血的主要手段。目前，诊断缺血性结肠炎主要选用纤维乙状结肠镜或纤维结肠镜检查。镜中见到黏膜苍白、水肿，伴散在的充血和点状溃疡常表示为缺血早期。黏膜或黏膜下呈蓝黑色表示黏膜坏死或黏膜下出血。连续的内镜检查可显示这些异常的消退或进展为溃疡形成和假息肉形成。需要与其他炎性肠道疾病如克罗思病、溃疡性结肠炎、伪膜性结肠炎、传染性结肠炎相鉴别。慢性缺血性结肠炎的内镜所见则视最初结肠损害的范围而定。内镜中必须区别缺血性狭窄与其他如憩室病、结肠癌和炎性肠道疾病引起的狭窄。纤维化的范围和缺血性狭窄的隐窝不规则是其与慢性期炎症性肠道疾病相区别的组织学特征。但结肠镜检需谨慎，由于肠腔内高压力，可导致进一步缺血或受损结肠的穿孔。

四、治疗

结肠缺血的适宜治疗是基于早期诊断，对不可逆性缺血性损害的果断判断和决策，持续监护患者，随访放射学和内镜检查的表现。假如结肠缺血的初步诊断已成立，但体检并不提示有肠坏疽或穿孔，应观察患者的发热，白细胞计数或腹部体征变化。全身应用抗生素，必要时补液和输血。早期最好让肠道处于休息状态，从静脉供给营养。如结肠出现胀气，鉴于肠腔内压力升高，可能会使肠血供进一步遭受损害，应插入肛管减压，并小心用盐水灌肠。与溃疡性结肠炎相反，全身应用激素不仅无用，而且可能增加肠穿孔和继发感染的可能性，反而有害。

结肠的系列灌肠或内镜检查是处理的重要部分，因其可以帮助建立缺血的诊断，或者核实结肠损害的程度。

如腹部体征加重，白细胞增加和发热，则提示临床进程在发展，或有腹泻或出血持续 2 周以上，几乎可以肯定存在不可逆性损害，有手术指征。可逆性损害一般在 10d 内改善，症状持续超过以上限期者多需考虑改为手术治疗。根据很多报道，患者如有持续腹泻和出血，病情常已发展到肠穿孔和腹膜炎的地步。

出现肠梗阻症状时，应观察患者有无肠狭窄存在。有的狭窄可能在数月后自发改善，伴发的梗阻持续不能缓解时，应考虑外科手术。

对不可逆性结肠缺血损害的手术治疗是局部切除受累的肠段，一期吻合，重建肠道。切除标本应在吻合前进行检查，以确定所有受累肠段均已切除。肠壁外观虽尚正常，但有黏膜损害的肠段均应切除，切除肠段的长度往往比外观的肠浆膜病变范围要长一些。对已有黏膜损害但浆膜外观尚属正常的肠段不予切除而进行吻合，多会产生肠瘘或狭窄。这点在手术中要特别注意。

结肠缺血的治疗应包括早期诊断和持续监护，如病损属于可逆性，应用对症治疗，一旦出现不可逆性损害的征兆应考虑手术探查。

五、预后

结肠缺血的预后通常是好的，低于5%的病例可能复发，那些初期的临床症状和放射学异常已消失的患者，一般无后遗症。缺血性结肠炎伴有明显狭窄者，有时在没有特异治疗情况下，数月后也会自动消散。Marcuson报道狭窄的发生是高危因素，需要手术治疗；但也有学者认为仅部分患者需行手术，对狭窄的手术指征尚存在分歧。

第五节 结肠癌

结肠癌是发生于结肠部位的常见的消化道恶性肿瘤，占胃肠道肿瘤的第3位。

一、流行病学

结肠癌发病年龄一般在45岁以上，占发病率的65%，但30岁以下也并非罕见。肿块位置不一，好发部位为直肠及直肠与乙状结肠交界处。男女发病比为2:1~3:1。以40~50岁年龄组发病率最高。据世界流行病学调查，发现结肠癌在北美、西欧、澳大利亚、新西兰等地的发病率最高，居内脏肿瘤前二位，但在亚、非、拉美等地发病率则很低。我国的发病率与死亡率低于胃癌、食管癌、肺癌等常见恶性肿瘤。各地资料显示，随着人民生活水平提高、饮食结构改变，结肠癌发病率呈逐年上升趋势。

二、病因

结肠癌发病具体原因不详，但已知一些与发病有关的因素。慢性大肠炎症患者（如溃疡性结肠炎）的结肠癌发生率高于一般人群，炎症增生性病变的发展过程中，常可形成息肉，进一步发展为肠癌；克罗恩病有结肠、直肠受累者可引起癌变。有结肠息肉患者的结肠癌发病率是无结肠息肉患者的5倍。家族性多发性肠息肉瘤，癌变的发生率更高。有结肠癌家族病史者，其发病率是一般人群的4倍，说明遗传因素可能参与结肠癌的发病。男性肥胖可能引发结肠癌。

三、病理

1. 病理分型

（1）肿块型：主要向肠腔内生长，呈球状或半球状，此类型癌浸润性较小，淋巴转移发生率低，预后好。

（2）溃疡型：是结肠癌最常见类型，初为扁平肿块，以后中央坏死形成大溃疡，边缘外翻，表面易出血或坏死。

（3）浸润型：癌组织主要绕肠壁浸润生长，易引起肠管环状狭窄和肠梗阻，淋巴转移发生较早。

2. 组织学分型

（1）腺癌：为最常见，根据分化程度又可分为4级，即高分化、中等分化、低分化、未分化。

（2）黏液癌：癌细胞分泌较多黏液，可在细胞外间质中或积聚在细胞内将核挤向边缘，预后较差。

（3）未分化癌：癌细胞较小，呈圆形或不规则形，浸润明显，易侵入小血管和淋巴结，预后最差。其他鳞癌、鳞腺癌较少见。

3. 病理分期

比较有临床意义的有Duke分期，一般分4期。①Duke A期：为癌限于肠壁内，本期又分3个亚期，癌局限于黏膜内者为A_0期；穿透黏膜肌层达黏膜下层者为A_1期，累及肠壁肌层未穿过浆膜者为

A_2 期。②Duke B 期：癌已穿透肠壁，但无淋巴结转移。③Duke C 期：肿瘤已穿透肠壁且有淋巴结转移。淋巴结转移限于肿瘤附近者为 C_1 期（结肠壁及结肠旁），系膜淋巴结有转移者为 C_2 期。④Duke D 期：为肿瘤有远处转移者。

四、临床表现

主要是排便习惯和粪便性质的改变、腹痛、腹部肿块、肠梗阻、贫血等症状。

1. 排便习惯的改变

大便带血是最早出现的症状，多数表现为排大便次数频繁、粪便不成形或稀便，排便前可有轻度腹痛。粪便带血是重要的症状，多数是以此而就诊，位于左半结肠的血色常偏红，易被误认为是内痔、痢疾或肠炎。随着病程的发展而引起轻度肠梗阻时，则出现稀便和便秘交替出现，肠梗阻加重后，以便秘为主，并伴有腹胀。

2. 腹痛

多位于中下腹部，程度不重，多属隐痛而易被忽视。肠梗阻明显时，即转为阵发性绞痛。

3. 肠梗阻

是结肠癌的后期症状，表现为慢性低位肠梗阻，便秘，腹胀明显，恶心、呕吐症状不突出，少部分患者可表现为急性肠梗阻，发作前可无自觉症状。

4. 贫血

主要原因是肿瘤出血、慢性失血所致。晚期患者出现贫血的原因是营养不良及全身消耗，此时可有消瘦、乏力、水肿、低蛋白血症等表现。

5. 穿孔时引起的腹膜炎、转移引起的相关症状

右侧结肠肠腔较宽，壁较薄，扩张性大，肠内容物较稀，左侧结肠肠腔小，由于左右结肠解剖学上的特点不同，二者临床表现可有所不同。右半结肠多以腹部肿块、腹痛、贫血、部分肠梗阻等症状为主，左侧结肠可能有便血、便频、腹痛、黏液便、肠梗阻等症状。

6. 体征

早期无明显体征。肿瘤生长到相当大时，腹部即可能触及肿块。肿块一般较硬，形状不规则，表面不平。有的患者往往以腹部肿块就诊。右半结肠肿瘤如伴有炎症的可被误诊为阑尾炎或阑尾脓肿。

五、辅助检查

1. 实验室检查

一般血常规显示贫血。

2. 气钡双重对比钡灌肠检查

不仅可准确定位，而且可大致分类：①肿块型结肠癌，向腹内隆起的不规则充盈缺损。②溃疡型结肠癌，边缘不规则充盈缺损的龛影（拍压征），局部蠕动消失，病变部位无黏膜可见。③浸润型结肠癌，肠壁僵硬，肠管呈轴心状或环状狭窄，呈鸟嘴状改变，狭窄以上肠腔可能扩张。

3. 结肠镜检查

纤维结肠镜的应用是对结肠癌诊断的一项重要进展。早期结肠癌的发现，病理性质的确定，多原发癌或腺瘤其他病变的诊断和治疗等重要问题，都可以通过纤维结肠镜检查得到很好的解决。在做纤维结肠镜检查前，应尽可能做钡灌肠，以了解病变位置、性质和肠道走行情况。

（1）适应证：①疑有结肠肿瘤者。②辨别钡灌肠未能辨明的病变。③需要明确结肠内多发病变。④检查结肠癌术后有无复发。

（2）禁忌证：①任何严重的急性结肠炎患者。②疑有肠穿孔或急性腹膜炎患者。③严重心肺功能不全及曾有腹腔、盆腔手术后发现显著肠粘连患者。

4. 腹部 CT 及 MRI 检查

CT 及 MRI 对原发肿瘤诊断意义不大，主要用于检查有无肠腔外扩散、肝转移及腹主动脉旁有无肿

大淋巴结，另外可判断病变侵犯肠壁的深度及是否侵及邻近器官。

5. 血清癌胚抗原（CEA）测定

大肠癌及其他组织中均有 CEA，采用放射免疫方法测定血清中 CEA 含量，正常值不超过 5mg/mL，约 60% 的大肠癌患者血清 CEA 值高于正常值，其特异性不高。如果结肠癌术前 CEA 值高于正常值，切除癌 1 个月后 CEA 值仍无明显下降，提示预后不佳，切除后 CEA 下降，当再次增高，大多数表示很可能有癌复发。

6. 放射免疫显像

可以对结肠癌原发病、转移淋巴结、远处转移灶尤其是亚临床病灶进行显像分析。

7. 脱落细胞学检查

通过多种手段获取结肠黏膜表面细胞进行结肠癌诊断的方法，准确率可达 80%～90%。标本的获取可通过冲洗法、内镜法及穿刺法。

8. 基因诊断

结肠癌为多基因、多步骤遗传性疾病，近年来研究表明 Kras 基因突变为大肠癌的起因。而 p53 基因突变可以发生在良性腺瘤向恶性转变阶段，对早期发现结肠癌有帮助。

六、诊断

早期症状常不明显，易被忽视，大多数结肠癌患者就医时癌已属晚期。对中老年患者有下列症状时应考虑结肠癌的可能：近期出现持续性腹部不适、隐痛、胀气等，经内科治疗好转不明显；排便习惯由正常变为腹泻或便秘或二者交替；大便带血或脓而无其他肠道炎性疾病史；原因不明的贫血、乏力或体重减轻。对上述症状特别是大便潜血多次阳性者应提高警惕，进一步检查。

据报道多中心性或多原发性癌并不少见，它们可同时或相隔很近时间内被发现。结肠内同时或在半年内发现 2 个或 2 个以上的癌部位不同，互不相连，其间有正常肠壁相隔，无黏膜下转移，病理类型相同或不同，即可认为是同时性多原发癌，发生率为 2%～8%。

结肠癌的病变长度一般较短，不超过 10cm。

七、鉴别诊断

1. 结肠腺瘤

与结肠癌的区别是前者充盈缺损，形态规则，边缘清楚整齐，表面光滑或有小龛影，肠腔无狭窄，结肠袋仍保留。

2. 结肠炎性疾病

与癌的主要区别是前者累及肠管的范围长，正常黏膜的破坏是渐变过程。

八、治疗

在结肠癌的治疗中，原则上无广泛转移、无手术禁忌证者，应争取手术治疗。

如果结肠癌限于肠壁或仅有区域肠系膜淋巴结转移，手术可将肉眼见到的病变切除，即根治性切除。如果癌直接蔓延侵及邻近脏器，而结肠癌本身可完整切除，可根据具体情况，争取结肠与其他脏器部分或全部联合切除。如肠系膜根部淋巴结已不能切净或有远处转移，应争取做姑息性切除以解除梗阻、失血、感染等并发症，提高生活质量。

1. 肠道准备

结肠切除手术前的肠道准备是减轻术中污染，防止术后腹腔及切口感染以及保证吻合口良好愈合的重要措施。目的是结肠内粪便排空，无胀气，肠道细菌数量也随之减少。方法是通过调节饮食，服用泻剂及洗肠而达到手术时结肠"清洁"的目的。

2. 根治性切除范围

至少切除肿瘤肉眼边缘两侧 10cm 的肠段。为了便于对比记忆，各段结肠癌根治切除，见表 3-1。

表 3-1　结肠癌根治切除范围

肿瘤部位	结扎血管	手术名称
盲肠/升结肠	回结肠、结肠右、结肠中	右半结肠切除术（回肠—横结肠吻合术）
肝曲	回结肠、结肠右、结肠中	同上
横结肠	回结肠、结肠右、结肠中	扩大右半结肠切除术（回肠—降结肠吻合术）
脾曲	回结肠、结肠右、结肠中	结肠次全切术（回肠—乙状结肠或回肠—直肠吻合术）
降结肠、乙状结肠	结肠中左支肠系膜下	左半结肠切除术（横结肠—直肠吻合术）

　　结肠癌的根治性切除，应根据不同病情，对早期癌经内镜下摘除或局部切除，另外还可分为缩小性根治术（R_2 以下手术），标准性根治术（R_3 手术），扩大性根治术（R_4 手术）。

　　结肠癌根治切除的操作技术原则：除无菌原则外，特别提到无瘤原则。具体步骤为：①距肿瘤边缘两侧 10cm 处将肠管用纱布带扎紧，以阻断肠腔。②在系膜根部显露准备切断的动静脉，分别结扎切断。③肠吻合完毕后，用 43℃ 灭菌蒸馏水灌洗后再关腹。

　　现代手术趋于微创，腹腔镜手术越来越普及，对于部分结肠癌可同样达到开腹手术的清扫效果，但需有一定经验的医生操作。

　　对于晚期结肠癌不能行根治术者，行姑息性切除，不能切除者行短路吻合或结肠造口术以解除梗阻。有孤立性转移灶的结肠癌是手术切除的良好适应证，可明显提高患者生存期。以常见肝转移为例，不手术其自然生存期是 7～13 个月，5 年生存率不足 3%，而肝切除术后的中位生存率为 3 年，5 年生存率达 25%～40%。

　　结肠癌并发急性梗阻和穿孔的治疗原则。对病变在右半结肠者可选用：①右半结肠切除，一期回—结肠吻合。②一期盲肠造口减压，二期根治切除。③姑息性捷径手术。

　　病变在左半结肠可选用：①一期梗阻近侧结肠造口减压，二期根治切除。②一期切除肿瘤，远、近侧断端造口，或近侧断端造口，远侧断端缝闭，二期结肠对端吻合。③一期切除肿瘤，一期对端吻合，加近侧横结肠造口减压。④结肠次全切除，回肠—乙状结肠或回肠—直肠吻合。⑤肿瘤已无法切除，姑息性结肠造口。

第四章

肝脏疾病

第一节　肝脓肿

　　肝脓肿包括细菌性肝脓肿和阿米巴肝脓肿。近年来由于抗生素的应用使细菌性肝脓肿临床表现变得极不典型，给诊断带来了困难，新的诊疗技术的发展和改进、足量广谱抗生素的使用，使细菌性肝脓肿的预后有明显改善。阿米巴肝脓肿仍然广泛流行于世界各国，有效的药物治疗使其有较好的预后。

一、细菌性肝脓肿

　　细菌性肝脓肿是指化脓性细菌引起的肝内化脓性感染，也称化脓性肝脓肿。感染主要来自门静脉、胆管、肝动脉、肝脏穿透性外伤或从附近组织感染灶直接蔓延而来。

（一）病因及发病机制

　　正常人肝脏及门静脉是无菌的，且肝脏有库普弗细胞可将进入肝内的少量细菌吞噬。只有大量细菌进入肝内，且毒力较强，才可导致细菌性肝脓肿。

　　1. 病因

　　病原菌常为多种细菌混合感染，值得注意的是厌氧菌感染占50%左右。最常见的菌种依次为金黄色葡萄球菌、大肠杆菌和克雷伯杆菌，其次为白色葡萄球菌、副大肠杆菌、变形杆菌、铜绿假单胞菌和产气杆菌等。厌氧菌中以微需氧链球菌及脆弱杆菌较多见。

　　2. 发病机制

　　（1）胆管系统疾病：是引起细菌性肝脓肿的最主要途径，约占25%。如胆石症、胆管蛔虫症、胆囊炎、胆管狭窄、胆管癌、胰头癌等疾病导致胆汁引流不畅并发化脓性胆管炎，病菌沿胆管逆行进入肝脏形成肝脓肿。

　　（2）门静脉系统引流器官的细菌感染：如腹腔感染、化脓性阑尾炎、憩室炎、盆腔炎等可引起门静脉属支的化脓性门静脉炎，脱落的脓毒性栓子进入肝脏导致肝脏感染，脓肿形成。

　　（3）全身其他器官的化脓性感染：如皮肤疖肿、化脓性骨髓炎、细菌性心内膜炎等疾病引起败血症、菌血症，致病菌都可以经肝动脉进入肝脏，并最终形成肝脓肿。

　　（4）其他：如邻近器官或组织感染多可直接播散到肝或致病菌经淋巴管进入肝，还有外伤、肝脏手术等。此外，尚有一些原因不明的肝脓肿，这些患者大多存在隐匿病变，机体抵抗力下降时，致病菌在肝内繁殖，形成肝脓肿。

（二）临床表现

　　临床上常先有原发病的表现，如起源于胆管病变者可先有胆管结石、狭窄、蛔虫钻入等先驱病变。起源于血行者可有疖肿、软组织化脓、痔感染、阑尾炎、门静脉炎和败血症等先驱病变。

　　细菌性肝脓肿常急性起病，也可隐匿起病。一旦发生化脓性感染，大量毒素进入血液循环引起全身毒性反应，出现寒战、高热，上腹部疼痛。热型多为弛张热，发热时多伴有大汗，右上腹或肝区疼痛，近膈肌的脓肿或并发膈下脓肿时疼痛可放射到右肩及右腰背部。并发脓胸或支气管胸膜瘘者则可咳嗽，咳大量脓痰。近年来由于抗生素的广泛应用，部分肝脓肿临床表现不典型。隐匿性者缓慢起病，先有疲乏无力、全身酸痛、头痛、食欲减退，而后出现低热、肝区钝痛等。少数患者可有黄疸，除非继发于胆管感染，否则一般出现较迟，且较轻微。体格检查发现肝肿大、压痛，肝区叩痛；肝脓肿近体表者则可见到皮肤红肿，且有凹陷性水肿。并发胸膜炎者可闻及胸膜摩擦音，胸腔积液多时可有呼吸困难，并发肺部脓肿者肺部叩诊呈实音，呼吸音低，可闻及湿啰音等。

肝脓肿得不到及时、有效的治疗时，脓肿增大，可以向邻近器官破溃而引起严重并发症。右肝脓肿向膈下间隙破溃形成膈下脓肿，穿破膈肌引起脓胸，甚至形成肝、支气管胸膜瘘；向下破溃引起腹膜炎；左肝脓肿向心包破溃引起心包炎甚至心包填塞等；其他也可向胆囊破溃，而向胃、十二指肠、结肠破溃者少见。细菌性肝脓肿一旦发生并发症，病死率明显增高。

（三）辅助检查

1. 血液检查

（1）血常规：外周血白细胞计数明显增高，常大于 $15 \times 10^9/L$，核左移或有中毒颗粒，可有贫血。ESR 增快。

（2）血生化：血清碱性磷酸酶（ALP）、γ-谷氨酰转酞酶（GGT）多增高，少数患者可有转氨酶、胆红素增高。

（3）细菌学检查：血培养约 50% 阳性，应在抗感染治疗前进行。脓液培养 90% 阳性。

2. 影像学检查

（1）X 线：可有膈肌抬高、活动度减少、肋膈角变钝或消失。少数病例肝内脓肿可见液平，为产气菌所致。

（2）B 超：可发现肝内单个或多个圆形、椭圆形无回声或低回声的占位病变。内部回声常不均匀，边界不规则。B 超分辨率高，准确性约 83%，无损伤，价廉，可重复检查以判断疗效，目前还用于脓肿定位和引导穿刺引流。因此，超声检查是肝脓肿诊断的主要手段。

（3）CT：肝脓肿的 CT 检查可以发现肝内较正常肝组织密度低的占位病变，但其影像学特点为可发现 <0.5cm 病灶，呈低密度，边缘不规则。增强时呈脓肿的特异性改变。目前尚有 CT 定位引导肝脓肿的脓液穿刺引流。

（四）诊断

典型的肝脓肿有寒战、高热、肝区疼痛、肝脏肿大、肝区叩痛等肝脏炎症表现，进一步检查发现白细胞计数明显增高，以中性粒细胞为主，核左移或中毒颗粒，其诊断并不困难。部分细菌性肝脓肿表现并不典型，可仅有发热而无明显肝区疼痛等症状，常被误诊为败血症；有些慢性肝脓肿起病缓慢，症状不典型，乏力、食欲减退、长时间低热、消瘦等，而肝区症状不明显或被其他症状所掩盖，因此常被误诊或漏诊，有慢性肝脓肿被误诊长达 2 年，有的甚至尸检时才被发现。

（五）治疗

1. 治疗原则

有效的脓液穿刺及引流；足量、足程且有效的抗生素应用；积极的支持治疗。

2. 一般治疗

多数患者中毒症状明显，因此，应重视支持疗法，包括加强营养、输血补液、给予多种维生素、维持体液和电解质平衡。

3. 脓液引流

肝脓肿形成液化后，可在 CT 或 B 型超声的定位或引导下进行穿刺引流，以其定位准确、损伤及危险性小为首选方法。经皮肝穿刺引流是行之有效的方法。

4. 抗菌治疗

在未证实病原菌前，可参考原发病，选择针对大肠杆菌和金黄色葡萄球菌等常见病原菌给药。尽早应用大剂量有效抗生素是治疗本病的关键，即使对于那些必须穿刺抽脓、置管引流或手术治疗者，足量、全程而有效的抗生素应用也是重要的治疗措施。一般宜两种抗生素联合应用以延缓耐药性，获得协同杀菌作用。待药敏试验报告出结果后再调整抗菌药物。脓肿穿刺抽脓和涂片可为选择抗生素提供线索。细菌培养和药敏试验可为选择对感染细菌敏感的抗生素提供依据。

首先用广谱抗生素，建议用如亚胺培南、替卡西林/克拉维酸、氨苄西林/舒巴坦、美洛西林、哌拉西林或哌拉西林/三唑巴坦等。对治疗后高热不退、中毒表现明显者，可选用第三代头孢类抗生素，头孢他啶（头孢噻甲羧肟）对葡萄球菌、链球菌、大肠杆菌以及铜绿假单胞菌感染均有效，每次 0.5 ~ 2.0g，每天 2 ~ 3 次肌内注射或静脉滴注；头孢哌酮为第三代半合成头孢菌素，对革兰阴性菌尤其是铜绿假单胞菌作用较强，对革兰阳性球菌有一般杀菌作用。常用量 2 ~ 4g/d，静脉滴注。头孢曲松为第三代头孢菌素，对革兰阴性菌作用强，对革兰阳性菌有中等抗菌作用，对耐青霉素金黄色葡萄球菌、耐氨苄西林、耐第一代头孢菌素和庆大霉素的革兰阴性菌均有作用，常用剂量为每天 2 ~ 4g。对青霉素过敏者可选用如氨基糖苷类或喹诺酮类等其他抗生素。厌氧菌感染所致肝脓肿宜加用甲硝唑、氧氟沙星。

（六）预后

随着抗生素的广泛应用，引流方法的改进，肝脓肿的病死率明显下降 5% ~ 10%。引起死亡的主要原因有肝脓肿误诊时间长，患者一般情况较差；有严重并发症；引流不畅；多种细菌混合感染；多发性脓肿。

二、阿米巴肝脓肿

阿米巴肝脓肿是肠阿米巴病的并发症。阿米巴肠病并发肝脓肿占 1.8% ~ 40%，多数报道在 10% 左右。

（一）病因及发病机制

1. 病因

阿米巴肝脓肿的病原体为来自肠内的溶组织阿米巴滋养体。

2. 发病机制

污染有阿米巴包囊的食物或饮用水进入体内，经胃进入小肠，到小肠下段受到碱性消化液作用，囊壁变薄出现小孔后虫体脱囊而出，分裂为 4 个较小的滋养体，小滋养体可以在肠腔内形成包囊，随粪便排出再污染食物或饮用水而传播。当机体抵抗力下降或肠壁损伤时小滋养体则可侵入肠壁，寄生在黏膜或黏膜下层，小滋养体可吸收营养形成大滋养体，不断增殖，同时可以分泌溶组织酶，使黏膜破溃或形成典型的烧瓶样深溃疡。阿米巴在肠道最常寄生的部位是回盲部，其次是乙状结肠和直肠。阿米巴滋养体经破损肠壁的静脉、直接透过肠壁侵入肝脏或可以经淋巴管进入肝脏。进入肝脏后的大滋养体和部分小滋养体在肝脏被破坏。少部分小滋养体在肝内存活并进行繁殖，使肝脏发生炎症、充血、小静脉及周围组织炎症，造成肝组织缺血坏死，加之滋养体不断分泌溶组织酶以破坏静脉壁及溶解肝组织，形成点状坏死，此即为阿米巴肝炎或肝脓肿前期。此时，如果得不到及时治疗，肝组织则坏死液化形成脓肿，小脓肿可以形成大脓肿。

阿米巴肝脓肿一般分为 3 层，外层为炎性肝细胞，晚期可有纤维组织增生形成纤维壁；中层为间质；内为脓液，脓液是由坏死、液化的肝组织碎片和白细胞组成。典型的阿米巴肝脓肿脓液为巧克力样，无臭味，当并发细菌感染时为黄白色或黄绿色，有恶臭。一般在脓液内很难找到阿米巴滋养体，阿米巴滋养体主要存在于脓腔的壁上。

阿米巴肝脓肿常为单个，有时可为多个，大小不等，大者达 15cm。80% ~ 90% 位于肝右叶，尤以右肝顶叶最为常见。这与右半结肠的血液回流经过门静脉进入肝右叶有关。肝脓肿的病理特点可能与此有关，但具体机制仍然不很清楚。

（二）临床表现

阿米巴肝脓肿主要见于热带和亚热带。好发生于成年男性，年龄以 28～50 岁最多，男女发病比为 4:1 左右，20%～30% 的患者有肠阿米巴病史或腹泻病史。

阿米巴肝脓肿一般发生在阿米巴痢疾后 30～40d，最早者可与阿米巴痢疾同时发病，慢者可在 30 年后发病。

阿米巴肝脓肿起病相对较缓慢，表现为发热，体温通常在 38～39℃，呈弛张热或间歇热，午后、夜间出汗后体温稍有下降。如高热体温达 40℃以上、伴寒战，则需考虑并发细菌感染，为脓毒血症的表现。

几乎均有右上腹或肝区疼痛，呈持续性，可因咳嗽、深呼吸及右侧卧位而加剧，可放射至右肩背部。脓肿若位于肝左叶时，可上腹痛，向左肩背部放射。30% 的患者可有干咳、食欲缺乏、腹胀、恶心、呕吐；少数患者可有黄疸，但一般较轻。病程较长者可有体重减轻、衰弱无力、消瘦、贫血等。

体格检查发现肝脏肿大，肝上界上移，肝区压痛及肝区叩痛；位于左叶者剑突下可触及肿块。

（三）辅助检查

1. 血液检查

（1）常规检查：急性期白细胞总数增高，可大于 15×10^9/L，病程较长者则白细胞总数接近正常或正常，可有贫血；ESR 常增快；白细胞明显增高如 $> 20 \times 10^9$/L，核左移或有中毒颗粒者一般提示有继发细菌感染的可能。粪便中约 15% 的患者可找到阿米巴滋养体或包囊。但留置大便标本要求较严格，一般取流质、半流质或带有脓血的新鲜标本，容器不加消毒药，立即或至少 30min 内送检。引流的脓液一般找不到阿米巴滋养体。一般在抽脓的最后部分近脓腔壁的脓液中找到阿米巴的可能性较大。

（2）血生化：80% 的患者碱性磷酸酶、γ-谷氨酰转肽酶可增高。少数患者可有转氨酶及胆红素的异常。偶见白蛋白低于 30g/L。

（3）血清学检查：血清抗阿米巴抗体检测是诊断的重要依据。目前使用的主要方法有间接血凝试验（IHA）、酶联免疫吸附试验（ELISA）等准确率都在 90% 以上。阿米巴抗体一般在阿米巴感染后 1 周产生，2～3 个月达到高峰，阿米巴病治愈后抗体还可以在体内持续数年，应注意鉴别。

2. 影像学检查

（1）X 线：可以看到右膈肌抬高，活动受限；如有并发胸膜炎、胸腔积液则肋膈角消失；并发肺脓肿、肝支气管胸膜瘘则可以看到肺部阴影，脓肿内可以有液平。

（2）CT：可发现肝内有较正常肝组织密度低的占位性病变。CT 检查有利于发现肝内多发性小肝脓肿，同时可用于鉴别膈下脓肿等肝外占位性病变。

（3）B 超：显示单个或多个圆形、椭圆形病灶，无回声或呈低同声。B 超检查准确率大于 90%。可同时用于脓肿定位和引导脓肿穿刺引流，是目前肝脓肿诊治中的重要手段和首选方法。

（四）诊断

（1）流行区旅居史。

（2）过去或现在有痢疾史。

（3）发热、肝区疼痛、肝肿大、肝区叩痛等。

（4）大便查到阿米巴滋养体。

（5）影像学检查发现肝内占位性病变。

（6）血清免疫学检查抗阿米巴抗体阳性。

（7）抗阿米巴治疗有效。根据上述诊断标准，阿米巴肝脓肿诊断不难。

（五）并发症

1. 继发性细菌感染

阿米巴肝脓肿约有 20% 患者并发细菌感染。一般常见的病原菌有葡萄球菌、大肠杆菌、链球菌、枸橼酸杆菌等，其他如铜绿假单胞菌等则少见。继发细菌感染时症状明显加重，毒血症较明显，高热，热型呈弛张热，体温高达40℃以上，白细胞计数明显增高，核左移，脓液呈黄白色、有恶臭，血培养或脓液培养可以阳性。

2. 脓肿

向其他器官或组织破溃引起周围器官脓肿或瘘管形成较常见有脓肿向膈肌破溃引起脓胸，向肺组织破溃形成肝支气管胸膜瘘。如同时向胆囊破溃则可形成胆管支气管胸膜瘘；肝左叶的脓肿也可向腹腔破溃引起腹膜炎，此外还有向胃、十二指肠或结肠等破溃形成瘘管。

（六）治疗

1. 药物治疗

阿米巴肝脓肿除非存在并发症或可能引起并发症外，一般主张非手术治疗。目前常用的抗阿米巴肝脓肿的药物有甲硝唑、替硝唑、磷酸氯喹、依米丁、去氢依米丁、卡巴肿等。治疗阿米巴肝脓肿的同时彻底消灭肠道阿米巴，以防止由肠道再感染。

（1）甲硝唑：首选，对肠阿米巴及肠外阿米巴都有良效，口服吸收快，血中有效浓度持续12h。常规用法：成人每天3次，每次0.4～0.8g，疗程5～10d；对疑有并发症者可静脉滴注每天1.5～2.0g，大多在治疗后48h临床症状好转，体温于1周左右恢复正常。少数疗效不佳，可能由于药物剂量过低；脓液过多未及时穿刺排脓；延误诊治引起了脓肿穿破至邻近器官或继发细菌感染未及时控制等。如排除上述因素疗效仍不佳者，可能由于原虫耐药（临床上往往难以证实），可换用氯喹或依米丁。用药期间偶有食欲减退、恶心、呕吐、上腹不适、头昏等。少数有因不良反应而终止治疗者。哺乳期妇女、妊娠3个月内孕妇及中枢神经系统疾病者禁用。

（2）替硝唑：对肠道及阿米巴病、厌氧菌感染等也有良效，口服吸收好，药物能进入各种体液。抗阿米巴可用0.5g，每天4次，疗程一般10d，重者可用0.4～0.8g/d，静脉滴注。治疗剂量内少有不良反应，偶有一时性白细胞减少和头昏、眩晕、共济失调等神经系统障碍。妊娠期（尤其初3个月）、哺乳期以及有血液病史和神经系统疾病者禁用。

（3）氯喹：口服后几乎全部在小肠吸收，血中浓度较高，在肝、肺、肾等组织内浓度高于血液200～700倍，适用于肝脓肿等肠外阿米巴病，而对大肠内阿米巴无效。用法：成人第1、第2天1g/d，第3天以后0.5g/d，疗程2～3周。氯喹的常见不良反应有食欲缺乏、恶心、呕吐、腹泻、皮肤瘙痒等，偶有心肌损害。使用氯喹治疗阿米巴肝脓肿时应加用卡巴肿等药物来杀灭肠内阿米巴，以防止复发。

（4）依米丁：依米丁能直接杀死阿米巴滋养体，用于治疗肠外阿米巴病及控制痢疾，对阿米巴肝脓肿疗效肯定、迅速。对包囊无效。用法：剂量为每天1mg/kg，最大剂量60mg/d，分2次肌内注射，疗程6d；重症者再以30mg/d，连续6d，共12d。药物有蓄积作用，其剂量和中毒剂量相近，易引起心肌损害、血压下降；周围神经炎；严重恶心、呕吐、腹痛、腹泻等不良反应。使用前后2h需卧床观察，注意观察血压、脉搏，经常检查心电图。如有明显改变，应减量或停药。由于依米丁毒性太大，只有在其他药物治疗无效时才考虑使用。孕妇及心、肾疾病患者忌用。手术一般在停药后6周方可进行。

（5）去氢依米丁：是合成依米丁衍生物，其生物半衰期较依米丁短，剂量为每日1～1.5mg/kg，疗程3～10d，总量不超过90mg/kg。其用药指征及注意事项同依米丁。

2. 穿刺引流

近年来由于影像学发展，在B超、CT或X线引导下进行经皮穿刺定位准确，危险性小，有利于明确诊断，清除脓液，促进愈合，预防肝脓肿向邻近器官破溃。但并非所有阿米巴肝脓肿的治疗都需要引流。一般认为下列情况需要引流：①抗阿米巴治疗2～3d临床症状未改善者。②高热及右上腹疼痛剧烈者。③脓肿直径＞10cm者；④血清抗阿米巴抗体阴性者。⑤右膈明显抬高者。⑥位于肝左叶的肝脓肿。⑦怀疑有继发细菌感染者。

3. 手术切开引流

由于抗阿米巴药物治疗效果较好，加之经皮肝穿刺引流损伤小、效果好、病死率低，而外科切开引流损伤大、容易并发细菌感染。因此，目前多不主张使用外科手术切开引流。但部分学者主张下列情况应列为外科手术切开引流的适应证：①即将破溃的肝脓肿，经皮肝穿刺不能达到引流减压目的者。②经皮肝穿刺引流时有脓液外漏者。③有脓肿破溃或其他并发症者。

（七）预后

阿米巴肝脓肿如诊断及时，治疗适当，疗效较好，病死率低。文献总结阿米巴肝脓肿 3 081 例，病死率为 4%。

第二节　肝囊肿

肝囊肿是一种比较常见的肝脏良性疾病，可分为寄生虫性和非寄生虫性肝囊肿。前者以肝包虫病为多见；后者又可分为先天性、创伤性、炎症性和肿瘤性肝囊肿，其中以先天性肝囊肿最常见，通常指的肝囊肿就是先天性肝囊肿。由于近年来影像诊断技术的发展和普及，肝囊肿在临床上并不少见。

有人将先天性肝囊肿称为真性囊肿，创伤性、炎症性和肿瘤性肝囊肿称为假性囊肿。由于肿瘤性囊肿在临床上罕见，所以在这里主要讨论先天性肝囊肿。

一、病因

先天性肝囊肿的病因尚不清楚。一般认为起源于肝内胆管，或因肝内胆管和淋巴管在胚胎期的发育障碍所致。也有人认为可能为胎儿患胆管炎、肝内小胆管闭塞，近端小胆管逐渐呈囊性扩大；或因肝内胆管变性后，局部增生阻塞而引发。

二、病理

肝囊肿一般是多发性的，单发性少见。小的直径数毫米，大的可占据整个肝叶，有的囊肿囊液可达 10 000mL 以上。囊肿呈圆形或卵圆形，多数为单房性，也有呈多房性，有时还有蒂。囊肿有完整的包膜，表面呈乳白色，也有呈灰蓝色，囊壁厚薄不一，厚者可达 0.5～5cm，内层为柱状上皮细胞，外层为纤维组织，被覆有较大胆管血管束。囊液清亮透明，或染有胆汁，如囊内出血时，可呈咖啡色。囊液呈中性或碱性，含有少量蛋白、黏液蛋白、胆固醇、红细胞、胆红素、酪氨酸和胆汁等。多发性肝囊肿很少引起门静脉高压和食管静脉曲张，但可并发胆管狭窄、胆管炎和肝炎。

三、临床表现

先天性肝囊肿生长缓慢，小的囊肿可无任何症状，临床上多数是在意外体检做 B 超时发现，当囊肿增大到一定程度时，可因压迫邻近脏器而出现症状，常见有食后饱胀、恶心、呕吐、右上腹不适和隐痛等。少数可因囊肿破裂或囊内出血而出现急腹症。若带蒂囊肿扭转时，可出现突然右上腹绞痛。如囊内发生感染，则患者往往有畏寒、发热，白细胞增高等。体检时右上腹可触及肿块和肝肿大，肿块随呼吸上下移动，表现光滑，有囊性感，无明显压痛。

四、诊断

肝囊肿的诊断并不困难，除上述临床表现外，B 超是首选的检查方法，对诊断肝囊肿是经济可靠而非介入性的简单方法。放射性核素肝扫描能显示肝区占位性病变，边界光整，对囊肿定位诊断有价值。CT 检查可发现 1～2cm 的肝囊肿，可帮助临床医师准确病变定位，尤其多发性囊肿的分布状态定位，有利于治疗。在发现多发性肝囊肿的同时，还要注意肾、肺以及其他脏器有无囊肿或先天性畸形，如多囊肾。

在诊断巨大孤立性肝囊肿过程中，应注意与卵巢囊肿、肠系膜囊肿、肝包虫囊肿、胆囊积水、胰腺囊肿和肾囊肿相鉴别。只要考虑到了，一般容易鉴别。同时还要注意与肝海绵状血管瘤、肝癌等相鉴别。临床上误诊的并不罕见。

五、治疗

对于小的肝囊肿而又无任何症状者，可不需特殊治疗，但对大的而又出现压迫症状者，应给予适当治疗。肝囊肿的治疗方法包括囊肿穿刺抽液术、囊肿开窗术、囊肿内引流术或囊肿切除术等。

1. 囊肿穿刺抽液术

在 B 超定位下进行经皮穿刺，进入肝囊肿内，尽量抽出囊液，此法只适用于表浅肝囊肿。抽液后常易复发。临床上并不常采用，仅对一些巨大肝囊肿又不能耐受手术者采用。反复多次穿刺抽液应严格无菌操作，以免发生感染。

2. 囊肿开窗术

即在剖腹术下将囊肿部分切除，吸尽囊液，切缘仔细止血后，囊腔开放。华中科技大学同济医学院附属同济医院近年来应用腹腔镜进行囊肿开窗术取得较好的效果，大大减轻了患者的痛苦。开窗术适用于单纯性囊肿，疗效满意，但也有少数病例开窗小，一定时间后周围组织粘连封堵而复发。对囊腔与较大的胆管相通，囊液有多量胆汁者必须缝合胆管。对并发感染或囊内出血或染有胆汁时，术后需放置通畅引流，待囊腔缩小或塌陷萎瘪后，可拔出引流管。

3. 囊肿内引流术

对囊壁坚厚的囊肿可考虑做内引流术，如囊肿空肠 Y 型吻合术，吻合口必须够大，Y 臂不少于60cm，以免发生逆行感染。目前选择此法治疗逐渐减少，因开窗或摘除方法不仅效果好，手术也不困难。

4. 囊肿切除术

带蒂的囊肿可行囊肿切除术。即使非带蒂的巨大肝囊肿，也并非一定要做肝叶切除。当吸尽排空囊内液体后，囊肿立即缩小，手术操作空间大，且囊肿壁与肝组织间有明确界线易于剥除，并不多见大的胆管和血管穿入囊内。囊肿切除手术一般并不困难，预后良好。多发性肝囊肿仅限于处理引起症状的大囊肿，可按单纯囊肿处理。

第三节　肝脏良性肿瘤及瘤样病变

肝脏良性肿瘤在肝脏肿瘤中较为少见，其发病率占肝脏肿瘤的 5%～10%。近年来，随着超声、CT 等影像学诊断技术的发展，肝脏良性肿瘤的检出率已明显提高。大部分肝脏良性肿瘤不引起明显临床症状及肝脏化验指标异常，其诊断往往有赖于超声、CT、MRI 等影像学方法。肝组织穿刺活检、针吸细胞学作为确诊的金标准，应注意其应用的适应证和禁忌证。肝脏良性肿瘤的治疗包括保守观察、病灶切除及肝叶（段）切除等。因此，应根据不同类型肝脏良性肿瘤的自然病程及患者自身特点制订恰当的临床治疗方案。

肝脏良性肿瘤可来自肝脏本身的各种细胞以及胚胎发育过程中异位于肝内的肌肉、骨髓和软骨等。根据良性肿瘤的来源将其分类，见表 4-1。

表 4-1　肝脏良性肿瘤分类

组织来源	肿瘤名称
上皮性	肝细胞腺瘤、胆管腺瘤、混合腺瘤、局灶性结节性增生
间质性	海绵状血管瘤、肝脂肪瘤、髓质脂肪瘤、血管肌脂瘤、平滑肌瘤、纤维瘤、婴幼儿血管内皮细胞瘤、毛细血管瘤、良性间皮瘤
上皮/间质性	间质错构瘤、良性畸胎瘤
其他	肾上腺残余瘤（Grawits 瘤）、炎性假瘤

一、肝血管瘤

肝脏良性肿瘤中，以肝血管瘤最为常见，约占总数的85%，尸检或B超的检出率为0.4%～20%。本病可发生于任何年龄，但成人中以30～70岁多见，平均年龄47岁，男女发病比例为1:3。有文献报道肝血管瘤在青年女性更易发生，且妊娠或口服避孕药可以促使血管瘤短期内迅速增大，但相关机制尚未阐明，血管瘤是否为激素依赖也尚未确定。

肝血管瘤可分为较小的毛细血管瘤和较大的海绵状血管瘤等，以前者更为常见，但临床意义不大。有文献报道海绵状血管瘤可与肝局灶结节性增生并存，同时部分患者特别是儿童可并发皮肤或其他内脏器官血管瘤。

大多数病例瘤体生长缓慢，症状轻微，迄今尚无肝血管瘤恶变的报道。

（一）病因

肝海绵状血管瘤的确切发病原因尚未明确，有以下几种学说。

1. 发育异常学说

该学说认为血管瘤的形成是由于在胚胎发育过程中血管发育异常，引起瘤样增生所致，而这种异常往往在出生或出生不久即可发现。

2. 其他学说

肝组织局部坏死后血管扩张形成空泡状，其周围血管充血、扩张；肝内区域性血循环停滞，致使血管形成海绵状扩张；肝内出血后，血肿机化、血管再通形成血管扩张。毛细血管组织感染后变形，导致毛细血管扩张。

（二）病理改变

肝海绵状血管瘤通常表现为边界清楚的局灶性包块，多数单发，以肝右叶居多，也有少数为多发，可占据整个肝脏，称为肝血管瘤病。瘤体小者直径仅为数毫米，大者可达20cm以上。肉眼观察可见海绵状肝血管瘤呈紫红色或蓝紫色，境界清楚，表面光滑或呈不规则分叶状，切面呈蜂窝状，内充满血液，可压缩，状如海绵。显微镜下可见大小不等的囊状血窦，内衬单层内皮细胞，血窦内满布红细胞，有时有血栓形成。血窦之间为纤维组织所分隔，偶见有被压缩细胞索，大的纤维隔内有血管和小胆管，纤维隔和管腔可有钙化或静脉石。

毛细血管瘤特点为血管腔狭窄、毛细血管增生、间隔纤维组织丰富。

（三）临床表现

血管瘤较小时（直径<4cm）患者常无症状，多因其他原因行影像学检查或手术时发现。直径大于4cm者40%有症状，超过10cm者90%以上有症状。上腹不适及胀痛最为常见，肿瘤压迫邻近脏器还可导致腹胀、厌食、恶心、呕吐、黄疸等。偶有巨大血管瘤因外伤、活检或自发破裂导致瘤内、腹腔出血，出现急性腹痛、休克等表现。血栓形成或肝包膜有炎症反应时，腹痛剧烈，可伴有发热和肝功能异常。个别病例尚可并发血小板减少症或低纤维蛋白原血症，即Kasabach-Merritt综合征。此与巨大血管瘤血管内凝血或纤溶亢进消耗了大量的凝血因子有关，为肝血管瘤的罕见并发症，多见于儿童。体检时，较大血管瘤可触及随呼吸运动的腹部肿块，与肝脏关系密切，肿瘤表面光滑，除有纤维化、钙化或血栓形成者外，肝血管瘤从质地和硬度上难以与正常肝脏组织区分，仅在瘤体增大到一定程度才有囊性感和可压缩性。可有轻压痛，偶尔能听到血管杂音。

（四）辅助检查

1. 实验室检查

多数患者实验室检查结果正常，少数巨大海绵状血管瘤患者可出现贫血、白细胞和血小板计数以及纤维蛋白原减少。绝大多数患者相关肿瘤标志物（AFP）无异常升高。

2. 影像学检查

（1）超声：超声作为一种无创、便捷的检查方法，能够检出直径大于2cm的肝血管瘤。多数小血管瘤由于血窦腔小壁厚，反射界面多，故呈高回声，边界清晰，内部回声较均匀。呈低回声者多有网状结构，以类圆形多见，也可有不规则形，边界清晰。病灶对周围肝实质及血管无明显压迫表现，多普勒彩超通常无血流信号。大血管瘤切面可呈分叶状，内部回声仍以增强为主，也可呈管网状，或出现不规则的结节状或条块状的低回声区，有时还可出现钙化高回声及后方声影，是血管腔内血栓形成、机化或钙化所致。

（2）CT：肝血管瘤的 CT 表现有一定特征性，平扫时为低密度占位，界限清晰，可呈分叶状，约 10% 的患者可见到继发于纤维化或血栓形成后的钙化影。增强后早期即在病变周围出现环形或斑片状高密度区，延迟期造影剂呈向心性弥散。但对于较小的病变有时仍难以与多血供的肝转移癌相区分。

（3）MRI：有文献报道 MRI 诊断肝血管瘤的敏感性和特异性分别为 73%～100%、83%～97%。检查时 T_1 加权像呈低信号，稍大的血管瘤信号可略有不均，T_2 加权像呈高信号，且强度均匀，边缘清晰，与周围肝脏反差明显，即所谓"灯泡征"。这是血管瘤在 MRI 的特异性表现，极具诊断价值，小至 1cm 的病灶，仍能准确检出。MRI 动态扫描的增强模式同 CT。血管瘤内血栓、机化灶在 T_1 加权像和 T_2 加权像时均为更低信号。

（4）选择性血管造影：血管造影曾被公认为诊断肝血管瘤最敏感、可靠的方法。其典型表现为造影剂进入瘤体较快，显影早而弥散慢，清除时间长，即所谓"快进慢出"；根据瘤体大小，可表现为棉团状、雪片状。但由于检查本身为有创性，仅在必要时用于术前了解血管瘤与肝脏血管的解剖关系，不应列为常规检查项目。

（5）发射型计算机断层扫描（ECT）：放射性核素标记红细胞肝扫描对诊断血管瘤也有高度特异性，典型表现为早期有充盈缺损，延迟 30～50min 后呈向心性充填。但该项检查难以检出直径＜2cm 的肿瘤。

（五）诊断

肝血管瘤缺乏特异性临床表现，大多数情况下实验室检查也无明显异常，故其诊断有赖于影像学检查。在上述几种影像学检查方法中，应将 B 超列为首选，为避免误诊、漏诊，对于初诊患者还应行 CT 或 MRI 检查，必要时可加做 ECT 检查。如两项或两项以上检查均符合血管瘤特征，方可确诊。由于穿刺活检或针吸细胞学检查可引起大出血，故应视为禁忌。

（六）鉴别诊断

肝血管瘤主要与肝癌及其他肝脏占位性病变鉴别。特别是原发性肝癌，在我国发病率很高，故对于肝脏占位性病变，应综合考虑患者病史、体检及辅助检查结果，以尽量明确病变性质，及时选择合适的治疗。

1. 原发性肝癌及转移性肝癌

前者多有慢性乙肝、肝硬化病史，早期症状可不明显，疾病进展可有厌食、恶心、肝区疼痛、肿块、消瘦、黄疸等表现。化验可有肝功能异常，AFP 持续增高等。CT 平扫为低密度灶，边界不清，增强扫描病灶不均匀强化，可有出血、坏死，造影剂排除较快。后者多为多发，以原发灶表现为主。

2. 非寄生虫性肝囊肿

B 超表现为边界光滑的低回声区，CT 平扫为低密度灶，增强扫描不强化。应注意少数多囊肝有时可与海绵状血管瘤混淆。多囊肝半数以上合并有多囊肾，病变大多满布肝脏，可有家族病史。

3. 细菌性肝脓肿

通常继发于某种感染性疾病，起病较急，主要表现为寒战、高热、肝区疼痛和肝肿大。严重时可并发胆管梗阻、腹膜炎等，B 超有助确诊。

4. 肝棘球蚴病

有牧区生活史及羊、犬接触史，肝棘球蚴内皮试验阳性，血嗜酸性粒细胞增高。

（七）治疗

大多数肝血管瘤为良性，较少引起临床症状，自身发展缓慢，目前尚未有恶变病例报道。其主要并发症包括破裂出血（外伤性、自发性）及由于瘤体压迫导致布-加综合征，均少见。故目前大多数学者均主张应慎重选择对肝血管瘤进行外科治疗。有学者提出肝血管瘤的手术切除原则：①直径≤6cm者不处理，定期随访。②6cm＜直径＜10cm，伴有明显症状者或患者精神负担重，或并发其他上腹部良性疾病（如胆囊结石等）需手术者选择手术切除。③直径≥10cm主张手术切除。④随访中发现瘤体进行性增大者。⑤与AFP阴性的肝癌不易鉴别者应手术探查、切除。⑥并发Kasabach-Merritt综合征可短期采用血制品（如血小板、纤维蛋白原、新鲜血浆）纠正凝血功能后手术切除。

1. 手术切除

手术切除是目前公认的治疗肝血管瘤最有效、最彻底的治疗方法。其基本原则为：①完整去除病灶，避免血管瘤组织残留。②最大限度保留正常肝组织。③避免损伤重要血管、胆管。手术切除方法包括摘除术和切除术。Gedaly等比较摘除术与切除术两种方法，发现前者腹腔内并发症少，因此结合瘤体位置、大小及自身医疗条件，应尽量选择摘除术。

摘除术的方法是沿血管瘤假包膜与正常肝组织之间的间隙进行剥离，或沿瘤体周边0.5~1cm切除正常肝组织，可达到出血少、彻底切除瘤体的目的，通常用于浅表部位的肿瘤。若瘤体巨大且与肝内血管关系密切，则最好选择规则性肝切除术，以减少手术出血和术后并发症。对于多发性血管瘤可根据肿瘤大小、部位采用摘除术或肝叶（段）切除联合摘除术，尽量保留较多正常肝组织。如肿瘤部位较深，可利用术中B超行血管瘤摘除术。

无论选择何种手术方式，手术的要点均在于如何有效地控制术中出血。因此，在手术过程中，应注意以下几点：①充分显露，切口一般选择以病侧为主的肋缘下"人"字形切口，应用上腹悬吊式拉钩充分显露肝脏。②充分游离，根据需要离断肝周韧带，同时注意探查时手法轻柔。③对于占据半肝或超过半肝的肿瘤应逐一解剖肝门结构，控制与阻断病侧肝动脉、肝门静脉，以及其他可能存在的侧支血管。④充分有效地压缩瘤体和排出瘤体内的血液可使切除困难的肿瘤得以有效显露并成功切除。

近年来因腹腔镜技术发展迅速，国际、国内已有较多腹腔镜肝血管瘤切除的报道。腹腔镜手术具有创伤小、术中易于观察各器官解剖关系、患者术后恢复快等优点，但应用于肝血管瘤切除时，除费用因素外，由于无法直接压迫止血，增加了手术难度及风险，同时其术后复发率有待进一步观察。

2. 血管瘤捆扎术

血管瘤捆扎术操作简便，手术创伤小，术后近期瘤体多有明显缩小，但远期复发率高。有文献报道其3年复发率可达40%。随着外科技术的提高，绝大多数血管瘤已可以完整切除，故此方法目前已很少单独应用，而主要用于多发血管瘤在主瘤切除后，处理其他残留小血管瘤。

3. 肝动脉结扎术

肝动脉结扎术同样具有创伤小、操作简便等优点，治疗后短期内瘤体可变软、缩小，但由于侧支循环的存在，多数病例疗效难以维持。目前多用于配合巨大血管瘤切除、缩小瘤体以增加显露空间，而很少单独用于血管瘤的治疗。

4. 微波固化术或射频治疗

微波固化术可使瘤体缩小，20世纪90年代应用较多。但对于较大的肝血管瘤，微波治疗难以将瘤体完全固化，术后复发率较高，目前临床上已很少单独应用。射频治疗对于较小的瘤体有一定效果，但对较大肿瘤疗效差，临床上开展不多。B超引导下穿刺微波固化或射频治疗血管瘤应非常慎重。有学者认为对于纤维组织少、瘤壁菲薄的病灶，穿刺易引发不可控制的出血，应视为微波固化或射频治疗的禁忌。

5. 肝动脉栓塞

近年来相关报道较多，目前通过组织病理学研究认为肝血管瘤是肝内的先天血管畸形，血供完全来自肝动脉，一般无动静脉分流。这为肝动脉栓塞治疗肝海绵状血管瘤提供了理论依据。栓塞药停留并填充在这些血窦及扩张的末梢血管中，使瘤体发生机化、纤维化，进而逐渐缩小，不再发生破裂出血，临床症状缓解消失。相当一部分肝血管瘤患者的瘤体有较明显的缩小，但对大肝海绵状血管瘤的疗效尚需要进一步观察，尚无法替代手术治疗。

另有学者认为，血管栓塞药可使伴行肝动脉的胆管营养血管形成血栓，引起胆管慢性缺血而纤维化。反复单纯肝动脉栓塞可诱发硬化性胆管炎、肝门部胆管狭窄、门静脉高压、肝脓肿等严重并发症，治疗难度大，周期长，预后不良。广泛的肝动脉栓塞对胆管的损伤远大于有双重血供的肝细胞，而且肝动脉栓塞术后肿瘤周围水肿粘连，增加手术风险。目前外科手术切除技术已比较成熟，绝大多数病例的瘤体可完整、安全地切除，因此选择肝动脉栓塞治疗肝海绵状血管瘤应非常慎重。

对于多发肝血管瘤及巨大肝血管瘤手术无法切除者，如临床症状明显，肝功能受损严重，可行原位肝移植手术。

肝血管瘤的治疗方法还包括电化学治疗、超声引导下经皮穿刺瘤内硬化剂注射术、放射治疗等，文献也有相关报道，但疗效大多不甚理想，临床较少开展。

（八）预后

本病为良性疾病，无恶变倾向，发展缓慢，一般预后良好。但由于某种原因（如妊娠、剧烈运动等）可促使瘤体迅速增大，或因外伤、查体、分娩等导致肿瘤破裂，病情凶险，威胁生命。部分带蒂肿瘤可因底部较长发生蒂扭转，从而引起肿瘤坏死、疼痛等。

临床上倾向于对已确诊的较大儿童肝血管瘤尽早治疗，其目的在于消除潜在致死性并发症的发生。但 Kristidis 等提出某些小的肝毛细血管瘤在患儿 5 岁后可自行消失。

二、肝腺瘤

肝腺瘤是少见的肝脏良性肿瘤，病理上可分为肝细胞腺瘤、胆管细胞腺瘤（包括胆管腺瘤、囊腺瘤）和混合腺瘤。约占肝脏所有肿瘤的 0.6%，占肝脏良性肿瘤的 10%。多见于 20~40 岁女性，Nagorney 在 1995 年报道的男女发病比例为 1:11。

（一）病因

肝腺瘤的发病原因尚不清楚，有人将肝腺瘤分为先天性与后天性两类，前者多见于婴幼儿。据文献统计 20 世纪 60 年代口服避孕药出现之前，肝腺瘤罕见。但以后有关肝腺瘤的报道逐渐增多，究其原因可能与避孕药的使用增加有关。有学者指出避孕药（羟炔诺酮、异炔诺酮）及其同类药物可促使肝细胞坏死、增生从而发展为腺瘤。Meissner（1998）报道在口服避孕药的肝细胞腺瘤患者，肿瘤更易发生迅速增长、坏死及破裂。同时也有文献报道若停用避孕药，腺瘤体积即有所缩小。可见口服避孕药与肝腺瘤的发生、发展有着密切关系。此外，也有学者提出肝腺瘤的发生与继发于肝硬化或其他损伤，如梅毒、感染、静脉充血等所致的代偿性肝细胞结节增生有关。近年还发现糖原贮积病（Ⅰ型与Ⅳ型）、Fanconi 贫血、Hurler 病、重症联合免疫缺陷病（SCID）、糖尿病、半乳糖血症和皮质激素、达那唑、卡马西平等代谢性疾病及药物导致广泛肝损害和血管扩张引起肝细胞腺瘤的发生。

（二）病理

肝细胞腺瘤常为单个、圆球形，与周围组织分界清楚，几乎都有包膜。镜检见肿瘤主要由正常肝细胞组成，但排列紊乱，失去正常小叶结构，内可见毛细血管，通常不存在小胆管。偶见不典型肝细胞和核分裂象，此时难以与分化良好的肝细胞肝癌区分。

胆管腺瘤罕见，常为单发，直径多小于 1cm，偶有大于 2cm，多位于肝包膜下。镜下可见肿瘤由小胆管样的腺瘤样细胞组成，边界清楚，无包膜。瘤细胞呈立方形或柱状，大小一致，胞质丰富，核较深染，核分裂象罕见。

胆管囊腺瘤发生于肝内，呈多房性，内含澄清液体或黏液。多见于肝右叶，边界清楚。囊壁衬附柱状上皮。胞质呈细颗粒状、淡染，胞核大小、形状规整，位于细胞中央。

混合腺瘤是肝腺瘤和胆管腺瘤同时存在于一体的肿瘤。一般多见于儿童，发展较快。

（三）临床表现

本病属良性肿瘤，生长缓慢，病程长，多见于口服避孕药的育龄期妇女，疾病早期可无任何症状（5%~10%），临床表现取决于肿瘤生长速度、部位及有无并发症。

1. 腹块

25%～35%的患者可以上腹包块为主要表现,多不伴其他不适症状。当肿块体积较大压迫周围脏器时,可出现上腹饱胀不适、恶心、隐痛等。查体时可触及肿块与肝脏关系密切,质地与正常肝组织相近,表面光滑。如为囊腺瘤,可有囊性感。

2. 急性腹痛

占20%～25%。瘤内出血(通常肿瘤直径>4cm)时可表现为急性右上腹痛,伴发热,偶见黄疸、寒战,右上腹压痛、肌紧张,临床上易误诊为急性胆囊炎;肿瘤破裂引起腹腔内出血时可出现右上腹剧痛、心慌、冷汗,查体可见腹膜刺激征。严重时还可发生休克,病情危急。大多数以急腹症为表现的肝腺瘤患者均有口服避孕药史。

(四)辅助检查

肝腺瘤在B超上表现为边界清楚的占位性病变,回声依周围肝组织不同而不同。CT表现为稍低或低密度,动态增强扫描见动脉期和肝门静脉期均轻度强化,并可见假包膜。部分伴有糖原贮积病患者肿瘤可表现为高密度;肝腺瘤在MRI表现为T_1WI和T_2WI上以高信号为主的混杂信号,脂肪抑制后T_1WI上的高信号无变化,绝大多数有假包膜,且在肝门静脉期或延迟期出现轻度强化。

实验室检查在疾病初期可不出现明显异常,但由于瘤体出血、坏死及压迫周围胆管影响胆汁引流可出现肝功能异常、胆红素增高等。对于未发生恶变的患者,血清甲胎蛋白水平应在正常范围之内。

(五)诊断

发现右上腹肿块,增长缓慢,平时无症状或症状轻微,全身情况较好。体检时肿块表面光滑,质韧,无压痛,随呼吸上下活动,应考虑本病可能。如出现急性腹痛症状,应警惕腺瘤破裂出血可能。对于生育年龄女性,既往有长期口服避孕药史,可作为诊断本病的重要参考。

各种影像学检查手段均有助于明确诊断,但均缺乏特异性征象。经皮细针肝穿刺活检因受术者和病理医师经验所限,其准确率不能达到100%,同时还存在腹腔出血的风险。因此,应将辅助检查结果与临床资料相结合以期做出正确的诊断。

(六)鉴别诊断

肝腺瘤易误诊为肝癌,特别是与低度恶性的肝癌,即便肉眼观察也难以鉴别。因此对有怀疑者应做多处切片,反复仔细镜检。肝局灶结节性增生在临床上也易与肝腺瘤混淆。相比较而言,肝腺瘤引起相关临床症状及化验指标异常更为常见。在影像学上局灶结节性增生在B超可显示血流增强,从中心动脉放射向周围的血管,病理肉眼可见中心星状瘢痕。

(七)治疗

肝腺瘤可发生破裂出血等并发症,有报道其病死率可达90%。此外,更重要的是肝腺瘤有癌变风险。Foster等于1994年报道了39例肝细胞腺瘤未切除患者,随访30年结果有5例发展为肝癌,恶变率约为10%。另有文献指出恶变均发生在直径>4cm的肝腺瘤,且男性患者居多。根据以上原因,多数学者支持对于肝腺瘤,特别是瘤体较大、生长迅速难以与肝癌鉴别者,无论症状是否明显一旦拟诊即应争取尽早手术治疗。同时也有学者认为对于有口服避孕药史、肿瘤较小的患者,也可先停服口服避孕药,观察肿瘤是否缩小。对于因肝细胞腺瘤破裂所致腹腔内出血,可根据患者病情选择不同治疗方式。Croes报道的8例治疗经验中,4例经非手术治疗分别于2～4个月后行肝叶或肿瘤切除术。另外4例行急诊腹腔镜探查术,其中3例行纱布压迫止血获得成功,并于3个月后行肝部分切除术;另1例行急诊肝部分切除术。

肝腺瘤手术方式包括如下几种类型:

(1)肝叶切除术。肿瘤侵犯一叶肝或半肝,可行局部、肝叶或半肝切除。由于多数肿瘤有包膜,可沿包膜切除肿瘤,疗效满意。对于多发性肝腺瘤,可将大的主瘤切除,余下的小瘤逐一切除,疗效亦满意。

(2)囊内剜除术。此法适用于肝门处靠近大血管和胆管的肿瘤。但由于部分肝腺瘤即便术中肉眼观察也难以与肝癌区分，故一般仍以完整切除为宜。

（3）肝动脉结扎或栓塞术。部分肿瘤位于第一、第二、第三肝门，由于位置深在或紧邻大血管、胆管，局部切除困难，或瘤体与邻近脏器紧密粘连难以分开时，可结扎肝左、右动脉，也可在肝动脉结扎同时用吸收性海绵等行肝动脉栓塞。此法对于控制肿瘤生长及防止腺瘤破裂具有一定作用。

（八）预后

肝腺瘤在手术切除后，一般预后良好，但也有报道肝腺瘤术后复发或恶变者。故为预防此种情况发生，应争取将肿瘤完整切除，包括部分正常肝组织。此外，对于有口服避孕药者，应立即停用。

三、肝脏局灶性结节性增生

肝脏局灶性结节性增生（FNH）最早由 Edmondson 于 1958 年提出的，是一种少见的肝脏良性病变，Craig 在 1989 年报道其发病率约占全部肝脏原发肿瘤的 8%，占肝脏良性肿瘤的 25%，仅次于肝血管瘤。有学者统计该病在人群中的发病率为 0.9%～3.0%。FNH 可发生于任何年龄，但高峰期在 30～50 岁，以女性患者居多，男女发病比例约为 1:8。

Mathieu 等曾报道 23% 的 FNH 可并发有肝血管瘤，相比之下，FNH 并发有肝腺瘤的情况则较为少见。目前关于 FNH 与肝脏纤维板层细胞瘤的关系尚存在争议，有学者坚持认为后者为 FNH 的恶性表现，但至今尚未有 FNH 恶变的报道。

（一）病因

迄今为止，FNH 的发病原因尚未阐明。多年来一直认为 FNH 的发生与激素有关，特别是口服避孕药，Reddy 等统计 216 例女性患者中，近 85% 曾服用过口服避孕药。但近来也有文献报道，FNH 不仅出现于任何年龄段和性别，也可出现于不服用避孕药的女性。Didier 分析 1989—1998 年收治的 216 例女性患者得出结论，无论 FNH 病灶大小、数量以及变化情况都与口服避孕药无关，且妊娠对 FNH 的发生、进展不存在影响。另一种观点认为 FNH 的发生与炎症、创伤或先天因素引起的血管畸形有关。由于血管畸形，肝脏局部血供减少，刺激肝实质增生，发生"再生性变性"而致 FNH。Shimamatsu 通过实验发现肝脏在持续性缺血一段时间后会出现胆管增生。此外，有学者曾在 FNH 病灶处的肝实质内发现玻连蛋白，这种物质恰可反映局部血管功能障碍。

（二）病理

大体观察 FNH 为一实性孤立结节，常位于肝包膜下，偶可带蒂，无包膜，边界清晰，据统计直径 <5cm 者占 84%，>10cm 者占 3.2%。病灶切面呈黄褐色或黄棕色，在大约 50% 的病例中，病灶中央可见特征性的星状瘢痕组织，伴纤维间隔自中央向四周放射，将结节分隔成大小不等的小叶，内无坏死。组织病理学可见病灶由增生的肝细胞组成，被纤维间隔分开，排列呈条索状，其间有血窦及肝巨噬细胞。星形瘢痕及纤维间隔内可见增生的血管、胆管及大量淋巴细胞、白细胞浸润，但无中央静脉。结节内无正常肝小叶结构，动、静脉管壁增厚，可使管腔偏心或完全闭锁。电镜下可见增生的肝细胞与正常肝细胞基本相同，唯一区别在于细胞间隙增大，微绒毛不规则伸入扩大的间隙。

（三）临床表现及诊断

本病患者中约 75% 无临床症状。当结节生长较大时，可有右上腹不适、疼痛、恶心及食欲下降等症状。FNH 很少出现破裂、出血等并发症。

在影像学方面，B 超、CT、MR 及肝动脉造影等手段均可为诊断提供帮助。

B 超作为一种简便、无创性检查，通常作为首选。但 FNH 中央星状瘢痕组织在 B 超的检出率仅为 20%，彩色多普勒超声具有特征性表现，即中央粗大的供养动脉并向四周呈星状放射时，对诊断有一定帮助。

CT 平扫多呈等密度或略低密度肿块，境界清楚，典型者可见中心低密度区。较为理想的 CT 扫描是动脉、肝门静脉双期螺旋 CT 扫描。动态扫描主要表现为造影剂灌注后病灶呈均质性早期填充，即一过性高密度；肝门静脉和延迟扫描时病灶密度迅速下降，表现为等密度，但有时中央瘢痕相对密度较高。在 65% 大 FNH（≥3cm）和 35% 小 FNH（≤3cm）可看到典型的中央星形瘢痕。

MRI 扫描 T_1、T_2 加权像均为等信号的团块状病灶，而中央瘢痕在 T_1WI 上表现为低信号，在 T_2WI 上为高信号，且 MRI 显示中央瘢痕的敏感度可达 49% ~ 100%。近年来新型造影剂的应用，可大大提高 MRI 在 FNH 诊断中的地位。

肝动脉造影的诊断价值也较高，约 1/3 的患者可见到典型图像，即动脉相血管呈辐射状走行，实质相病灶分界清楚，呈放射状排列。

（四）鉴别诊断

FNH 与肝腺瘤在临床及影像学表现均有相似之处，因后者常有破裂出血等并发症，需手术治疗，故应注意两者的鉴别见表 4-2，其中最主要的依据为病理学检查。

表 4-2　FNH 与肝细胞腺瘤鉴别

鉴别项目		FNH	肝细胞腺瘤
发病年龄		儿童至老年	中年居多
肉眼观:	包膜	无，边界清楚	有，完整或部分
	中心瘢痕及纤维组织	有	无或极少
	质地	硬	韧，与肝类似
镜检:	胆管增生	有	无
	肝巨噬细胞及炎细胞浸润	有	无
	纤维增生	有	无
	糖原	增多明显	大致正常
	出血坏死	无	有

（五）治疗及预后

FNH 为良性病变，生长缓慢，无恶变倾向，并发症罕见，故目前确诊病例一般不需手术治疗，对于结节较大、症状明显者，可考虑予以手术切除。另外，由于本病可能与口服避孕药有关，故有学者提出对有服药史者应停用。

四、肝脏其他良性肿瘤

（一）肝间叶性错构瘤

肝间叶性错构瘤是一种肝脏少见良性肿瘤，常单发于 2 岁以下小儿，约占儿童肝脏肿瘤的 5%。有报道此病与结节性硬化有关。

肝间叶性错构瘤多发于肝右叶，大体观察常表现为边界清楚的肿块，无包膜，切面呈囊性，其内充填浆液或黏液，并可见少量残余肝组织。镜下观察病灶处间质水肿，内含囊肿、胆管及肝细胞；但也有非囊性、实性的报道。Craig 等于 1989 年认为肝间叶性错构瘤这种典型囊性结构与胆管扩张或间质大量积液有关。

大部分患者肝功能不受影响，但瘤体较大时可因压迫肝门静脉及胆管导致相关化验异常。B 超可显示肝间叶性错构瘤特征性的囊性改变，CT、MRI 对诊断也有帮助。

本病为良性病变，无恶变倾向，当肿瘤较大、症状明显时，应行病灶切除或肝切除术。

（二）肝脏巨大再生结节

肝脏巨大再生结节为单发或多发的圆形或椭圆形结节，多发者数量很少超过 10 个，边界清楚，有致密的纤维组织包绕。镜下观察可见病灶由正常肝细胞结构组成，内可见正常汇管区结构，此点是与肝癌、肝腺瘤鉴别的重要依据。根据组织细胞有无异型性可将本病分为 I（无）、II（有）两型。此病多发生于既往有急、慢性肝损害的患者，有报道在慢性肝病患者中，此病发病率达 14%。肝脏巨大再生结节 II 型与肝细胞肝癌之间存在明显的相关性。Hytiroglou 等回顾 155 例成人肝硬化做肝移植的肝切除标本，发现两者间有明显的关联。另有研究发现，有些微小肝癌的背景即为肝脏巨大再生结节，说明肝癌可能发生在本病的基础之上。

本病无特异临床表现，有时可在慢性肝病患者的随访过程中偶然发现。单纯影像检查通常难以确诊，MRI 对本病的诊断有较大帮助，T_1 加权像多呈高信号，T_2 加权像则多呈低信号，但与小肝癌有重叠，确诊仍依靠组织学检查。在无癌变的病例，AFP 通常不高。

对于肝脏巨大再生结节患者应密切随访，有癌变倾向者应积极处理，酌情可行局部乙醇注射、手术切除或肝移植等方法治疗。

（三）肝脏结节性再生性增生

本病较为罕见，常因其他疾病行剖腹探查时偶然发现。尸检发现率约为 3%。肝脏结节性再生性增生病因不明，但 Wauless 曾提出其与肝门静脉阻塞有关。病变常以苍白色结节满布肝脏，偶尔可局限于某叶内，此时更易与肝脏其他良性肿瘤或肝癌相混淆。组织学表现为肝门静脉系统周围灶状增生，不伴纤维化。

本病较少引起临床症状，但有报道 50% 的患者可出现门静脉高压，故对于有门静脉高压表现并排除肝纤维化可能者，应考虑到本病可能。另有文献显示在许多慢性系统性疾病（如类风湿、Felty 综合征、亚急性心内膜炎、多发性骨髓瘤、骨髓纤维化、真性红细胞增多症、糖尿病）患者中，本病发病率较高。

B 超检查可见病变为不均质回声，在 CT 则为低密度。因肝内结节病灶可摄取硫化锝，故核医学检查有助于与其他肝脏占位性病变相鉴别。确诊则需病理。

对于大多数无症状患者，本病无须治疗。但个别病例可导致肝功能受损，甚至肝衰竭，应根据具体情况采取肝切除术乃至肝脏移植。

（四）肝脂肪瘤

肝脂肪瘤少见，通常在行影像学检查或尸检时偶然发现。Ishak 于 1995 年报道此类疾病包括单纯脂肪瘤、髓脂肪瘤（含造血组织）、血管脂肪瘤（含厚壁血管结构）及血管平滑肌脂肪瘤（含平滑肌成分）。脂肪瘤在 CT 上通常为边界清晰的低密度区，其密度在肝脏各类肿瘤中是最低的。除个别含有血管瘤或腺瘤成分的肿瘤外，大多数病灶增强扫描无明显强化。由于内含大量脂肪组织，肿瘤在 MRI T_1、T_2 加权像上均呈现高信号，其强度与皮下脂肪或腹膜后脂肪相当，此点可与肝脏其他良、恶性肿瘤相鉴别。

肝脂肪瘤需与肝假性脂肪瘤相鉴别。后者是一种脂肪瘤样病变，有完整较厚纤维包膜，位于肝脏表面，其形成可能是盲肠、阑尾系膜粘连于肝脏表面的结果，故多数患者有腹腔手术史。CT 扫描可见病灶中心钙化。

本病治疗以手术切除为主，对确诊的较小脂肪瘤可暂时观察，如有明显增大，可行手术治疗。目前尚未有肝脂肪瘤恶变的报道，预后良好。

（五）肝脏炎性假瘤

本病发病率低，多发生于肺部，肝脏少见。其病因可能与感染和免疫反应导致静脉狭窄、闭塞有关。炎性假瘤的基本病理特征是炎性增生性肿块，即由纤维基质和浆细胞为主的各种慢性炎性细胞浸润所形成的局灶性病变，体积可从直径数厘米大至占据整个肝叶。患者可有发热、上腹部不适、白细胞增多等表现，少部分患者可有 AFP 升高。本病无论临床、影像学表现抑或肉眼观察常难以与肝脏恶性肿瘤鉴别，故诊断依赖组织病理。

肝脏炎性假瘤发展缓慢，症状较轻，预后多数良好。在病例诊断明确的前提下，多数推荐以内科治疗为主。对未行手术或难以手术的患者，有文献报道可采用激素治疗。手术切除既可获得明确病理诊断，又可避免延误病情，同时疗效满意。

（六）肝纤维性肿瘤

肝纤维性肿瘤是一种罕见的肝内巨大结节性肿瘤，包括纤维瘤、孤立性纤维间皮瘤、卵巢外纤维型卵泡膜瘤等，多发于老年人。肿瘤切面呈编织状，中央可有坏死或囊性变。镜下可呈致密的纤维组织，或呈大量梭形纤维组织束状排列，可见核分裂象。肿瘤与正常肝组织分界清楚，体积很大，CT 表现为边界清晰、密度均一的肿块。手术切除后不复发。

（七）肝其他良性肿瘤

肝脏最常见的良性肿瘤为肝血管瘤、肝脏局灶结节性增生及肝腺瘤。其他诸如肾上腺或胰腺残余瘤、黏液瘤、施万细胞瘤、淋巴管瘤、平滑肌瘤、间皮瘤及错构瘤等在临床较为罕见。在诊断困难时，应考虑到上述疾病可能，特别应注意与肝脏恶性肿瘤的鉴别。

五、肝脏良性肿瘤的手术治疗

上述大多数肝脏良性肿瘤仍需要以手术治疗为主，下面就肝脏良性肿瘤的手术治疗进行总结性讨论。

目前公认的世界首例肝脏切除手术是由德国外科医师 Carl Langenbuch 于 1888 年完成的。随后，Tiffany、Luke 和 Keen 等相继于 1890 年、1891 年及 1899 年成功完成了肝脏切除手术。至此以来，肝脏外科已经历了百余年的发展历程。然而，由于肝脏解剖结构复杂、血供丰富，术中出血难以控制，术后并发症多，手术死亡率高，一直制约着肝脏外科的发展。

1951 年，瑞士的 Hjortsjo 首次建立了肝脏管道铸型腐蚀标本和胆管造影的研究方法，经过 10 例观察提出肝动脉和肝胆管呈节段性分布，并将肝脏分成内、外、后、前、尾共 5 段。1957 年，Couinaud 根据肝静脉的分布，提出了具有里程碑式意义的肝脏八段解剖分段法。肝脏解剖学的研究，反过来亦促进了肝脏外科的发展。20 世纪 50 年代中期时，Goldsmith 和 Woodburne 强调肝叶切除术应严格遵循肝脏内部的解剖，因而提出规则性肝叶切除术的概念。Quattlebaum 于 1952 年对一位肝血管瘤患者成功施行了肝右叶切除手术，并于 20 世纪 50 年代末期提出广泛肝切除手术的要素，包括充分显露、入肝血管结扎、完全游离肝脏、钝性分离肝实质。这些观点至今在肝脏手术中仍然不失其重要性。与此同时，输血技术的应用、麻醉技术的改进及抗生素的问世等，都大大促进了肝脏外科的发展。1980 年，Starzl 发明了扩大的肝右叶切除术，其术式至今仍为常用方法。Hugeut 用肝血管阻断方法进行肝左叶扩大切除术，在肝血管阻断下，可以在无血的情况下沿肝右静脉向远端分离，手术结束时，可以清楚地看到肝右静脉走行在肝断面上。自 20 世纪末期以来，随着肝移植技术的发展，国内外学者对体外静脉—静脉血液转流、肝脏缺血耐受时限、肝脏低温灌注和离体肝脏体外保存等方面进行了深入研究，体外肝脏手术的概念逐渐建立起来，从而有效提高了病变肝脏切除的安全性、准确性和根治性。

相对恶性肿瘤而言，肝脏良性肿瘤由于其早期常无症状，故发现时往往瘤体已较大。近年文献报道，肝脏良性肿瘤切除术的手术死亡率为 0 ~ 3%，手术并发症发生率为 10.7% ~ 27%。值得注意的是，如肿瘤已致相关并发症，则手术风险将大大增加，如当肝血管瘤发生破裂出血后，手术死亡率高达 36.4%。因此，应加强对肝脏良性肿瘤外科治疗的重视，特别是对手术指征的把握、术式的选择、手术技巧和应急处理等问题更应做到心中有数，以提高肝脏良性肿瘤外科治疗水平。

（一）适应证及禁忌证

肝脏良性肿瘤的治疗方法多样，包括随诊观察、介入放射治疗、局部注射药物及手术切除等。其中，手术切除因其能够彻底清除病灶、获得病理组织学诊断等优势，地位不容忽视。另一方面，相对于恶性肿瘤，肝脏良性肿瘤是肝脏的局部病变，其余肝组织大都正常，患者肝功能也往往正常，因此，局限性的肝良性肿瘤是肝切除的最佳适应证。应该注意到，不同类型的肝脏良性肿瘤，对于手术时机的选择有所不同，应在充分理解肝脏良性肿瘤手术适应证的基础上根据具体情况灵活应用。

1. 肝脏良性肿瘤手术的适应证

（1）不能除外恶性肿瘤可能的肝占位性病变，特别是少数良性肿瘤可伴有 AFP 升高，术前鉴别诊断十分困难，对此类患者手术指征应适当从宽把握。

（2）瘤体巨大或短期内生长迅速，易并发破裂或恶变者。

（3）诊断明确，肿瘤位于肝左外叶或边缘部，伴有较明显的症状。

（4）肿瘤已发生破裂或其他并发症者。

2. 肝脏良性肿瘤手术的禁忌证

（1）无症状的肝脏良性肿瘤，且排除恶变可能。

（2）中央部或Ⅰ、Ⅷ段可明确性质的小肿瘤。

（3）患者一般状况较差，难以耐受手术，或同时并发其他肝脏疾病致肝功能受损，术后肝脏功能难以代偿。

（二）手术方式

临床上最常用的是肿瘤包膜外切除、局部不规则切除及规则性肝叶切除。目前还有微创腹腔镜肝叶切除术和仍有争议的体外肝脏手术。

1. 常规手术切口选择

肝脏切除手术常用的切口包括肋下弧形切口、上腹正中切口、上腹屋顶形切口、上腹"人"字形切口和"鱼钩"形切口。应根据肿物所在部位，同时结合肿物大小、患者体型情况、肋弓角度大小进行选择，以达到良好的暴露和充分的游离，同时适当的切口选择也是减少肝切除手术中出血的重要因素之一。

2. 非规则肝切除的方法

包括肿瘤包膜外切除术、局部不规则切除术等方法在内的切肝方法，可用指捏法、止血钳压碎法、肝钳法、缝合法、止血带法、微波固化法、超声吸引法、刮吸法、水压分离法等。无论使用哪种方法，关键是不能损伤肝门静脉、肝静脉主干。当病变紧靠主要的血管时，可用无损伤血管钳钳夹，先将病灶切除，然后才有足够的空间暴露、检查血管是否受损伤并根据具体情况做出修补或吻合，恢复血管的通畅。

3. 肝血流阻断方法

肝切除手术首要的问题是如何控制术中出血。大量研究表明，术中出血与术后并发症的发生率及病死率呈明显的正相关关系。常用的肝血流阻断方法包括如下几种。

（1）第一肝门血流阻断法（Pringle法）：用1根橡胶管通过小网膜孔绕肝十二指肠韧带两圈后扎紧，以阻断肝动脉和肝门静脉血流，减少切肝时的出血。其特点是无须分离、解剖第一肝门，具有止血确切、简便、安全等优点。除第一、第二和第三肝门区肿瘤外，几乎可用于各类型的肝切除术。但该法最大的缺点是阻断了肝动脉及肝门静脉的入肝血流，为了减少肝脏热缺血损害，肝门阻断应有时间限制。肝叶切除术时暂时阻断血供的Pringle手法已应用100余年，但阻断血供时限研究绝大多数为动物实验，尤其是肝硬化时阻断时限尚缺乏临床研究。目前的经验认为，对于无肝硬化的患者，持续阻断时间在30min内是安全的；而对于伴有轻至中度肝硬化的患者，控制在20min内也是安全的。但对于重度肝硬化的患者，最好不用此方法。

（2）单侧入肝（半肝）血流阻断法：本方法又分为完全性半肝入肝血流阻断和选择性半肝入肝血流阻断两种。两者区别在于是否分离肝动脉及肝门静脉分支后进行阻断。单侧入肝血流阻断的优点是，保留了健侧肝脏的正常血供，不造成健侧肝损害，尤其是肠系膜血流仍可通过健侧肝脏回流入体循环，不会发生因肝门阻断所造成的肠道内细菌及内毒素移位和肠黏膜损伤，术后肝功能损害轻，患者恢复快。本方法特别适用于合并有肝硬化的患者。然而，单侧入肝血流阻断法需要有熟练的肝门解剖技术，否则易误伤Glisson鞘内的管道，造成出血或胆漏。

（3）选择性肝门阻断法：本方法是解剖第一肝门，切肝时阻断肝门静脉主干，患侧肝动脉按需要阻断。本方法不需要解剖位置较深而又紧贴肝实质的肝门静脉分支，操作相对容易。此法阻断了75%的入肝血供，可以有效减少出血；同时又保证了肝动脉的供氧，故常温下阻断时间可明显延长，为切肝提供了足够的时间，适合于对合并有肝硬化的患者行肝段的非解剖性切除。曾有学者报道应用此法阻断长达105min仍未见肝损害。

（4）全肝血流阻断法：本方法主要是用来处理位于第一、第二、第三肝门的病变或中央型的肝脏肿瘤及来自肝后下腔静脉和肝静脉的大出血和空气栓塞的问题。对于一些复杂的肝切除手术，切肝前均需做好全肝血流阻断的准备，在肝上、肝下、下腔静脉和第一肝门预置血管吊带备用阻断。尽管时常是"备而不用"，但可以防止术中意外的发生，增加手术的安全性。应该注意到，肝血流阻断虽能有效地减少肝切除术中的出血，但同时也会造成肝缺血和再灌注损伤，而且会对术中机体的血流动力学造成一定影响。

4. 腹腔镜肝叶切除术

1996 年，Azagra 等首次进行真正意义上的腹腔镜肝切除术。此后腹腔镜肝切除的报道不断增多。根据欧洲一项多中心 87 例手术资料分析，腹腔镜肝叶切除治疗肝脏良性肿瘤无手术死亡，并发症发生率为 5%，术中输血率为 6%，中转或术后开腹手术为 10%，其中 45% 因出血而再次手术探查。术后平均住院时间仅为 5d（2~13d）。目前认为腹腔镜下切除肝良性肿瘤是安全可靠的，但仅适用于肝左叶和右前部的肿瘤。尽管有报道称已成功完成腹腔镜下肝Ⅶ、Ⅷ段血管瘤切除术，但笔者认为由于显露困难使手术过程复杂费时、术中出血不容易控制等原因，目前该方法不推荐应用于中央部肿瘤或是巨大肿瘤的肝叶切除。

5. 体外肝脏手术

有学者曾提出对不能采用常规或非常规肝切除方法切除的巨大肝脏良性肿瘤也可考虑施行体外肝脏手术，理由是这样的肝脏储备功能良好，手术的耐受能力强。但肝脏良性肿瘤是否值得冒如此大的手术风险进行体外肝脏手术是争论的焦点。

（三）手术注意事项

考虑到肝脏良性肿瘤的生物学特点，大多数情况下在行肝切除术时通常不用考虑肿瘤复发和所谓"安全切缘"的问题，因此在切除肿瘤的同时应最大限度地保留正常肝脏组织，并尽可能地减少术中失血。在手术过程中，应注意如下问题。

（1）当肝脏占位病变与恶性肿瘤鉴别困难时，常以恶性肿瘤进行手术探查，因而主张施行规则性肝叶切除或有一定"安全切缘"的局部切除。但是，对于中央型和位于Ⅰ、Ⅷ段的 5cm 以下小肿瘤因位置深，操作时较为困难，手术风险高，仍应选择局部切除，以免患者因较小的良性肿瘤而损失大量肝组织或引发严重手术并发症。

（2）当肿瘤体积巨大时，应注意做好全肝血流阻断的准备。因为绝大多数此类肿瘤直接压迫下腔静脉和第一、第二肝门，由于肿瘤体积大，术中显露困难，肝内血管分布失常，术中较易损伤下腔静脉或肝静脉主干导致大出血。此外，在分离切除紧贴下腔静脉的肿瘤时，常可因肝短静脉处理不当而引发出血，常见原因是肝短静脉结扎线脱落、钳夹止血不当而使下腔静脉损伤。术中一旦出现下腔静脉或肝静脉主干出血，最好立即行全肝血流阻断并修复损伤血管，切不可在慌乱中盲目钳夹，以免造成更为严重的损伤。在注意控制出血的同时，还应注意对于巨大肝脏肿瘤，常已压迫周围胆管，在行半肝或扩大半肝切除时常易损伤肝内或肝外胆管，因此术中除仔细解剖辨认外，探查胆总管并置 T 形管引流是防止胆管损伤和术后胆漏的重要措施。对已明确发生严重肝胆管损伤者，应努力仔细修复后行 T 形管引流或改行胆肠 Roux-en-Y 内引流术并在肝下放置较长一段时间的负压引流管。

第四节　原发性肝癌

原发性肝癌是一种常见的恶性肿瘤，为癌症致死的重要原因之一，全球每年发病人数达 120 万人。在世界范围内居男性常见恶性肿瘤第 7 位，居女性恶性肿瘤的第 9 位，在我国列为男性恶性肿瘤的第 3 位，仅次于胃癌、食管癌，女性则居第 4 位。原发性肝癌是非洲撒哈拉一带和东南亚地区最常见的恶性肿瘤之一。近年来，乙型和丙型传染性肝炎在全球的流行导致了亚洲和西方国家肝癌发病率快速升高。我国原发性肝癌的分布特点是：东南沿海高于西北和内陆；东南沿海大河口及近陆岛屿和广西扶绥地区，形成一个狭长明显的肝癌高发带。通常，男性较女性更易罹患原发性肝癌，我国普查资料表明，男女发病比约为 3：1。原发性肝癌可发生在任何年龄，但以中壮年为多见。据我国 3 254 例的统计分析，平均患病年龄为 43.7 岁，而非洲班图族人的平均年龄为 37.6 岁，印度为 47.8 岁，新加坡为 50 岁，日本为 56.6 岁，美国为 57 岁，加拿大为 64.5 岁；而在原发性肝癌高发地区主要见于较年轻的人中，如莫桑比克 25～34 岁年龄组的男性肝癌发病率约为英、美同龄组白人的 500 倍。但在 65 岁以上年龄组中，前者发病率仅为后者的 15 倍。我国原发性肝癌的比例远较欧美为高，据卫生部统计，我国每年约 13 万人死于肝癌，占全球肝癌死亡总数的 40%。因此，研究原发性肝癌的病因、诊断和治疗是我国肿瘤工作的一项重要任务。

一、病因

原发性肝癌的病因迄今尚不完全清楚，根据临床观察和实验研究，可能与下列因素有关。

1. 乙型肝炎病毒（HBV）

一般说来，相关研究已证实肝细胞癌（HCC）的发病率与 HBsAg 携带者的流行率呈正相关关系。由于东南亚和非洲撒哈拉地区 HBsAg 流行率很高（超过 10%），所以这些地区的肝细胞癌发生率也是最高的。但在大部分欧美国家的人群中，肝细胞癌发病率低，其 HBsAg 携带者的流行率也低。用克隆纯化的 HBV-DNA 杂交试验证明，由肝细胞癌建立的肝细胞系，肝细胞癌患者的恶性肝细胞以及长期无症状的 HBsAg 携带者肝细胞的染色体组中都整合进了 HBV-DNA。在非肝细胞癌患者中这种整合现象的存在表明整合不足以发生肝细胞癌。总之，在若干（不同的）人群中 HBV 和肝细胞癌之间的强度、特异性和一致性的关系，HBV 感染先于肝细胞癌发生的明确证据，以及来自实验室研究的生物学可信性，都表明 HBV 感染和肝细胞癌发生之间呈因果关系。

2. 黄曲霉素

黄曲霉素是由黄曲霉菌产生的真菌毒素。主要有 4 类：黄曲霉素 B_1、黄曲霉素 B_2、黄曲霉素 G_1 和黄曲霉素 G_2。在动物实验中证明黄曲霉素有很强的致癌作用。其中黄曲霉素 B_1 的作用最显著，但对人的致癌作用证据尚不足。不过，流行病学调查资料表明，随着饮食中黄曲霉素水平的增加，肝癌发生率也随之增高。

3. 肝硬化

肝硬化与肝细胞癌的关系密切，据 1981 年全国肝癌协作组收集的 500 例病理资料，肝硬化的发生率为 84.4%，而肝硬化绝大多数属于大结节型的坏死后肝硬化。大结节性肝硬化常见于非洲和东南亚地区，这些地区为肝细胞癌的高发区。而小结节性肝硬化常见于欧洲和美国的肝细胞癌低发区。大结节性肝硬化的产生多半与 HBV 有关，并趋向于亚临床，患病的第一信号通常与肝细胞癌有关。因此，有人总结肝癌的发病过程为急性肝炎—慢性肝炎—肝硬化—肝细胞癌。这进一步说明了 HBV 可通过启动致癌过程，或既充当启动因子又通过与肝硬化有关的肝细胞再生作为后期致癌剂，从而引起肝细胞癌。

4. 其他

遗传因素是值得进一步探讨的，江苏启东市调查 259 例肝癌患者家族，发现有 2 人以上患肝癌的有 40 个家族，占 15.4%。非洲班图族肝细胞癌多见，而居住于当地的欧洲人则肝癌少见。另外，还有较多致癌很强的化学物质——亚硝胺类化合物可以诱发原发性肝细胞癌。肝癌患者中约有 40% 有饮酒史，吸烟致癌的系列研究中某些观察结果表明，肝细胞癌有中等程度增高。有人提示血吸虫与肝癌也有联系。众所周知，口服避孕药的妇女患肝细胞腺瘤的危险性增加。综上所述，原发性肝癌的演变过程是多种多样的，因此，对其病因尚无法得出肯定性结论。

二、病理

原发性肝癌大体形态可分为 3 型：结节型、巨块型和弥漫型（图 4-1），其中以结节型为多见。结节型肿瘤大小不一，分布可遍及全肝，多数患者伴有较严重的肝硬化。早期癌结节以单个为多见，多发癌结节的形成可能是门静脉转移或癌组织多中心发生的结果，本型手术切除率低，预后也较差。巨块型呈单发的大块状，直径可达 10cm 以上，也可由许多密集的结节融合而成，局限于一区，肿块呈圆形，一般比较大，有时可占据整个肝叶。巨块型肝癌由于癌肿生长迅速，中心区容易发生坏死、出血，使肿块变软，容易引起破裂、出血等并发症。此型肝癌也可伴有肝硬化，但一般较轻。弥漫型肝癌较少见，有许多癌结节散布全肝，呈灰白色，有时肉眼不易与肝硬化结节区别，此型发展快，预后差。

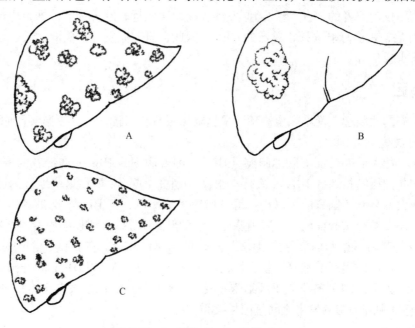

A. 结节型；B. 巨块型；C. 弥漫型

图4-1　原发性肝癌的大体类型

中国肝癌病理协作组根据500例尸检肝癌大体特征的研究，提出了四大型六亚型的分类法。①弥漫型：小癌结节弥漫性地散布于全肝，因而此种类型仅在肝癌尸检病例中可以见到。②块状型：癌块直径在5~10cm之间，超过10cm为巨块型。根据癌块的数量与形态又分为单块状型、融合块状型和多块状型3个亚型。③结节型：癌结节直径为3~5cm，又分为单结节型、多结节型和融合结节型3个亚型。④小癌型：单个或双个癌结节，直径小于或等于3cm。血清甲胎蛋白阳性者在肿瘤切除后转为正常。

从病理组织来看，原发性肝癌也可分为3类：肝细胞型、胆管细胞型和二者同时出现的混合型。①肝细胞型肝癌：占绝大多数，为85%以上。癌细胞呈圆形或多角形，核大而核仁明显，胞质丰富呈颗粒状，癌细胞排列成索状或巢状，尤以后者为多见。②胆管细胞型肝癌：多为单个结节，极少合并肝硬化，血清AFP阴性。肿瘤因含有丰富的纤维间质而呈灰白色，质地实而硬。③混合型肝癌：肝细胞癌与胆管细胞癌同时存在，称为混合型肝癌。两种癌细胞成分可以在一个结节中不同区域或混合存在，通常认为源自同一细胞克隆。混合型肝癌多合并有肝硬化，在临床上更多地表现出肝细胞癌的特征。

Anthony根据263例肝细胞癌的细胞形态、排列以及间质多少的不同，将肝细胞癌分为4型：①肝细胞型（77.7%），癌细胞的形态及其排列与正常肝细胞极为相似。②多形细胞型（11.4%），此型癌细胞多种多样，排列不规则，成窦性团块，无小梁和血窦。③腺样型（7.2%），癌细胞呈腺管状结构。④透明细胞型（1.5%），癌细胞似透明细胞，内含有糖原和脂肪。胆管细胞癌较少见，细胞多呈立方形或柱状，排列形成大小不一的腺腔。混合型最少见，癌细胞的形态部分似肝细胞，部分似胆管细胞，有时混杂，界限不清。

原发性肝癌极易侵犯门静脉和肝静脉引起血行转移，肝外血行转移至肝门淋巴结最多，其次为胰周、腹膜后、主动脉旁及锁骨上淋巴结。此外，向横膈及附近脏器直接蔓延和种植性转移也不少见。

三、临床表现

原发性肝癌的临床表现和体征多种多样，往往在患者首次就诊时多已属晚期。主要原因是除了肝癌生长迅速，在某些病例中肿瘤倍增时间可短至10d内。另外，肝脏体积大意味着肿瘤在被感觉到或侵犯邻近的脏器结构前必定已达到相当大的体积；肝脏大的储备量，使大部分肝脏组织被肿瘤替代前不会出现黄疸和肝功能衰竭。因此，肝细胞癌起病隐匿，并在早期处于静止阶段，难以做出早期诊断；加之缺乏特异性症状与体征，肝脏深藏于肋缘内，触诊时手难以触及，况且肝功能生化检查缺乏特异性变化等综合因素，皆延迟了肝癌的进一步诊断。到发展为大肝癌方始治疗，已无法改变其不良预后。由于肝细胞癌自发地表现出症状时预后已很差，近年来，人们越来越多地把注意力集中到早期诊断上，采用血清AFP检测、B超检查、CT、MRI等有助于早期发现。在高危人群的普查中，可以发现几乎无症状的小肝癌，即所谓的"亚临床期肝细胞癌"。肝癌常见的临床表现是肝区疼痛、肝肿大或腹胀、食欲减退、消瘦、乏力和消化道症状等。

1. 肝区疼痛

肝区疼痛是最常见的症状和最常开始的主诉。疼痛多为持续性隐痛、钝痛、胀痛，有时可散发至背部，或牵涉到右肩痛。如疼痛逐渐加重，经休息或治疗仍不见好转，应特别警惕是否患肝癌的可能。疼痛多由癌肿迅速生长使肝包膜紧张所致。如突然发生剧烈的腹痛并伴有腹膜刺激征和休克，多有肝癌破裂的可能。肝硬化患者出现原因不明的上腹部疼痛时，应当怀疑肝细胞癌的可能。

2. 腹胀

患者可因腹胀自动减食而加速消瘦，体重减轻。当患者腹围增大或全腹胀时，应考虑有中等或大量腹水。在肝硬化患者中出现原因不明的肝肿大或腹水（尤其是血性腹水），应警惕肝细胞癌发生的可能。门静脉或肝静脉癌栓，可出现顽固性腹水或腹胀。

3. 食欲减退、恶心、呕吐等消化道症状

典型的肝细胞癌的症状是上腹部疼痛伴不同程度的虚弱、乏力、厌食、消瘦和腹胀，其消化道症状诸如恶心、呕吐、便秘、腹泻和消化不良也可出现，但这些非特异性表现对诊断帮助甚微。

4. 发热

肝区疼痛或不明显原因的发热应怀疑肝癌的可能，因为巨块型肝癌易发生坏死，释放致热原进入血液循环引起发热。

临床上常见的肝癌患者的体征以肝肿大为主要症状占94%以上。如患者在短期内肝脏迅速肿大，肋下可触及肿块，质硬有压痛，表面光滑或有结节感，更易诊断。如肿块位于肝的下部则比较容易扪到，如肿块位于膈顶部，可见右膈肌上抬，叩诊时浊音界也抬高，有时膈肌固定或运动受限，甚至出现胸水。晚期肝癌可出现脾肿大，这是因为原有长期肝硬化病史，脾肿大是由门静脉高压所引起。脾在短期内增大应警惕门静脉癌栓阻塞的可能性。

除上述症状和体征外，有临床肝硬化背景的患者可能出现黄疸，初诊时黄疸可能为轻度，随着病程的进展，黄疸逐渐加深。黄疸多见于弥漫型或胆管细胞癌。癌肿结节压迫胆管或因肝门区淋巴结肿大压迫胆管时，均可出现黄疸。当肝硬化严重而有肝癌的患者还可出现一系列肝硬化的症状，如鼻衄、牙龈出血，以及门静脉高压所致呕血或黑便等。

由于肝癌的早期症状和体征不明显，而且部分患者无症状和体征，所以早期普查越来越受到重视。

四、诊断

1. 诊断标准

2001年9月在广州召开的第八届全国肝癌学术会议上通过的肝癌诊断标准如下。

（1）AFP≥400μg/L，持续4周，能排除妊娠、生殖腺胚胎源性肿瘤、活动性肝病及转移性肝癌，并能触及肿大、坚硬及有大结节状肿块的肝脏或影像学检查有肝癌特征的占位性病变。

（2）AFP＜400μg/L，能排除妊娠、生殖系胚胎源性肿瘤、活动性肝病及转移性肝癌，并有两种影像学检查有肝癌特征的占位性病变或有两种肝癌标志物（DCP、GGTⅡ、AFU及CA19-9等）阳性及一种影像学检查有肝癌特征的占位性病变。

（3）有肝癌的临床表现并有肯定的肝外转移病灶（包括肉眼可见的血性腹水或在其中发现癌细胞）

并能排除转移性肝癌。

肝细胞癌治疗历经令人失望的漫长岁月后，在过去 20 多年间迎来了诊断和治疗方面的重大进展。自从采用 AFP 检测以来，肝癌的诊断水平有了迅速提高，我国临床诊断的正确率已达 90% 以上。尤其是肿瘤影像技术的显著进步，如血管造影术、CT 和超声显像术再加上 MRI 使肝癌的早期诊断变得更容易。但由于肝癌早期症状不明显，中晚期症状多样化，AFP 检测虽然对原发性肝癌诊断有特异性，但在临床上有 10% ~20% 的假阴性，因此，在肝癌的诊断过程中，医务人员必须根据详细的病史、体格检查和各项化验检查以及某些特殊检查结果加以认真分析，从而做出正确的诊断。

肝癌多见于 30 岁以上的男性，但在肝癌多发地区，发病年龄高峰移向更年轻人群，这与肝炎发生于年轻人群的流行病学特点相吻合。据我国统计 3 254 例，平均为 43.7 岁；非洲班图族人的平均发病年龄为 37.6 岁，在美国则为 57 岁，故在多发地区肝癌的高发率主要是发生在较年轻的患者。

2. 免疫学检查

肝癌诊断上的突破性进展是肿瘤标志物 AFP 的发现。1956 年 Abelev 利用新生小鼠血清为抗原，制备成抗血清，首先在带有移植性肝细胞癌的小鼠血清中发现此种胚胎性血清蛋白。1964 年 Tatarinov 首先证实原发性肝癌患者血清中存在 AFP。此后，血清的 AFP 检测试验便广泛用于临床上诊断原发性肝癌。

AFP 是在胚胎时期在肝实质细胞和卵黄囊中合成的，存在于胎儿血清中，在正常成人血清中一般没有这种蛋白，即使有也是极微量。但当发生肝细胞癌时，在血清中又出现这种蛋白。肝细胞癌具有合成 AFP 的能力，对诊断原发性肝癌提供了有力依据。我国率先使用 AFP 测定进行大规模的肝癌普查，在临床诊断亚临床期肝癌方面积累了大量资料，阳性率达 72.3%，于是给原发性肝癌的早期诊断及早期手术开辟了道路。

肝细胞癌的分化程度与 AFP 也有一定的关系，高度分化及低度分化的肝细胞癌或大部分肝细胞癌变性坏死时，AFP 的检测结果可呈假阴性。有人在分析临床病例的基础上，归纳几点：①AFP 在肝细胞癌患者血清中出现占 60% ~90%，但在胆管细胞癌患者中不出现。②在肝转移癌的患者中不出现。③肝脏的良性肿瘤和非肿瘤造成的肝病患者中不出现 AFP。④经手术完全切除肝细胞癌后，血清中 AFP 即消失，随访过程中，AFP 又出现阳性时，说明癌肿复发。

目前常用的 AFP 检测方法是抗原抗体结合的免疫反应方法。临床上常用的琼脂扩散和对流免疫法是属于定性的诊断方法，不很灵敏，但比较可靠，特异性高，肝癌时的阳性率大于 80%。若用比较灵敏的放射免疫法测定，可有 90% 的患者显示有不同程度的血清 AFP 升高。各种不同方法能测得的血中 AFP 含量的范围如下：

琼脂扩散法 >2 000μg/L

对流免疫法 >300μg/L

反向间接血凝法 >50μg/L

火箭电泳法 >25μg/L

放射免疫法 >10μg/L

AFP 假阳性主要见于肝炎、肝硬化，占所有"假阳性"的 80%。另外，生殖腺胚胎癌因含卵黄囊成分，故可以产生一定量的 AFP。除此之外，胃肠道肿瘤，特别是有肝转移者也可能有 AFP 假阳性出现。

血清 AFP 虽是诊断肝癌的可靠指标，但存在着较高的假阳性或假阴性。随着分子生物学的发展，已经可以采用反转录聚合酶链式反应（RT-PCR）来检测外周血 AFP mRNA，其灵敏度比放射免疫法还高，有助于肝癌早期诊断、肝癌转移或术后复发的监测。

除 AFP 诊断肝癌以外，较有价值的肝癌标志物探索正方兴未艾。例如：

α-L-岩藻糖苷酶（AFU）：AFU 属溶酶体酸性水解酶类，主要生理功能是参与岩糖基的糖蛋白、糖脂等生物活性大分子的分解代谢。1980 年法国学者 Deugnier 等研究发现，原发性肝癌患者血清 AFU 升高。AFU 超过 110nKat/L（1nKat = 0.06IU）时应考虑为肝细胞癌。在 AFP 阴性的病例中，大约有 70% ~

85%出现 AFU 的阳性结果，在小肝癌病例血清 AFU 的阳性率高于 AFP，因此同时测定 AFU 与 AFP，可使肝癌的阳性检出率从 70% 提高至 90% ~94% 。AFP 阴性和 AFP 升高而不足以诊断肝癌患者，其血清 AFU 的阳性率达 80.8% 。肝组织活检证实为肝癌患者，血清 AFU 的阳性率（67%）为 AFP 阳性率（20%）3 倍以上。因此，AFU 测定对 AFP 阴性和小细胞肝癌的诊断价值更大。

CA19-9：它是一种分子量为 5 000kD 的低聚糖类肿瘤相关糖类抗原，其结构为 Lea 血型抗原物质与唾液酸 Lexa 的结合物。CA19-9 为消化道癌相关抗原，是胰腺癌和结、直肠癌的标志物。血清 CA19-9 阳性的临界值为 37kU/L。肿瘤切除后 CA19-9 浓度会下降；如再上升，则可表示复发。结直肠癌、胆囊癌、胆管癌、肝癌和胃癌的阳性率也会很高。若同时检测 CEA 和 AFP 可进一步提高阳性检出率。

癌胚抗原（CEA）：正常 <2.5μg/L。原发性肝癌可有升高，但转移性肝癌尤多。

碱性磷酸酶（AKP）：正常 <13 金氏单位，肝癌中阳性率 73.7%，肝外梗阻 91.2% 。同工酶 AKP 为肝癌特异，原发性肝癌 75% 阳性，转移肝癌 90% 阳性。

γ-谷氨酰转肽酶（γ-GTP）：正常 <40 单位，肝癌及梗阻性黄疸皆可升高。

5′核苷酸磷酸二酯同工酶 V（5′-NPD-V）：原发性肝癌 70% 阳性，转移性肝癌 80% 阳性。

铁蛋白（Ferritn）：正常值 10 ~200μg/L，肝癌中升高占 76.3%，有报道在 AFP <400μg/L 的肝癌病例中，70% 铁蛋白 >400μg/L。从以上介绍不难看出，除 AFP 外，目前常用的肝癌肿瘤标志物大多缺乏特异性，但有助于 AFP 阴性肝癌的诊断。

3. 超声检查

自超声显像问世以来，使肝占位性病变诊断取得了很大进展。目前，超声显像在检查小病灶如小肝细胞癌方面已成为不可缺少的手段，并正在继续完善以进一步提高分辨力。超声显像根据肿瘤的形状可分为结节型、巨块型和弥漫型 3 种。①结节型：肿瘤与肝实质分界明显，因此，肿瘤能清晰识别，该型肿瘤可为单发或多发。②巨块型：肿瘤通常较大，直径 5cm 以上，虽然一般瘤体轮廓可辨，但较模糊。③弥漫型：瘤体不清晰，边界模糊，肝实质内呈弥漫性分布，可看到不均匀、粗糙的异常回声光点。

肝癌的超声回声类型有：①低回声，病灶回声比肝实质为低，常见于无坏死或出血、内质均匀的肿瘤。此型常见于小肝细胞癌、小的转移性肝癌及大的增生结节等。②周围低回声型，肿瘤以低回声环与肝实质清晰分隔，其瘤体内部回声可较周围实质稍高或等同，或者高低混合。③高回声型，其内部回声一般比周围实质高，从组织学上可见肿瘤广泛坏死或出血，此型见于有脂肪变性的肝细胞癌。④混合回声型，瘤体内部为高低回声混合的不均匀区域，可能因在同一肿瘤中出现各种组织学改变所致，此型常见于大肝癌和大的转移性肝癌。超声可显示直径 0.3cm 的癌结节，直径 3 ~5cm 的小肝癌呈圆形或不规则圆形，主要见于结节型肝癌；直径 6 ~7cm 的肝癌呈卵圆形团块，多由数个结节融合，边缘可辨认或模糊不清，大于 8cm 的巨块其形态多不规则；弥漫型肝癌多发生于肝硬化的基础上，肝弥漫性回声增强，呈密集或较密的粗颗粒状中小光点与强回声条索，其间散在多个细小的低回声结节；卫星样结节出现在肝癌大块病灶周围，癌灶部分包膜局部连续中断，有子结节突出；较大的低回声肿瘤边缘呈蚕食状，形态不整。小肝癌的超声表现为圆形、椭圆形，直径在 3mn 以下的结节，分低回声（77.4%）、强回声（16.2%）和等回声（6.4%）。小肝癌的超声图像特征是癌周围有声晕：①低回声（或相对低、弱回声）型，显示后方回声可增强，低回声中仍有少许强光点；大的低回声结节较少见，生长慢，坏死不明显，有门静脉、小胆管中断现象。②强回声型，显示周围有声晕，边缘不规则，内部回声较肝组织增强。③等回声型，显示肿瘤周围有低回声声晕，厚 1 ~2mm 或有薄的完整包膜，侧方有声影，无内收表现；或后方回声稍强，内部回声不均匀。

4. CT 影像

电子计算机断层扫描（CT）是借助电子计算机重建不同组织断面的 X 线平均衰减密度而形成影像。由于 CT 是逐层次扫描而且图像密度分辨率高，故与常规的 X 线摄影相比有很大优越性和特性。在各种影像检查中，CT 最能反映肝脏病理形态表现，如病灶大小、形态、部位、数目及有无病灶内出血、坏死等。从病灶边缘情况可了解其浸润性，从门脉血管的癌栓和受侵犯情况可了解其侵犯性，CT 被认为是补充超声显像估计病变范围的首选非侵入性诊断方法。

肝癌的 CT 表现，平扫表现：病灶几乎总是表现为低密度块影，部分病灶周围有一层更低密度的环影（晕圈征）。结节型边缘较清楚，巨块型和混合型边缘多模糊或部分清楚。有时也表现为等密度块影，极个别可呈高密度块影，衰减密度值与周围肝脏相似的肿瘤，无论肿瘤大小如何均难以以 CT 平扫所发现。因此，一般需增强扫描，其目的在于：①能更好地显示肝肿瘤。②发现等密度病灶。③有助于明确肿瘤的特定性质。增强表现：静脉注射碘造影剂后病灶和肝组织密度得到不同程度的提高，谓之增强。包括：①动态增强扫描：采用团注法动态扫描或螺旋 CT 快速扫描，早期（肝动脉期）病灶呈高密度增强，高于周围正常肝组织时间 10～30s，随后病灶密度迅速下降，接近正常肝组织为等密度，此期易遗漏；病灶密度继续下降肝组织呈低密度灶，此期可持续数分钟，动态扫描早期增强图像易于发现肿块直径小于 1cm 或 1～2cm 的卫星灶，也有助于小病灶的发现。②非动态扫描：普通扫描每次至少 15s 以上，故病灶所处肝脏层面可能落在上述动态扫描的任何一期而呈不同密度，极大部分病灶落在低密度期，因此病灶较平扫时明显降低。门脉系统及其他系统受侵犯的表现：原发性肝癌门静脉系统癌栓形成率高，增强扫描显示未强化的癌栓与明显强化的血液间差异大，表现条状充盈缺损致门脉主干或分支血管不规则或不显影。少数患者有下腔静脉癌栓形成。肝门侵犯可造成肝内胆管扩张，偶见腹膜后淋巴结肿大、腹水等。肺部转移在胸部 CT 检查时呈现异常，比 X 线胸片敏感。

近年来新的 CT 机器不断更新，CT 检查技术的不断改进，尤其是血管造影与 CT 结合技术如肝动脉内插管直接注射造影剂作 CT 增强的 CTA（CT-Angiography）、于肠系膜上动脉或脾动脉注射造影剂于门静脉期行 CT 断层扫描（CTAP），以及血管造影时肝动脉内注入碘化油后间隔 2～3 周行 CT 平扫的 Lipiodol-ct（Lp-cT）等方法，对小肝癌特别是直径 1cm 以下的微小肝癌的检出率优于 CT 动态扫描。但上述多种方法中仍以 CT 平扫加增强列为常规，可疑病灶或微小肝癌选用 CTA 和 CTAP 为确诊的最有效方法。

5. 磁共振成像（MRI）

MRI 可以准确地了解腹部正常与病理的解剖情况，由于氢质子密度及组织弛豫时间 T_1 与 T_2 的改变，可通过 MRI 成像探明肝脏的病理状态。虽然肝组织成像信号强度按所受的脉冲序列而变化，但正常肝组织一般均呈中等信号强度。由于肝的血管系统血流速度快，在未注射造影剂的情况下就能清楚地显示正常肝内血管呈现的低信号强度的结构。肝细胞癌的信号强度与正常肝组织相比所使用的以获得成像的 MRI 序列而不同，肝细胞癌的信号强度低于正常肝组织，用 MRI 成像可以证实肝细胞癌的内部结构，准确显示病灶边缘轮廓，清晰地描绘出肿瘤与血管的关系。由于正常肝组织与肝细胞癌的组织弛豫时间 T_1 与 T_2 的差别较显著，因此，MRI 成像对单发或多发病灶肝细胞癌的诊断通常十分容易。大部分原发性肝癌在 MRI T_1 加权像上表现为低信号，病灶较大者中央可见更低信号区，是坏死液在 T_2 加权像上多数病变显示为不均匀的稍高信号，坏死液化区由于含水增多显示为更高信号，包膜相对显示为等或高信号，原因是病变内含脂增多。含脂越多在 T_1 加权像上病灶信号越高。少部分原发性肝癌在 T_2 加权像上显示为等信号，容易遗漏病变，因而要结合其他序列综合确定诊断。部分小肝癌（＜3cm）出血后，病灶内铁质沉积，此种病变无论是在 T_1 加权像还是 T_2 加权像上，均显示为低信号。原发性肝癌病变中央区常因缺血产生液化坏死，MRI T_1 加权像上坏死区信号比肿瘤病变更低，在 T_2 加权像上则比肿瘤病变更高。MRI 对原发性肝癌包膜显示较 CT 好，由于包膜含纤维成分较多，无论在 T_1 加权像或 T_2 加权像均显示为低信号。尤其是在非加权像上，原发性病变表现为稍高信号，包膜为带状低信号，对比清晰，容易观察。文献报道极少数原发性肝癌病变由于肝动脉和门脉双重供血，在 CT 双期扫描时相中均显示为等密度而不易被检出，MRI 由于其密度分辨率高，则可清楚显示病变。

6. 肝血管造影

尽管近年 CT、超声显像和磁共振显像学检查方面有许多进展，但血管造影在肝肿瘤诊断与治疗方面仍为一重要方法。唯有利用肝血管造影才能清晰显示肝动脉、门静脉和肝静脉的解剖图。对直径在 2cm 以下的小肝癌，造影术往往能更精确迅速地做出诊断。目前国内外仍沿用 Seldinger 经皮穿刺股动脉插管法行肝血管造影，以扭曲型导管超选择法成功率最高，为诊断肝癌，了解肝动脉走向和解剖关系，导管插入肝总动脉或肝固有动脉即可达到目的，如怀疑血管变异可加选择性肠系膜上动脉造影。如目的在于栓塞治疗，导管应尽可能深入超选择达接近肿瘤的供血动脉，减少对非肿瘤区血供影响。肝癌的血管造影表现有：①肿瘤血管和肿瘤染色，是小肝癌的特征性表现，动脉期显示肿瘤血管增生紊乱，毛细血管期示肿瘤染色，小肝癌有时仅呈现肿瘤染色而无血管增生。治疗后肿瘤血管减少或消失和肿瘤染色变化是判断治疗反应的重要指标。②较大肿瘤可显示以下恶性特征如动脉位置拉直、扭曲和移位；肿瘤湖，动脉期造影剂积聚在肿瘤内排空延迟；肿瘤包绕动脉征，肿瘤生长浸润使被包绕的动脉受压不规则或僵直；动静脉瘘，即动脉期显示门静脉影；门静脉癌栓形成，静脉期见到门静脉内有与其平行走向的条索状"绒纹征"，提示门静脉已受肿瘤侵犯，有动静脉瘘同时存在时此征可见于动脉期。血管造影对肝癌检测效果取决于病灶新生血管多少，多血管型肝癌即使直径在 2cm 以下或更小也易显示。近年来发展的数字减影血管造影（DSA），即利用电子计算机把图像的视频信号转换成数字信号，再将相减后的数据信号放大转移成视频信号，重建模拟图像输出，显示背景清晰、对比度增强的造影图像。肝血管造影检查意义不仅在诊断、鉴别诊断，而且在术前或治疗前用于估计病变范围，特别是为了解肝内播散的子结节情况，血管解剖变异和重要血管的解剖关系以及门静脉浸润提供正确客观的信息。对判断手术切除可能性和彻底性以及决定合理的治疗方案有重要价值。血管造影检查不列入常规检查项目，仅在上述非创伤性检查不能满意时方考虑应用。此外血管造影不仅起诊断作用，有些不宜手术的患者可在造影时立即进行化疗栓塞或导入抗癌药物或其他生物免疫制剂等。

7. 放射性核素显像

肝胆放射性核素显像是采用 γ 照像或单光子发射计算机断层仪（SPECT）进行显像，近年来为提高显像效果致力于寻找特异性高、亲和力强的放射性药物，如放射性核素标记的特异性强的抗肝癌的单克隆抗体或有关的肿瘤标志物的放射免疫显像诊断已经用于临床，可有效增加放射活性的癌/肝比。^{99m}Tc-吡多醛五甲基色氨酸（^{99m}Tc-PMT）为一理想的肝胆显像剂，肝胆通过时间短，肝癌、肝腺瘤内无胆管系统供胆汁排泄并与 PMT 有一定亲和力，故可在肝癌、肝腺瘤内浓聚停留较长时间，在延迟显像（2~5h）时肝癌和肝腺瘤组织中的 ^{99m}Tc-PMT 仍滞留，而周围肝实质细胞中已排空，使肝癌或腺瘤内的放射性远高于正常肝组织而出现"热区"，故临床应用于肝癌的定性定位诊断，如用于 AFP 阴性肝癌的定性诊断，鉴别原发性和继发性肝癌，肝外转移灶的诊断和肝腺瘤的诊断。由于肝细胞癌阳性率仅 60% 左右，且受仪器分辨率影响，2cm 以内的病变尚难显示，故临床应用尚不够理想。

五、治疗

原发性肝癌是我国常见的恶性肿瘤，近年来诊断和治疗水平有了很大的提高。目前对肝癌的治疗和其他恶性肿瘤一样，采用综合疗法，包括手术切除、放射治疗、化学药物治疗、免疫疗法及中医中药治疗等。一般对早期肝癌采取手术治疗为主，并辅以其他疗法，对暂时不能切除的肝癌可经肝动脉插管化疗栓塞缩小后再切除，明显增加了手术切除率，减少了手术死亡率。因此，如何及时、正确地选用多种有效的治疗方法，或有计划地组合应用，是目前值得十分重视的问题。

1. 手术治疗

目前全球比较一致的意见是：外科手术切除仍是治疗肝癌的首选方法和最有效的措施。现代科技的高速发展，带动了外科技术的迅速进步，也使人们对肝癌切除概念不断更新。当今的肝脏外科已不存在手术禁区。

2. 导向化学药物治疗及栓塞疗法

近年来，原发性肝癌的诊断和治疗由于基础和临床研究的不断进步，已取得了突破性进展。经过积极合理的综合治疗，使肝癌治疗水平又上了一个新台阶。确切地说，不能切除的肝癌通过导向化学药物治疗缩小后可再切除。另外，联合药物化疗研究的结果颇为乐观。

（1）经肝动脉化疗（TAI）和栓塞（TAE）治疗肝癌：正常肝脏血供 25%~30% 来自肝动脉，70%~75% 来自门静脉，而肝癌的血供 90%~99% 的来自肝动脉。因此，栓塞后肝癌的血供可减少90%，致使肿瘤坏死、液化、缩小，获得良好的疗效。肝动脉化疗栓塞术被公认为是非手术治疗的首选方法，主要适用于不能切除的肝癌，特别是以肝右叶为主，或术后复发而无法手术切除者。对于不能根治切除的肝癌，经多次肝动脉化疗栓塞治疗后，如肿瘤明显缩小，应积极争取及时手术切除，使患者获得根治的机会。对于可一期根治性切除的肝癌，特别是直径小于5cm的单个结节肿瘤，宜积极予以及时手术切除，一般可不考虑术前应用肝动脉化疗栓塞。在切除术后辅以肝动脉化疗栓塞为主的综合治疗可清除可能残存的微小病灶并预防术后复发。鉴于肝癌存在多中心发生及高复发率，肝癌根治性切除术后采用积极的干预、治疗，预防术后复发是提高肝癌疗效的重要手段。肝癌根治性切除术后可采用多种方法的综合应用以预防复发。其中肝动脉化疗栓塞是切实可行的手段，其主要作用是进一步清除肝内可能残存的肝癌细胞，降低复发高峰期的复发率。肝动脉化疗栓塞对播散卫星灶和门静脉癌栓的治疗有一定限度，更难控制病灶的远处转移。为了达到长期防治的目的，需与其他治疗方法特别是生物治疗联合应用，以期在肝癌切除术后充分调动机体的生物学抗肿瘤机制，消灭残存的肿瘤细胞，并进一步阻断肝癌的复发。

1）联合化疗：常用药物为5-氟尿嘧啶、丝裂霉素、阿霉素、顺铂等。经临床观察，联合药物化疗优于单一用药化疗，证明联合用药有增效作用。局部化疗优于全身化疗。近年来，用微型血管化疗泵植入皮下，间歇性化疗药物注射也获得了满意的疗效。

2）TAE：是在肝动脉造影技术进步的基础上开展的，采用Seldinger技术，将导管超选择性地置入肝左、右动脉内进行栓塞、化疗。TAE具有以下的优点：①同时进行肝动脉造影，以明确病灶的部位、范围，发现B超、CT不能发现的病灶和病灶血供来源，因肿瘤的血供可来源于迷走动脉，如肠系膜上动脉（多数为肝右叶肿瘤）、胃十二指肠动脉（多数为肝左叶肿瘤）。②选择适应证范围较宽，对较晚期的病例或肿瘤累及全肝或门静脉肝内有癌栓尚可进行TAE治疗。③同时可以进行化疗，使用针对肿瘤细胞不同周期有效的抗癌药物且高浓度地达到肿瘤部位，较全身化疗药物的浓度可提高2~3倍，且不良反应明显减少，疗效更佳。较常用的是碘油类和碘化油或碘苯酯，可以选择地滞留在肿瘤血管甚至卫星结节的肿瘤血管内，保留时间在半年以上，达到长期栓塞和阻止侧支代偿形成的良好效果。

（2）门静脉化疗：由于门静脉血供在肝癌生长中的重要作用及肝癌细胞对门静脉系统的易侵入性，经门静脉注入化疗药物可选择性进入并作用于肿瘤生长最活跃的细胞，抑制癌细胞增生，控制肿瘤生长。在肝癌伴有门静脉癌栓的情况下，门静脉化疗更有其特殊重要的价值。在肝动脉阻断的情况下，随着门静脉对肿瘤血供的代偿性增加，经门静脉注入的化疗药物能更多地进入肿瘤组织。此外，化疗药物在低压、低流速的门静脉系统中缓慢流动，增加了肿瘤细胞接触化疗药物的时间，使药物在局部停留得更久。虽然有研究证明，肝动脉化疗时，对药物摄取远高于门静脉化疗，但是在肝动脉血流阻断的情况下，经门静脉化疗能显著提高疗效。

（3）经化疗泵化疗和栓塞治疗肝癌：化疗泵是一种植入式药物输注系统，其基本设想在于让抗癌药物有选择、高浓度、大剂量地进入肿瘤组织，从而提高抗癌效果，减少不良反应。皮下植入式输液器（化疗泵的前身）于1970年由Blackshear首先设计研制，20世纪70年代后期应用于临床。我国于20世纪80年代中期研制成功，继而应用于临床，目前已广泛应用于中晚期肿瘤的治疗，获得了较好效果。化疗泵的应用范围较当初明显扩大，可用于：①肿瘤的化疗。②通过化疗泵注入栓塞剂（主要是液态或末梢性栓塞剂，如碘化油），栓塞肿瘤供血血管。③通过化疗泵注入免疫调节剂，对肿瘤进行免疫治疗。④通过化疗泵注入造影剂进行肿瘤血管造影。⑤通过化疗泵注入镇痛药物用于晚期肿瘤的镇痛。化疗泵已广泛应用于多种肿瘤的治疗，如肝癌、乳腺癌、胃癌、胰腺癌和直肠癌等。其中，最常应用于肝癌的治疗。在肝癌的治疗中，化疗泵植入途径可分为肝动脉、门静脉和肝动脉—门静脉双途径。一般在术后两周开始灌注化疗。术中也可化疗1次。若肝动脉与门静脉同时置泵时，注药化疗可同时进行也可交替进行。

3. 射频消融术（RFA）

RFA引入我国只是近几年的事，但早在20世纪80年代中期，日本学者就已将其应用于临床。只不过当时是单电极，肿瘤毁损体积小，疗效也欠佳。经过改良，RFA双电极、伞状电极、冷却电极、盐水增强电极等陆续面世，使RFA在临床上的应用有了质的飞跃。其治疗原理为：插入瘤体内的射频电极，其裸露的针尖发出射频电流，射频电流是一种正弦交流电磁波，属于高频电流范围。此电流通过人体时，被作用组织局部由于电场的作用，离子、分子间的运动、碰撞、摩擦产生热以及传导电流在通过组织时形成的损耗热，可使肿块内的温度上升到 $70 \sim 110℃$，细胞线粒体酶和溶酶体酶发生不可逆变化，肿瘤凝固性坏死。同时为了防止电极针尖部周围组织在高温下碳化影响热的传导，通过外套针持续向针尖部灌注冰水，降低其温度，以扩大治疗范围和增强疗效。对于肝癌并发肝硬化者，由于肝纤维组织多，导电性差，热量不易散发，可形成"烤箱效应"，所以 RFA 治疗原发性肝癌的疗效好于继发性肝癌。RFA 的最佳适应证为直径≤3cm 病灶，少于 5 个的肝血管瘤患者和原发性、继发性、术后复发性肝癌患者，特别是肿瘤位于肝脏中央区、邻近下腔静脉或肝门的肿瘤，肝功能不低于Ⅱ级，患者一般情况尚可。由于 RFA 有多电极射频针，实际上对肿瘤直径在 5cm 左右的患者也可进行治疗。每周治疗 1 次，每次治疗 $1 \sim 3$ 个病灶，每个病灶治疗 $12 \sim 15min$。肝癌治疗方面，RFA 治疗后肿瘤的完全凝固坏死率为 $60\% \sim 95\%$，肿瘤直径越小者完全坏死率越高。目前报道 RFA 治疗的最大肿瘤为 $14cm \times 13cm \times 13cm$。多数临床病例报道 RFA 治疗后 1、3、5 年生存率不亚于手术组，且术后复发率显著低于手术组。另外，较 RFA 先应用于临床的经皮激光治疗和经皮微波固化治疗，其治疗原理与 RFA 相似，都是使肿瘤组织产生高温，形成坏死区。但插入瘤体内的光纤和微波电极周围组织，在温度升高后常伴随组织碳化，阻止了能量的输出，无法达到使肿瘤全部坏死的效果。两者治疗的适应证与 RFA 相似。RFA 以其适用范围广、痛苦小、安全、疗效可靠、可反复治疗，甚至可以在门诊进行治疗而成为微创治疗的新兴生力军。而经皮激光治疗和经皮微波固化治疗在肝脏外科中的应用似趋于冷落。但 RFA 治疗费用昂贵，并且难以与手术治疗的彻底性和 PEI 的普及性相比，还有待于进一步发展和完善。

4. 冷冻治疗

1963 年 Cooper 首先报道采用液氮冷冻治疗恶性肿瘤。1972 年 Southam 发现冷冻治疗肿瘤能够使患者获得对该肿瘤细胞的特异的免疫性，从而确立了冷冻治疗后产生免疫功能的设想。随着冷冻设备和技术的进步，近十几年来，冷冻治疗外科有了很大的发展。目前的冷冻治疗已经不仅广泛应用于各种体表良性肿瘤的治疗，还广泛地应用于内脏良恶性肿瘤的治疗。如胃癌、肺癌、直肠肛管癌和肝癌等。冷冻不仅能直接杀伤肿瘤组织细胞，而且还可以产生免疫效应。冷冻肿瘤细胞坏死后，可产生特异性肿瘤抗原，刺激机体产生特异抗体，通过抗体肿瘤细胞的免疫反应消灭残留的癌细胞。肝癌冷冻治疗常用的制冷剂有液氮（$-196℃$）、二氧化碳雾（$-78℃$）、氟利昂及氧化亚氮（笑气）等。目前最常用的制冷剂是液氮。液氮无色，无味，不易燃，易操作，它的气体无毒，无刺激性。是否能达到对全部肿瘤的有效低温是能否彻底杀死肿瘤细胞的关键。一般认为 $-40 \sim -60℃$ 足以杀死肝癌细胞，而 $-20℃$ 则未能杀死肿瘤细胞，从而使肿瘤周边部位术后肿瘤复发。肝癌的冷冻治疗一般采用液氮冷冻治疗机，先选择合适的探头（根据肿瘤大小和部位），将冷冻探头刺入病灶内至适当深度，降低冷冻探头的温度至最低点，使肿瘤组织冷冻成固形冰块，达到所需要的范围。如有可能，应先阻断肿瘤区的血液供应，然后冷冻，如此即可避免肿瘤的血行扩散，易于使肿瘤组织制冷，且不至于引起全身温度过于降低。能否将肿瘤细胞彻底地冷冻致死是冷冻治疗肿瘤成功的关键。因此医生应熟悉达到冷冻坏死的各种因素及其过程，才能根据肿瘤的大小、部位和组织类型等进行冷冻治疗。动物实验和临床研究表明，快速冷冻和缓慢复温的模式对组织细胞具有最大的破坏力。多次冻融比单次冻融的效果好。降温速度应为每分钟 $100℃$ 左右的梯度差急速冷冻，复温速度则应以每分钟 $1 \sim 10℃$ 的温度梯度缓慢复温。在这种条件下，对组织细胞的破坏程度最大。冷冻时间应为每次 $5 \sim 15min$。

5. 免疫治疗

1970 年 Burnet 提出肿瘤免疫监视概念以来，世界各地纷纷开展肿瘤免疫治疗的实验研究和临床观察。经过 20 多年的研究，基本上一致认为肿瘤的免疫治疗对消灭残癌，减少复发，改善机体的免疫状态有发展前途。目前，免疫治疗原发性肝癌有前途的方法还是非特异性免疫治疗。非特异性免疫治疗肿瘤的基本原则是：①提高机体免疫功能。②调节机体免疫状态，使其恢复正常。③用单克隆抗体等免疫手段结合药物或毒素进行治疗。免疫促进剂或调节剂种类繁多，如卡介苗、短小棒状杆菌等微生物制剂，或转移因子、干扰素、肿瘤坏死因子以及白细胞介素-2（IL-2）等生物制剂。近年国内外对肝癌的免疫治疗，采用一种过继性免疫疗法，即将肿瘤患者的淋巴细胞经淋巴因子 IL-2 诱导，再经体外培养诱导为非特异性杀伤细胞，然后，将这种淋巴因子激活的杀伤（LAK）细胞回输给患者。Rosenberg 等报道 LAK 疗法对肝癌尤其有效。

从免疫治疗原发性肝癌的资料分析，归纳如下：①原发性肝癌除其他治疗手段外，辅以免疫治疗有很大的帮助。②免疫治疗中的非特异性免疫治疗有发展前途，如干扰素、肿瘤坏死因子以及 IL-2。③利用肝癌细胞的单克隆抗体结合化疗和毒素局部使用。④中草药的免疫促进及调节还应进一步地研究。

6. 酒精瘤内注射治疗（PEI）

对无法手术切除的原发性肝癌，可在 B 超引导下用无水酒精注射治疗，这是一种安全有效的方法。

（1）适应证：无水酒精适用于肿瘤直径小于 2cm 的肝癌，结节总数不超过 3 个的小肝癌患者。直径 3cm 以上的肝癌常有肿瘤包膜浸润或血管侵犯，可以获得满意疗效。

（2）术前准备。

1）应详细了解肝肿瘤的位置、大小、包膜与血管、胆管的关系，肝外血管侵犯和肝外转移情况。

2）术前检查肝、肾功能及出凝血机制。

（3）操作方法。

1）操作设备：①超声导向设备，选用有导向穿刺装置的超声探头。②22 号穿刺细针或经皮穿刺胆道造影（PTC）细针。③99.5% 以上的纯酒精、局麻药等。

2）操作步骤：①在 B 超引导下反复取不同方向体位比较，选择适宜穿刺部位穿刺进针点。②常规消毒铺巾。③穿刺针刺入皮内后在超声引导下向肿瘤部位穿刺，抵达肿瘤后拔出针芯，接上无水酒精注射器，注入无水酒精。较大的肿瘤可采用多方向、多点、多平面穿刺，注射操作者感到注射区内部有一定压力即停止注射，退出穿刺针。为避免无水酒精沿针道溢出刺激腹膜产生一过性疼痛，可在退针时注入局麻药 2～3mL 以减轻或防止疼痛。④酒精注入剂量：2cm 以内的小肿瘤，一般 2～5mL；直径 3cm 以上的肝癌，每次 10～20mL。每隔 4～10d，一般 7d 一次。如体质较好可以耐受者，可每周 2 次，1 个疗程 4～6 次。无水酒精注射后不良反应少，有一过性局部灼痛，半数患者注射当天有低至中等发热。梗阻性黄疸患者穿刺易损伤胆管引起胆汁外漏，或穿刺后出血。近来随着超声设备不断更新，技术操作水平的提高，超声介入治疗正向新的高度发展，已不仅限于瘤内酒精注射方法，改进瘤内应用药物也多样化。经皮醋酸注射（PAI）和经皮热盐水注射（PSI）都是自 PEI 衍生出来的治疗方法。前者杀灭肿瘤的原理也是使细胞蛋白质变性、凝固性坏死，但醋酸在瘤体内的均匀弥散优于无水酒精；后者的治疗原理是利用煮沸的生理盐水直接杀灭肿瘤细胞，而热盐水冷却后成为体液的一部分，相对于无水酒精和醋酸无任何不良反应。两者治疗的适应证与 PEI 相似。虽然有资料称 PAI 和 PSI 的疗效好于 PEI，但目前尚缺少大宗临床病例报道，其近、远期疗效有待进一步观察。

7. 中医中药治疗

我国已普遍开展中医中药治疗原发性肝癌。在临床上运用更多的是中医辨证施治，根据肝癌患者的主症、舌苔、脉象，运用中医学的理论进行辨证，从整体观念出发，采用扶正培本为主，着重调动机体的抗病能力，比较注意处理如局部与整体、扶正与祛邪关系的治疗原则，经探讨初步发现，中药仍以采用健脾理气药物为好。对不能切除的肝癌，采用中药和化疗相结合，使肿瘤在一定程度上受到抑制，发展缓慢。中药治疗肝癌有一定的前景，但目前仍处于探讨阶段。

第五节　转移性肝癌

肝脏是恶性肿瘤转移最常见的靶器官。在欧美发达国家，由于原发性肝癌少见，转移性肝癌可多于原发性肝癌几十倍。而我国转移性肝癌与原发性肝癌的发病率相近。容易转移至肝脏的大肠癌、胰腺癌、肺癌和乳腺癌等，近年在我国均有明显上升的趋势，为此我国转移性肝癌也必将增多。

全身各种组织器官的恶性肿瘤均可通过血道、淋巴或直接浸润而转移至肝，但主要是通过门静脉或肝动脉转移。根据过去的统计，原上海医科大学 150 例转移性肝癌尸检中，来自消化道肿瘤者占 30.0%，来自造血系统肿瘤者占 29.3%，胸部肿瘤（肺、食管）占 18.7%，其余依次为泌尿系、女性生殖系、头颈部、乳腺、软组织肿瘤等。在临床实践中，大肠癌的肝转移最常见，其预后也较好。

一、临床表现

转移性肝癌可在恶性肿瘤，特别是腹腔脏器恶性肿瘤，手术前或手术时发现，但多数在术后随访时发现。术后随访时可因癌转移至肝出现症状而发现，也可在定期随访过程中通过肿瘤标记（如癌胚抗原 CEA、CA19-9 等）和（或）影像医学（超声显像、CT 等）的监测而发现。少数以肝转移癌为首发症状就医而发现。也有发现转移性肝癌后至死未能查清原发癌者。

转移性肝癌可出现与原发性肝癌相仿的临床表现。但转移性肝癌多无肝病背景，多不合并肝硬化，故临床表现常较轻而不易早期发现。随肝转移癌的增大，可出现肝区痛、上腹胀、乏力、消瘦、发热、食欲不振及上腹肿块等。由于多无肝病背景，故多无肝硬化相关的表现。扪诊时肝软而癌结节相对较硬，有时可扪到"脐凹"。其中不少患者有不明原因低热。晚期可出现黄疸、腹水、恶病质。

如没有明确的原发癌史，患者可同时出现原发癌相关的临床表现。如原发癌来自大肠，患者可能同时有黑便、大便带血、腹部游走性痛伴块物、腹部扪及肿块等。如原发癌来自肺，可出现咳嗽、痰中带血等。如原发癌来自胰腺，可能出现背痛、腹块、黄疸等。

二、辅助检查

1. 实验室检查

由于多无肝病背景，故乙型和丙型肝炎病毒标记常阴性。早期肝功能检查大多正常，晚期可出现胆红素增高，γ-谷氨酰转肽酶也常升高。甲胎蛋白（AFP）检查常阴性，但少数消化道癌（如胃癌、胰腺癌）的肝转移 AFP 可出现低浓度升高。大肠癌肝转移者，癌胚抗原（CEA）常异常升高。由于转移性肝癌来自大肠癌者最多，故一旦疑为转移性肝癌者，CEA 和 CA19-9 等应作为常规检查。在大肠癌手术后，CEA 的定期监测是早期发现肝转移的重要手段。

2. 影像学检查

影像学检查是转移性肝癌诊断所不能或缺者，最常用者为超声显像。通常可检出 1cm 左右的肝转移癌。转移性肝癌在超声显像中常表现为散在多发的类圆形病灶。小的转移癌多为低回声灶，大的肿瘤则多为高回声灶，有时可见中心为低回声，称"牛眼症"。彩色超声提示多数转移性肝癌的动脉血供较原发性肝癌少。电子计算机 X 线断层显像（CT）多不可缺少，它可提供更为全面的信息。转移性肝癌在 CT 上常表现为多发散在类圆形低密度灶。由于多数转移性肝癌的血管不如原发性肝癌丰富，注射造影剂后，病灶增强远不如原发性肝癌明显，有时仅见病灶周围略增强。磁共振成像（MRI）也常用。

3. 原发癌的寻找

临床上一旦怀疑为转移性肝癌，如原先无明确的原发癌史，应在治疗前设法寻找原发癌。除上述 CEA 等外，如怀疑来自大肠癌者，可查大便潜血、纤维肠镜或行钡剂灌肠。如怀疑来自胃癌者，可查胃镜或钡餐。如怀疑来自胰腺癌者，可查超声显像和（或）CT。如怀疑来自肺癌者，可查痰脱落细胞、胸片或 CT。

三、诊断

（1）有原发癌史或证据。

（2）有肝肿瘤的临床表现。

（3）CEA 升高，而 AFP、HBsAg 或抗 HCV 常阴性。

（4）影像学检查证实肝内实质性占位性病变，且常为散在分布、多发、大小相仿的类圆形病灶。细针穿刺活检证实为与原发癌病理相同的转移癌。

四、鉴别诊断

1. 原发性肝癌

多有乙型或丙型病毒性肝炎、肝硬化背景，但无原发癌史。AFP、乙肝或丙肝标志物常阳性。影像学检查常有肝硬化表现，肝内实质性占位性病灶常为单个，或主瘤旁有卫星灶，瘤内动脉血供常较丰富，有时可见门静脉癌栓。

2. 肝血管瘤

无原发癌史。女性较多，发展慢，病程长，临床表现轻。CEA、AFP 均为阴性。乙肝和丙肝标志物常阴性，多无肝硬化背景。超声显像可单个或多个，小者常为高回声光团；大者可呈低回声灶，内有网状结构。CT 静脉相常见自外向中心的水墨样增强。核素肝血池扫描阳性。

3. 局灶性结节样增生

无原发癌史。CT 动脉相和静脉相均明显增强，有时可见动脉支供应。

4. 炎性假瘤

无原发癌史。超声显像常呈分叶状低回声灶。CT 动脉相和静脉相均无增强。

5. 肝脓肿

无原发癌史，常有肝外（尤其胆管）感染病史。常有炎症的临床表现，如寒战、发热、肝区痛、白细胞总数及中性粒细胞增多。超声、CT 可见液平。穿刺有脓液。

五、治疗

转移性肝癌的治疗主要有手术切除、经手术的姑息性外科治疗、不经手术的局部治疗、药物治疗以及对症治疗。

1. 治疗方法的选择

转移性肝癌的治疗选择应考虑以下方面。①原发癌的情况：如原发癌已经作根治性切除，对转移性肝癌的治疗应采取较积极的态度。如原发癌未治疗，通常应首先治疗原发癌，然后考虑转移性肝癌的治疗。如原发癌已有广泛播散，通常只作对症治疗。②转移性肝癌的情况：除原发癌情况需首先考虑外，如转移性肝癌为单个病灶，应争取手术切除。如为 2～3 个病灶，仍可考虑手术切除。如为 3 个以上病灶，则考虑切除以外的经手术或不经手术的局部治疗。③全身情况：如全身情况较好，对转移性肝癌应采取积极的态度。如全身情况很差，则只宜作对症治疗。

2. 手术切除

（1）切除指征：①原发癌已作根治性切除，或个别原发癌和单个肝转移癌有可能作一期切除者。②肝转移癌为单个病灶或局限于半肝，或虽累及左右肝而结节数不超过 3 个，且转移灶的大小和所在部位估计技术上能切除者。③无其他远处转移灶。④全身情况可耐受肝转移癌的手术切除，无心、肺、肾严重功能障碍，无其他严重疾病（如糖尿病等）。⑤肝转移癌切除后较远期的单个复发性肝转移癌而无其他转移灶者。

（2）手术方式：手术切除方式与原发性肝癌者相仿。由于转移性肝癌多不伴肝硬化，故可耐受较大范围的肝切除，包括扩大半肝切除，术中肝门阻断的时间也可延长。但通常有足够切缘的局部切除已能达到要求，过分强调规则性切除常弊多利少。

（3）手术时机：如可切除的原发癌尚未切除，对可切除的转移性肝癌的手术可同期或分期进行。凡患者能耐受者，可同期切除。如估计患者不能耐受，或二者的手术均较大，或不能确定肝转移癌为单个或 3 个以内，宜分期进行，通常在原发癌切除后数周待患者基本恢复后进行。

（4）手术切除的疗效：近年随着诊断技术（尤其是肿瘤标记和影像医学）的提高，尤其是原发癌术后随访的重视，不少转移性肝癌已能在尚无症状的亚临床期发现，使转移性肝癌的切除率明显提高，手术死亡率明显下降，切除的疗效也逐步提高。Ohisson 等（1998）对比 1971—1984 年和 1985—1995 年两个阶段结直肠癌肝转移切除术，手术死亡率由 6% 降至 0，5 年生存率由 19% 提高到 35%。Nordlinger 等（1996）报道 1 568 例结直肠癌肝转移切除术后 5 年生存率为 28%。过去转移性肝癌手术切除以来自大肠癌者的疗效较好，近年非大肠癌肝转移切除的疗效也有提高。影响转移性肝癌手术切除疗效有诸多因素，如原发癌病期的早晚、转移癌数目的多少、CEA 水平的高低、同期出现或原发癌切除后延期出现（无瘤间期的长短）肝转移等。但原发癌的生物学特性可能是十分重要的因素。

3. 切除以外的局部治疗

（1）经手术的局部治疗：通常在腹部原发癌手术时发现有转移性肝癌而不宜切除者，可酌情作肝动脉结扎、插管，术后行化疗灌注或化疗栓塞。由于转移性肝癌的血供不少来自门静脉，也可合并门静脉插管，术后作化疗灌注。如转移灶数目不多，肿瘤不太大，也可作术中液氮冷冻治疗。较小、较少的肝转移灶，也可作术中微波治疗或术中无水酒精瘤内注射。

（2）经导管动脉内化疗栓塞（TACE）：对多发转移性肝癌或肿瘤巨大而不能切除者，或患者不能耐受手术者，目前多采用 TACE。TACE 的疗效常取决于肿瘤的动脉血供和对化疗药物的敏感度。如动脉血供较多，碘化油在瘤内的浓聚程度也较好，疗效将好于动脉血供少者。化疗药物的敏感性则取决于原发癌的种类。通常转移性肝癌用 TACE 治疗的疗效常不如原发性肝癌 TACE 治疗的效果。TACE 对转移性肝癌在部分患者可延长生存期，但远期疗效多不理想。

（3）经皮瘤内无水酒精注射：对转移性肝癌数目较少、肿瘤较小者可选用此法，但需施行多次。个别患者疗效不错。

（4）经皮射频治疗：近年出现的射频治疗，其肿瘤坏死的程度常优于无水酒精注射。对转移性肝癌数目不多、肿瘤不太大者可选用。

（5）放射治疗：如转移性肝癌病灶比较局限，也可选用外放射治疗。复旦大学肿瘤医院曾报道 36 例转移性肝癌的放射治疗，其 3 年生存率为 9.7%。放疗的效果也取决于肿瘤对放疗的敏感性。

4. 全身化疗、生物治疗和中医治疗

除个别原发癌对化疗敏感（如恶性淋巴瘤）者外，全身化疗对多数转移性肝癌疗效甚差。对来自消化道肿瘤的转移性肝癌，也可试用口服 5-氟尿嘧啶类药物，如替加氟、去氧氟尿苷等。生物治疗如 α 干扰素（IFN）也可试用，对肿瘤血管较多的肿瘤，IFN 有抑制血管生成的作用。其他如 IL-2/LAK 细胞治疗等也可试用。近年还有用胸腺素等，有助增强免疫功能。对不能切除的转移性肝癌，有时采用中医中药的健脾理气之品，有助于提高免疫功能、改善症状，甚或延长生存期。

六、预后

原发癌已切除的转移性肝癌，除单个或 3 个以下能切除者外，大多预后较差。转移性肝癌的预后取决于原发癌的部位、原发癌切除与否、原发癌的生物学特性、转移性肝癌的数目和肝脏受侵范围的程度以及治疗的选择等。如来自消化系统肿瘤的转移性肝癌，通常来自大肠癌者预后最好，来自胃癌者较差，来自胰腺癌者更差。

第五章

胆管疾病

第一节　胆囊结石

胆囊结石是指原发于胆囊内的结石，其病变程度有轻有重，有的可无临床症状，即所谓的无症状胆囊结石或安静的胆囊结石；有的可以引起胆绞痛或胆囊内、外的各种并发症。

从发病率来看，胆囊结石的发病在20岁以上便逐渐增高，45岁左右达到高峰，女性多于男性，男女发病比例为1:(1.9~3)。儿童少见，但近年来发病年龄有儿童化的趋势。

一、病因

胆囊结石的成因迄今未完全明确，可能为综合因素引起。①代谢因素：正常胆囊胆汁中胆盐、磷脂酰胆碱、胆固醇按一定比例共存于稳定的胶态离子团中，当胆固醇与胆盐之比低于1:13时，胆固醇沉淀析出，聚合成较大结石。②胆管感染：从胆结石核心中已培养出伤寒杆菌、链球菌、魏氏芽孢杆菌、放线菌等，可见细菌感染在胆结石形成中有着重要作用，细菌感染除引起胆囊炎外，其菌落、脱落上皮细胞等均可成为结石的核心，胆囊内炎性渗出物的蛋白成分也可成为结石的支架。③其他：胆囊管异常造成胆汁淤滞、胆汁pH过低、维生素A缺乏等，都可能是结石的成因之一。

二、临床表现

1. 症状

（1）有饱餐、进油腻食物等病史。

（2）右上腹阵发性绞痛，常是临床上诊断胆石症的依据，但症状可能不典型，不容易与其他原因引起的痉挛性疼痛鉴别，也不易区别症状是来自胆囊还是胆管。

（3）胃肠道症状，如恶心、呕吐、食后上腹饱胀、压迫感。

（4）发热，患者常有轻度发热，无畏寒，如出现高热，则表明已经有明显炎症。

2. 体征

右上腹有不同程度的压痛及反跳痛，Murphy征可呈阳性。如并发有胆囊穿孔或坏死，则有急性腹膜炎症状。

三、辅助检查

1. 血常规

白细胞和中性粒细胞轻度升高或正常。

2. B超检查

是第一线的检查手段，结果准确可靠，达95％以上。

四、诊断

上述症状（1）、（2）项辅以查体以及 B 超检查多能确诊。

诊断流程，见图 5-1。

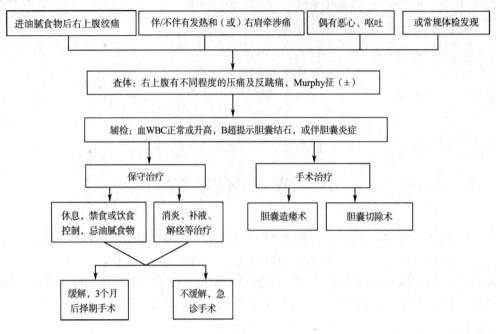

图 5-1　胆囊结石诊断流程

五、鉴别诊断

胆囊炎胆石症急性发作期症状与体征易与胃十二指肠溃疡穿孔、急性阑尾炎（尤其高位阑尾）、急性腹膜炎、胆管蛔虫病、右肾结石、心绞痛等相混淆，注意鉴别，辅以适当检查，多能区分。

六、治疗

1. 一般治疗

卧床休息，禁食或控制饮食，忌油腻食物。

2. 药物治疗

鹅去氧胆酸、熊去氧胆酸有一定疗效。

3. 手术治疗

胆囊切除术是胆囊结石患者的首选治疗方法。腹腔镜胆囊切除术以最小的创伤切除胆囊，而且没有违背传统的外科原则，符合现代外科发展的方向，已取代传统的开腹手术成为治疗胆囊结石的"金标准"。

七、预后

部分患者饮食控制得当可以终身不急性发作。手术切除胆囊后对患者生活质量没有明显影响，部分患者有轻度腹泻等胃肠症状。

第二节 胆管闭锁

胆管闭锁并非少见疾病，至少占有新生儿长期阻塞性黄疸的半数病例，其发病率约为 1:8 000～1:14 000个存活出生婴儿，但地区和种族有较大差异，以亚洲报道的病例为多，东方民族的发病率高4～5倍，男女发病比为 1:20。

以往认为胆管闭锁难以治疗，必将死于感染和肝功能衰竭，自 Kasai 首创的手术方法取得成功以来，疗效获得显著提高，7 篇报道562 例，存活206 例。目前主要是争取早期诊断和早期手术，可能获得更多的存活机会。在日龄60d 以内手术者，生存率可达75%；而90d 以后接受外科治疗者降至10%。因此，对于新生儿、婴儿的阻塞性黄疸疾患应行早期筛选，以期做出早期诊断。

一、病因

在病因方面有诸多学说，如先天性发育不良学说、血运障碍学说、病毒学说、炎症学说、胰胆管连接畸形学说、胆汁酸代谢异常学说、免疫学说，等等。病因是一元论，还是多元论，尚无定论。

早年认为胆管闭锁的发生类似十二指肠闭锁。胆管系的发育过程，经过充实期、空泡期和贯通期3个阶段，胚胎在第 5～第 10 周时如果发育紊乱或停顿，即可形成胆管闭锁畸形。可是，从现实观察有许多不符之处。首先在大量流产儿和早产儿的解剖中，从未发现有胆管闭锁。其次，常见的先天发育异常，如食管闭锁、肛门闭锁等多伴有其他畸形，而胆管闭锁为一种孤立的病变，很少伴发其他畸形，罕有伴胰管闭锁是明显的对比。黄疸的延迟发病和完全性胆汁淤积的渐进性征象（大便从正常色泽变为灰白色），就此怀疑胆管闭锁不是一种先天发育畸形，而是在出生前后不久出现的一种疾病。

近年发现以下事实：①第 1 次排出的胎粪，常是正常色泽，提示早期的胆管是通畅的；个别病例在出现灰白色粪便之前，大便的正常颜色可以持续 2 个月或更长时间。肝门区域的肝内胆管也是开放的，以上现象提示管腔闭塞过程是在出生之后发生和进展的。②特发性新生儿胆汁淤积的组织学特征，具有多核巨细胞性变。有的病例曾做多次肝脏活组织检查，先为新生儿肝炎，后发展为胆管闭锁，尤其在早期（2～3 个月前）作活检者。③从肝外胆管闭锁病例所取得的残存胆管组织做病理检查，往往发现有炎性病变，或在直视或镜下可见到中心部萎陷的管道结构或腺样结构含有细小而开放的管腔。因此，认为胆管闭锁是由于传染性、血管性或化学性等因素，单一或并发影响宫内胎儿的肝胆系统。由于炎性病变大的胆管发生管腔闭塞、硬化或部分消失，病变可进展至出生之后。由于不同的病期长短和肝内病变的严重程度，肝外胆管可全部、部分或一段闭塞。

有学者认为新生儿肝炎与胆管闭锁属于同一范畴，是一种新生儿梗阻性胆管疾病，可能与遗传、环境和其他因素有关。因而，胆管闭锁与新生儿肝炎两者的鉴别非常困难，且可以同时存在，或者先为肝巨细胞性变而发展为胆管闭锁。原发病变最可能是乙型肝炎，它的抗原可在血液中持续存在数年之久。因此，母亲可为慢性携带者，可经胎盘传给胎儿，或胎儿吸入母血而传染。在病毒感染之后，肝脏发生巨细胞性变，胆管上皮损坏，导致管腔闭塞，炎症也可产生胆管周围纤维性变和进行性胆管闭锁。

Landing 将新生儿肝炎综合征和胆管闭锁统称为婴儿阻塞性胆管病，根据病变累及部位分为 4 型：①当病变仅累及肝脏时为新生儿肝炎。②若炎症累及肝外胆管而成狭窄但未完全阻塞者，即所谓胆管发育不良，有时这种病变可能逐渐好转，管腔增大，胆管恢复通畅。有时炎症继续发展导致胆管完全阻塞成为胆管闭锁。③若阻塞在肝管或胆囊及胆总管的远端，则为"可治型"胆管闭锁。④若肝外胆管严重受累，上皮完全损坏，全部结构发生纤维化，胆管完全消失，仅有散在残存黏膜者是"不可治型"胆管闭锁。认为这种原因造成的胆管闭锁占所有病例的80%，而纯属胆管先天性发育异常引起的胆管闭锁仅有10%。先天原因造成者常伴有其他先天性畸形。

二、病理

一般将胆管闭锁分为肝内和肝外两型。肝内型者可见到小肝管排列不整齐、狭窄或闭锁。肝外型者为任何部位肝管或胆总管狭窄、闭锁或完全缺如。胆囊纤维化呈皱缩花生状物，内有少许无色或白色黏液。胆囊可缺如，偶尔也有正常胆囊存在。

Koop 将胆管畸形分为 3 型：①胆管发育中断。②胆管发育不良。③胆管闭锁。这种分类对指导临床、明确手术指征和估计预后，有一定的实用意义。

1. 胆管发育中断

肝外胆管在某一部位盲闭，不与十二指肠相通。盲闭的部位在肝管上段，则肝管下段和胆总管均缺如；也有肝管、胆囊和胆总管上段均完整，盲闭部位在胆总管，仅其下段缺如。以上两种仅占 5% ~ 10% 病例。由于肝外胆管为一盲袋，内含胆汁，说明与肝内胆管相通，因此可以施行肝外胆管与肠道吻合术。

2. 胆管发育不良

炎症累及肝外胆管，使胆管上皮破坏，发生纤维性变，管腔发生狭窄，但未完全闭塞。有时这种病变可能逐渐好转，管腔增大，恢复通畅。有时炎症继续发展，使整个胆管系统完全阻塞，近年主张施行肝门肠管吻合术治疗这种病变。如果仔细解剖肝十二指肠韧带，并追踪至肝门区，可在此纤维结缔组织内发现有腔隙狭小的微细胆管，直径 1 ~ 2mm 的发育不良胆管。

3. 胆管闭锁

肝外胆管严重受累，胆管上皮完全损坏，全部结构发生纤维化，胆管完全消失。在肝十二指肠韧带及肝门区均无肉眼可见的腔隙管道，组织切片偶尔可见少量黏膜组织。这种病例是真正的胆管闭锁。

4. 肝脏病变

肝脏病损与病期成正比，在晚期病例有显著的胆汁性肝硬化，肝肿大、质硬，呈黯绿色，表面有结节。肝穿刺组织在镜检下主要表现为肝内胆小管增生，管内多为胆栓，门脉区积存大量纤维组织，肝细胞及毛细胆管内淤积胆汁，也可见到一些巨细胞性变，但不及新生儿肝炎多。后者胆小管增生和胆栓均相对少见。

三、并发畸形

胆管闭锁的并发畸形比其他先天性外科疾病的发生率低，各家报道相差较大，为 7% ~ 32%，主要是血管系统（下腔静脉缺如、十二指肠前门静脉、异常的肝动脉）、消化道（肠旋转不良）、腹腔内脏转位等。

胆管闭锁的典型病例，婴儿为足月产，在生后 1 ~ 2 周时往往被家长和医生视作正常婴儿，大多数并无异常，粪便色泽正常，黄疸一般在生后 2 ~ 3 周逐渐显露，有些病例的黄疸出现于生后最初几天，当时误诊为生理性黄疸。粪便变成棕黄色、淡黄色、米色，以后成为无胆汁的陶土样灰白色。但在病程较晚期时，偶可略现淡黄色，这是因胆色素在血液和其他器官内浓度增高而少量胆色素经肠黏膜进入肠腔掺入粪便所致。尿色较深，将尿布染成黄色。黄疸出现后，通常不消退，且日益加深，皮肤变成金黄色甚至褐色，可因搔痒而有抓痕，有时可出现脂瘤性纤维瘤，但不常见。个别病例可发生杵状指，或伴有发绀。肝脏肿大，质地坚硬。脾脏在早期很少扪及，如在最初几周内扪及肿大的脾脏，可能是肝内原因，随着疾病的发展而发生门静脉高压症。

在疾病初期，婴儿全身情况尚属良好，但有不同程度的营养不良，身长和体重不足。时常母亲叙述婴儿显得兴奋和不安，此兴奋状况可能与血清胆汁酸增加有关。疾病后期可出现各种脂溶性维生素缺乏现象，维生素 D 缺乏可伴发佝偻病串珠和阔大的骨骺。由于血流动力学状况的改变，部分动静脉短路和周围血管阻力降低，在心前区和肺野可听到高排心脏杂音。

四、辅助检查

现有的实验方法较多，但特异性均差。胆管闭锁时，血清总胆红素增高，结合胆红素的比例也相应增高。碱性磷酸酶的异常高值对诊断有参考价值。γ-谷氨酰转氨酶高峰值高于300IU/L，呈持续性高水平或迅速增高状态。$5'$-核苷酸酶在胆管增生越显著时水平越高，测定值＞25IU/L，红细胞过氧化氢溶血试验方法较为复杂，若溶血在80%以上者则属阳性。甲胎蛋白高峰值低于40μg/mL，其他常规肝功能检查的结果均无鉴别意义。

五、早期诊断

如何早期鉴别阻塞性胆管疾病，是新生儿肝炎综合征，还是胆管闭锁，是极为重要的。因为从当前的治疗来看，手术时间在日龄60d以内者，术后胆汁排出率可达82%～90%，黄疸消退率55%～66%；如手术时间延迟，则疗效低下，术后胆汁排出率为50%～61%。由于患儿日龄的增加，肝内病变继续发展，组织学观察可见肝细胞的自体变性和肝内胆管系的损害，日龄在60～100d者肝小叶间胆管数显著减少，术后黄疸消退亦明显减少，由此可见早期手术的必要性。

但要做出早期诊断是个难题，必须在小儿内外科协作的体制下，对乳儿黄疸病例进行早期筛选，在日龄30～40d进行检查，争取60d以内手术，达到诊断正确和迅速的要求。对于黄疸的发病过程、大便的色泽变化、腹部的理学检查，应做追迹观察，进行综合分析。目前认为下列检查有一定的诊断价值。

1. 血清胆红素的动态观察

每周测定血清胆红素，如胆红素量随病程趋向下降，则可能是肝炎；若持续上升，提示为胆管闭锁。但重型肝炎并伴有肝外胆管阻塞时，也可表现为持续上升，此时鉴别困难。

2. 超声显像检查

若未见胆囊或见有小胆囊（1.5cm以下），则疑为胆管闭锁。若见有正常胆囊存在，则支持肝炎。如能看出肝内胆管的分布形态，则更能帮助诊断。

3. ^{99m}Tc-Diethyl Iminodiacetic Acid（DIDA）排泄试验

近年已取代^{131}碘标记玫瑰红排泄试验，有较高的肝细胞提取率（48%～56%），可诊断由于结构异常所致的胆管部分性梗阻。如胆总管囊肿或肝外胆管狭窄，发生完全梗阻时，则扫描不见肠道显影，可作为重症肝内胆汁淤积的鉴别手段之一。在胆管闭锁早期时，肝功能良好，5min显现肝影，但以后未见胆管显影，甚至24h后亦未见肠道显影。当新生儿肝炎时，虽然肝功能较差，但肝外胆管通畅，因而肠道显影。

4. 脂蛋白-X（Lp-X）定量测定

脂蛋白-X是一种低密度脂蛋白，在胆管梗阻时升高。据研究所有胆管闭锁病例均升高，且在日龄很小时已呈阳性，新生儿肝炎病例早期呈阴性，但随日龄增长也可转为阳性。若出生已超过4周而Lp-X阴性，可除外胆管闭锁；如＞50mg/dL，则胆管闭锁可能性大。也可服用考来烯胺4g/d，共2～3周，比较用药前后的指标，如含量下降则支持新生儿肝炎综合征的诊断，若继续上升则有胆管闭锁可能。

5. 胆汁酸定量测定

胆管闭锁时血清总胆汁酸为107～294μmol/L，一般认为达100μmol/L都属淤胆，同年龄无黄疸对照组仅为5～33μmol/L，平均为18μmol/L，故有诊断价值。尿内胆汁酸也为早期筛选手段，胆管闭锁时尿总胆汁酸平均为19.93±7.53μmol/L，而对照组为1.60±0.16μmol/L，较正常儿大10倍。

6. 胆管造影检查

经内镜逆行胰胆管造影术（ERCP）已应用于早期鉴别诊断，造影发现胆管闭锁有以下情况：①仅胰管显影。②有时可发现胰胆管合流异常，胰管与胆管均能显影，但肝内胆管不显影，提示肝内型闭锁。新生儿肝炎综合征有下列征象：①胰胆管均显影正常。②胆总管显影，但较细。

7. 剖腹探查

对病程已接近2个月而诊断依然不明者，应作右上腹切口探查，通过最少的操作而获得肝组织标本和胆管造影。如发现胆囊，作穿刺得正常胆汁，提示近侧胆管系统未闭塞，术中造影确定远端胆管系统。假如肝外胆管未闭塞，则作切取活检或穿刺活检，取两个肝叶标本以利诊断。如遇小而萎陷的胆囊得白色胆汁时仍应试做胆管造影，因新生儿肝炎伴严重肝内胆汁淤积或肝内胆管缺如，均可见到瘪缩的胆囊。如造影显示肝外胆管细小和发育不良，但是通畅，则作活检后结束手术。假如胆囊闭锁或缺如，则解剖肝门区组织进行肝门肠管吻合术。

六、治疗

1. 外科治疗

1959 年 Kasai 施行肝门肠管吻合术应用于所谓"不可治型"病例，得到胆汁流出，从而获得成功，更新了治疗手段。据报道生后 60d 以内手术者，胆汁引流成功率达 80% ~ 90%，90d 以后手术者降至 20%，120d 之后手术仅 10% 成功。

手术要求有充分的显露，做横切口，切断肝三角韧带，仔细解剖肝门区，切除纤维三角要紧沿肝面而不损伤肝组织，两侧要求到达门静脉分叉处。胆管重建的基本术式仍为单 Roux-en-Y 式空肠吻合术，也可采用各种改良术式。术后应用广谱抗生素、去氢胆酸和泼尼松龙利胆，静脉营养等支持疗法。

术后并发症常威胁生命，最常见为术后胆管炎，发生率为 50%，甚至高达 100%。其发病机制最可能是上行性感染，但败血症很少见。在发作时肝组织培养很少得到细菌生长。有些学者认为这是肝门吻合的结果，阻塞了肝门淋巴外流，致使容易感染而发生肝内胆管炎。不幸的是每次发作加重肝脏损害，因而加速胆汁性肝硬化的进程。术后第 1 年较易发生，以后逐渐减少，每年发作 4 ~ 5 次至 2 ~ 3 次。应用氨基糖苷类抗生素 10 ~ 14d，可退热，胆流恢复，常在第 1 年内预防性联用抗生素和利胆药。另一重要并发症是吻合部位的纤维组织增生，结果胆汁流通停止，再次手术恢复胆汁流通的希望是 25%。此外，肝内纤维化继续发展，结果是肝硬化，有些病例进展为门脉高压症、脾功能亢进和食管静脉曲张。

2. 术后的内科治疗

第 1 年注意营养是很重要的，一定要有足量的胆汁流通，饮食处方含有中链甘油三酸酯，使脂肪吸收障碍减少到最低限度和利用最高的热卡。需要补充脂溶性维生素 A、维生素 E 和维生素 K。为了改善骨质密度，每日给维生素 D_3，剂量 0.2mg/kg，常规给预防性抗生素，如氨苄西林、先锋霉素、甲硝唑等。利胆剂有苯巴比妥 3 ~ 5mg/(kg·d) 或考来烯胺 2 ~ 4/d。门脉高压症在最初几年无特殊处理，食管静脉曲张也许在 4 ~ 5 岁时自行消退，出血时注射硬化剂。出现腹水则预后差，经限制钠盐和利尿剂等内科处理可望改善。

七、预后

胆管闭锁不接受外科治疗，仅 1% 生存至 4 岁。但接受手术也要做出很大的决心，对婴儿和家庭都具有深远的影响，早期发育延迟，第 1 年要反复住院，以后尚有再次手术等复杂问题。

接受手术无疑能延长生存期，报道 3 年生存率为 35% ~ 65%。长期生存的依据是：①生后 10 ~ 12 周之前手术。②肝门区有一大的胆管（ > 150μm）。③术后 3 个月血胆红素浓度 < 150.5μmol/L（8.8mg/dl）。Kasai 报道 22 年间施行手术 221 例，尚有 92 例生存，79 例黄疸消失，10 岁以上有 26 例，最年长者 29 岁。长期生存者中，2/3 病例无临床问题，1/3 病例有门脉高压症、肝功能障碍。

多年来认为 Kasai 手术应用于胆管闭锁可作为第一期处理步骤。待婴儿发育生长之后，再施行肝移植，以达到永久治愈。近年活体部分肝移植治疗胆管闭锁的报道增多，病例数日渐增加，手术年龄在 4 个月至 17 岁，3 年生存率在 80% 以上。

第三节 胆管肿瘤

一、胆囊良性肿瘤

（一）分类

胆囊良性肿瘤少见，B 超上可见胆囊黏膜充盈缺损，偶尔在胆囊结石行胆囊切除术时也可发现。真正的腺瘤只占 4% 左右。胆囊息肉样病变（PLG）是来源于胆囊壁并向胆囊腔内突出或隆起病变的总称，多为良性。一般分为以下两类：

（1）肿瘤性息肉样病变。包括腺瘤和腺癌。腺瘤性息肉可呈乳头状或非乳头状，为真性肿瘤，可单发或多发，有时可充满胆囊腔，并发慢性胆囊炎及胆囊结石。此外，血管瘤、脂肪瘤、平滑肌瘤、神经纤维瘤等均属罕见。

（2）非肿瘤性息肉样病变。大部分为此类，常见的如炎性息肉、胆固醇息肉、腺瘤性增生等。胆固醇息肉最常见，不是真正的肿瘤，直径常在 1cm 以内，并有蒂，常为多发性；炎症性息肉可单发或多发，直径常 <1.0cm，常并发有慢性胆囊炎及胆囊结石。此外，腺肌增生或腺肌瘤属胆囊的增生性改变，可呈弥漫性或局限性改变，其特点是过度增生的胆囊黏膜上皮向增厚的肌层陷入形成。其他如黄色肉芽肿、异位胃黏膜或胰组织等，均罕见。

（二）临床表现

胆囊良性肿瘤的主要症状与慢性胆囊炎相似，有上腹部疼痛不适、消化不良表现。胆囊颈部息肉影响胆汁排泄时，可有胆囊肿大、积液。一般无阳性体征，有时可扪及胀大的胆囊。

（三）辅助检查

1. 常规检查

B 超检查可检出胆囊息肉的位置、大小、有无蒂等情况，但对病变的性质难以确定。

2. 其他检查

CT 检查对较小的胆囊息肉诊断价值不大，但对肝脏、胰腺有较高的分辨率。

（四）诊断

胆囊息肉样病变以往临床诊断较为困难，随着 B 超检查的普及，诊断不难。

（五）治疗

1. 一般治疗

息肉直径大小 <0.5cm，无症状、多发、生长速度不快者，可随诊观察。

2. 手术治疗

一般行腹腔镜胆囊切除，除非术前已高度怀疑是胆囊癌。

对胆囊息肉是否手术有不同意见。一般认为应考虑下述因素：①息肉大小及增长快慢：直径大于 1cm 或短期内增大迅速者恶性可能性大，<0.5cm 可随诊观察。②数目：多发者常为胆固醇息肉等非肿瘤性息肉样病变，腺瘤或癌多为单发。③形状：乳头状、蒂细长者多为良性，不规则、基底宽或局部胆囊壁增厚者，应考虑恶性。④部位：腺肌性增生好发于胆囊底部，位于胆囊体部又疑为恶性息肉样病变者，易浸润肝，应采取积极态度治疗。⑤症状：有症状者考虑手术治疗。⑥年龄大于 50 岁的患者考虑手术治疗。

二、胆囊癌

胆囊癌较少见，预后极差。胆囊癌与胆囊结石的发生有一定的关系，胆囊癌多发生于 50 岁以上的中老年患者，女性多于男性，80%以上的患者并发有胆囊结石。

（一）分类与分期

胆囊癌多发生于胆囊体或底部，80%为腺癌，可分为浸润型和乳头状型两类。组织学上胆囊癌可直接浸润周围脏器，也可经淋巴道、血液循环、神经、胆管等途径转移及腹腔内种植。

按病变侵犯范围，Nevin（1976）将胆囊癌分为5期。Ⅰ期：黏膜内原位癌；Ⅱ期：侵犯黏膜和肌层；Ⅲ期：侵犯胆囊壁全层；Ⅳ期：侵犯胆囊壁全层并有周围淋巴结转移；Ⅴ期：侵及肝和（或）转移至其他脏器。

（二）临床表现

胆囊癌缺乏特异性临床症状，早期诊断困难，有时在施行胆囊切除术时偶然发现。多数被误诊为胆囊炎、胆石症。出现右上腹痛、右上腹包块或贫血等症状时病情常已属晚期。胆囊癌的临床症状有中上腹及右上腹疼痛不适、消化不良、嗳气、食欲缺乏、黄疸和体重减轻等。常并发有胆囊结石病史5年以上；不合并胆囊结石的胆囊癌患者，病程多较短，常在半年左右。黄疸往往是晚期表现。胆囊癌的转移早而广泛，最常见的是引起肝外胆管梗阻、进行性肝衰竭及肝脏的广泛转移。如癌肿侵犯十二指肠，可出现幽门梗阻症状。晚期常有黄疸、右上腹部肿块、体重下降。

（三）辅助检查

1. 常规检查

（1）肿瘤标记物：胆囊癌患者常有血清CEA升高，但对于早期诊断无价值。

（2）B超：诊断准确率达75%~82%，为首选检查方法。

2. 其他检查

（1）CT：CT扫描对胆囊癌的敏感性为50%，对早期胆囊癌的诊断不如B超。如果肿瘤侵犯肝脏或有肝门、胰头淋巴结转移，多能在CT下显示。

（2）彩色多普勒血流显像：占位内异常的高速动脉血流信号是胆囊原发性恶性肿瘤区别于良性肿块的重要特征。

（3）细胞学检查：细胞学检查法有直接取活检或抽取胆汁查找癌细胞两种。阳性率虽不高，但结合影像学检查方法，仍可对半数以上胆囊癌患者做出诊断。

（四）诊断

胆囊癌的早期诊断常比较困难，当临床上已能在胆囊区摸到硬块时，病程多已是晚期。另一些患者只诊断为胆囊结石，对癌变未能有足够的注意，待切除胆囊后送病理检查时，才在标本上发现癌变。

（五）治疗

1. 化疗及放疗

胆囊癌对各种化疗药物均不敏感，很难观察其疗效，多用于术后辅助治疗。放疗仅作为一种辅助手段应用于手术后或已无法切除的病例。

2. 手术治疗

手术切除是胆囊癌唯一有效的治疗，但结果令人失望。

（1）胆囊切除术。若癌肿仅侵犯至黏膜层或肌层，单纯行完整胆囊切除术已达根治目的，可不必再行第二次根治性手术。但位于胆囊颈、胆囊管的隐匿性胆囊癌，无论其侵犯至胆囊壁的哪一层，均应再次行肝十二指肠韧带周围淋巴结清扫术。

（2）胆囊癌的根治手术。根治术的范围主要包括胆囊切除、肝部分切除和淋巴结清扫。应清扫肝十二指肠韧带的淋巴结，必要时还应清扫胰十二指肠上、胰头后淋巴结。

（3）胆囊癌的姑息性手术。对于无法根治的晚期胆囊癌病例，手术原则为减轻痛苦，提高生活质量。

三、胆管癌

胆管癌包括肝门部胆管、肝总管、胆总管区域内的原发性癌肿，约占尸检查的0.01%～0.85%。60岁以上多见。男性稍多，男女发病比约为3:2。

（一）病因

本病病因至今尚不清楚，16%～30%的胆管癌患者伴有胆结石；先天性胆总管囊肿患者胆管癌发生率高；胆管良性乳头状瘤可转变为胆管癌，原发性硬化胆管炎合并溃疡性结肠炎者发生胆管癌的比例高；胆管血吸虫病也是病因之一。

胆管癌1/3～1/4并发有结石。根据癌肿部位常分为肝门部（上部）胆管癌（Klatskin肿瘤）、胆管中部癌及胆管下端癌。肝门部胆管癌是指左右肝管主干及其与肝总管汇合部的癌肿，占胆管癌的1/3～1/2，多发生于左肝管，癌肿常向对侧肝管及肝总管浸润。胆管中部癌多位于胆囊管、肝总管、胆总管三者交接处。胆管下端癌主要指胆总管下端癌，多归于壶腹部肿瘤。三者在临床病理、手术治疗方法、预后上均有一定的差别。

（二）临床表现

其临床表现主要为伴有上腹部不适的进行性黄疸、食欲不振、消瘦、瘙痒等。如并发胆结石及胆管感染，可有怕冷、发热等，且有阵发性腹痛及隐痛。当肿瘤来源于一侧肝管时，早期可不出现黄疸，直至肿瘤延伸至肝总管或对侧肝管时，才出现明显的阻塞性黄疸。黄疸一般进展较快，呈进行性加重。

检查可见肝肿大、质硬，胆囊不肿大；如为胆总管下端癌，则可扪及肿大的胆囊；如肿瘤破溃出血，可有黑便或大便潜血试验阳性、贫血等表现。

（三）辅助检查

1. 常规检查

（1）B超：可显示肝内胆管扩张、肝门部肿块，肝外胆管不扩张，胆囊不肿大。

（2）CT检查也有相同的效果。

对于一侧肝管的肿瘤，早期尚未引起梗阻性黄疸时，B超及CT检查仅能发现一侧的肝内胆管扩张。

2. 其他检查

（1）^{99m}Tc-HIDA放射性核素扫描：可以鉴别阻塞性黄疸是来源于肝外胆管阻塞或肝内胆汁淤积。

（2）PTC：是最直接而可靠的诊断方法。患者的肝内胆管扩张，PTC的成功率高，如果穿刺后未能立即施行手术或血清总胆红素在171μmol/L以上者，应行经皮穿刺胆道引流（PTCD）以暂时引流胆管，改善黄疸。

（3）ERCP或磁共振胰胆管造影（MRCP）：可了解胆管情况。

（4）血管造影：选择性动脉造影可显示胆管癌本身的血管情况，经皮肝穿刺门静脉造影（PTP）可了解门静脉是否受累。

（5）腹腔镜检查：可直观了解肿瘤的位置、大小、形态，以及探查肿瘤与周围血管等组织的关系，尤其可以行病理活检，了解肿瘤的良恶性。

（四）诊断

根据进行性黄疸的病史，结合影像学表现，一般均可获得正确诊断。诊断流程见图5-2。

（五）鉴别诊断

不应满足于阻塞性黄疸以及胆管结石或胆管炎性狭窄的诊断，应与胆囊癌鉴别。还需要与肝门部转移癌、肝门部肝细胞性肝癌、肝门淋巴结转移癌或淋巴瘤相鉴别。近端胆管癌常合并有胆囊结石、肝胆管结石，胆管癌梗阻性黄疸合并感染时可出现胆管炎的症状、体征。在B超检查中结石及胆囊癌容易发现。

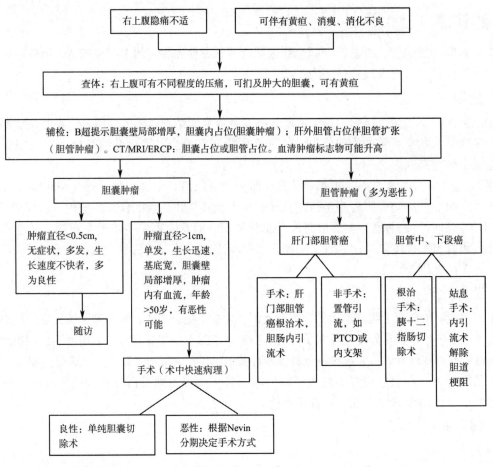

图 5-2 胆管癌诊断流程

（六）治疗

1. 一般治疗

术前准备同一般阻塞性黄疸。

2. 手术治疗

手术方法的选择如下。

（1）中、下部胆管癌切除术：中、下部胆管癌比肝门部及乳头部癌少见。目前多数学者主张其手术方式是胰十二指肠切除术。中下部癌无法切除者，可用姑息性方法。

（2）上段胆管癌的手术治疗：根据 Bimuth-Corlett 分型，上段胆管癌分 4 型。Ⅰ型：肿瘤位于肝总管，未侵犯左右肝管汇合部；Ⅱ型：肿瘤侵犯汇合部，未侵犯左或右肝管；Ⅲa 型：已侵犯右肝管；Ⅲb 型：已侵犯左肝管；Ⅳ型：同时侵犯左右肝管。其中Ⅰ、Ⅱ型可行肝外胆管、胆囊切除术的同时做区域淋巴结清扫、肝门胆管与空肠 Roux-en-Y 吻合术；Ⅲ型以上的病变，则需要在上述术式的基础上再附加左或右肝叶部分切除术；Ⅳ型者则需行扩大根治切除术，包括左或右半肝切除。

（3）肝门部胆管癌姑息性手术：胆肠内引流术是首选的姑息手术方法。原则是胆肠吻合口应尽量远离病灶，不能行内引流者常用扩张癌性狭窄后放置尽可能粗而较硬的 T 形管、U 形管或内支撑导管。非手术置管引流常用的方法为 PTCD，也可经 PTCD 窦道扩大后放置内支撑管。

（七）预后

胆管癌预后极差。手术切除组一般平均生存期为 13 个月，如单做胆管内或外引流，其平均生存期仅 6 ~ 7 个月，很少超过 1 年。下段胆管癌预后最好，胰十二指肠切除术后的 5 年生存率为 20% ~ 35%。

第四节　急性胆囊炎

据国外文献报道，急性胆囊炎以中年（40 岁）以上女性，特别是身体肥胖且曾多次怀孕者多见，男女发病比为 1:(3~4)。国内报道发病年龄较国外为低，男女发病比为 1:(1~2)。慢性胆囊炎多由急性胆囊炎反复发作形成。

一、病因

1. 梗阻因素

由于胆囊结石、胆管结石，胆囊管过长、扭曲、狭窄、纤维化、螺旋瓣的部分梗阻，胆囊颈旁淋巴结肿大等因素造成胆囊管梗阻，使存留在胆囊内的胆汁滞留、浓缩，高浓度的胆盐可损伤胆囊黏膜，引起急性炎症，当胆囊内已有细菌感染存在时，胆囊黏膜的病理损害过程加重。

2. 感染因素

无论胆管有无梗阻因素，细菌都可能进入胆管。细菌可通过血液、淋巴或胆管而达胆囊。通过胆管达胆囊是急性胆囊炎时细菌感染的主要途径。急性胆囊炎时的细菌感染多为肠道菌属，如大肠杆菌、链球菌、梭状芽孢杆菌、产气杆菌、沙门杆菌、肺炎球菌、葡萄球菌，也常合并有厌氧菌的感染。

3. 化学因素

胆囊管梗阻后，胆囊胆汁停滞，胆盐浓度增高，特别是去结合化的胆汁酸盐对组织的刺激性更大，如牛磺胆酸有显著的致炎作用，可引起明显的急性胆囊炎改变。严重创伤、烧伤休克、其他部位手术后的创伤性或手术后的非结石性急性胆囊炎的原因可能为此。另外的化学性因素是胰液反流。当胰管与胆管有一共同通道时，胰液可反流入胆囊内，胰蛋白酶被激活，引起胆囊黏膜损害，甚至坏死、穿破。

4. 血管因素

严重创伤、大量出血、休克后，由于血管痉挛，血管内血流淤滞、血栓形成，可导致胆囊壁坏死，甚至穿破。

二、病理

急性胆囊炎的病理改变视炎症的轻重程度而有较大的差别。

1. 急性单纯性胆囊炎

由于存在胆囊管梗阻，胆囊内压力升高，胆囊黏膜充血、水肿，胆囊内渗出增加，胆囊外观肿大，张力高，胆囊壁充血，稍增厚，有白细胞浸润。胆囊胆汁肉眼仍正常或稍浑浊，细菌培养多为阴性。

2. 化脓性胆囊炎

胆囊管梗阻不能解除，胆囊内压力持续升高，胆囊显著增大，表面有脓性纤维素性渗出、沉积，胆囊黏膜形成小溃疡，胆囊内为脓性胆汁，或充满脓液形成胆囊蓄脓。

3. 坏疽性胆囊炎

胆囊胀大过甚，促使胆囊壁发生血运障碍，引起胆囊壁缺血、坏疽；或胆囊内结石嵌顿在胆囊颈部，引起囊壁压迫坏死，最终导致胆囊穿孔。如果炎症发展迅速，穿孔前胆囊周围尚未形成粘连，胆囊穿孔引起弥漫性胆汁性腹膜炎。若穿孔前周围有紧密粘连，胆囊穿孔后可发生胆囊与十二指肠、胆总管或结肠之间的内瘘。

胆囊梗阻一旦解除，胆囊内容物得以排出，胆囊内压力降低，胆囊的急性炎症便迅速好转，部分黏膜修复，溃疡愈合，形成纤维瘢痕组织，呈现慢性胆囊炎的病理改变。反复多次的急性胆囊炎发作，胆囊壁纤维瘢痕化，肌纤维萎缩，胆囊黏膜脱落，胆囊萎缩，完全丧失生理功能。

三、临床表现

1. 症状

急性胆囊炎的主要症状为右上腹疼痛，常在进油腻食物之后发生，开始可为剧烈绞痛，伴有恶心、呕吐、寒战、发热，过去多有类似的发病史。疼痛呈持续性，可放射至右肩或右腰背部。

急性结石性胆囊炎常表现为胆绞痛，疼痛剧烈，呈持续性，常伴阵发性加剧。若发展至急性化脓性胆囊炎，可出现寒战、高热，以至全身严重感染的症状。

2. 体征

右上腹胆囊区有明显的压痛和腹肌紧张，胆囊区深吸气时有触痛反应，即 Murphy 征阳性，部分患者可扪及肿大、紧张而有触痛的胆囊。由于反复发作，胆囊被大网膜包裹，在右上腹区可触及边界不清楚、活动不明显而有触痛的炎性团块。急性胆囊炎一般不发生黄疸，但有 10.6%～20% 的患者由于胆囊急性炎症、水肿，波及肝外胆管而发生轻度黄疸。

四、辅助检查

1. 常规检查

血常规检查，白细胞计数及中性粒细胞明显增多。白细胞计数一般在（10～15）×10^9/L，但在急性化脓性或坏疽性胆囊炎时，白细胞计数可达 $20 \times 10^9/L$ 以上。

白细胞的多少通常与病变的程度平行，其计数在 $20 \times 10^9/L$ 以上者，很可能胆囊已有化脓或坏死穿孔。

如前所述，10%～20% 的急性胆囊炎患者可能出现轻度黄疸，血清胆红素一般在 51.3μmol/L 以下；若血清胆红素超过 85.5μmol/L（5mg/dL）时，常提示胆总管结石或胆管炎并肝功能损害。如伴有 ALT 和 AST 升高，肝实质的损害无疑。血清碱性磷酸酶也可升高。

2. 超声检查

对急性胆囊炎的诊断具有很高的价值，可见胆囊肿大、胆囊壁增厚，胆囊内有一个或多个结石光团，伴有声影。由于超声检查操作简便、无创伤痛苦，又能及时得到结果，是较好的辅助诊断技术。

3. X 线检查

肝胆区平片在少数患者可显示不透光的结石阴影。由于胆囊管梗阻，静脉法胆管造影可以显示胆总管，但胆囊不显影。

五、诊断

根据上述病史、查体、辅助检查即可诊断。

诊断流程，见图 5-3。

六、鉴别诊断

急性胆囊炎患者大多有右上腹突发性疼痛，典型病例伴有右肩部放射痛，右上腹触痛和腹肌紧张，白细胞计数增加，诊断一般不困难。超声显像对胆囊结石诊断的准确率可高达 90%～100%，是诊断急性胆囊炎最重要的手段。本病需与下列疾病鉴别。

1. 急性消化性溃疡穿孔

消化性溃疡穿孔所产生的腹痛较急性胆囊炎剧烈，为持续的刀割样痛，触痛范围不常局限于上腹，往往累及全腹，腹壁肌紧张常呈板样强直。X 线检查多可发现膈下有游离气体，更可确定诊断。仅有少数病例无典型的溃疡病史，穿孔小，症状不典型，有时仍可造成诊断困难。

2. 急性胰腺炎

腹痛较急性胆囊炎剧烈，偶伴有休克，腹痛部位在上腹部偏左侧，右上腹肌紧张不如胆囊炎明显，Murphy 征阴性。血清淀粉酶测定在诊断上有肯定的价值，但有时急性胆囊炎患者可以并发急性胰腺炎，两种情况同时存在时可使确诊发生困难，需加注意。

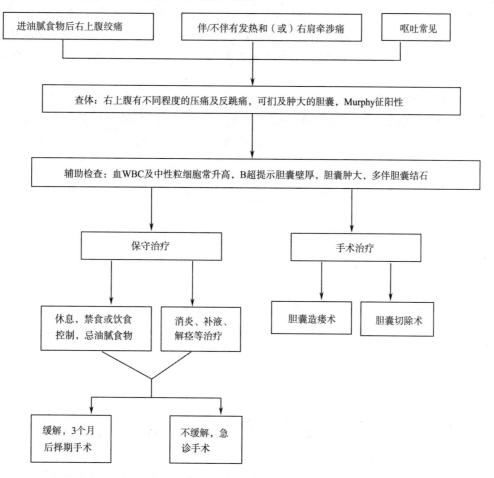

图5-3 急性胆囊炎诊断流程

3. 急性阑尾炎

高位阑尾炎常误诊为急性胆囊炎，因两者的疼痛和腹壁压痛、腹肌紧张均可局限在右上腹。按压左下腹引起阑尾部位疼痛的 Rovsing 征有助于鉴别。而且急性胆囊炎多见于中年以上，过去有反复发作史，疼痛多为阵发性绞痛，向右肩背放射，偶可发生轻度黄疸，一般不难做出诊断。

此外，对传染性肝炎、右侧肺炎、右肾绞痛、右胸带状疱疹早期等，也需注意鉴别。

七、治疗措施

急性胆囊炎的治疗包括非手术治疗和手术治疗。非手术治疗主要是禁食、使用广谱抗生素、解痉止痛、补液纠正体液及电解质平衡失调。

结石性急性胆囊炎，虽经非手术治疗病情可以好转，但胆囊内结石很难排出，下列情况可作为手术治疗的指征。

1. 反复发作的急性胆囊炎

患者在过去的发作中，曾经用非手术治疗得以治愈，由于反复发作，胆囊已呈慢性炎症改变，胆囊壁增厚，周围有粘连，胆囊功能可能已经丧失，虽再次采取保守治疗并可能奏效，但仍会再次发作。应视为早期手术的适应证。

2. 初次发作的急性胆囊炎

在非手术治疗 24～48h 后，如情况尚无好转，胆囊逐渐肿大，局部触痛和腹肌紧张加重，且伴有寒战、发热，白细胞计数在 $20 \times 10^9/L$ 以上，应考虑及时手术治疗，以免发生胆囊坏死或穿孔等严重并发症。

3. 病情严重

患者来诊时已发病多日，局部体征严重，可触及肿大胆囊，伴压痛明显，或腹壁肌紧张明显，伴有高热、黄疸，有胆囊积脓或胆管感染现象，或并发急性胰腺炎者也应考虑手术治疗，以免延误治疗时机，造成不良后果。

急性胆囊炎的手术治疗以胆囊切除为有效的根治疗法。急性胆囊炎时早期手术操作并不困难，即使发病时间超过72h，也不能视为手术治疗的禁忌证。发病在72h以上，但腹部体征明显，全身毒血症表现极为严重，在适当的术前准备后手术仍可取得满意疗效。

第五节　慢性胆囊炎

一、病因

慢性胆囊炎可以伴有或不伴有胆囊结石，临床上以前者居多，约为70%。由于结石刺激及阻塞于胆囊颈及胆囊管，使胆囊中胆汁淤积而形成慢性炎症。非结石性慢性胆囊炎可为急性胆囊炎的迁延所致，也可因胆囊发育异常，如胆囊过长悬垂，部分可能因慢性胰腺炎、胆管口括约肌张力过高、胆囊管狭窄等使胆囊不易排空所致。

二、临床表现

1. 症状

慢性胆囊炎的临床症状常不典型，许多患者无明显症状，于B超检查时发现胆囊萎缩而壁厚，被诊断为慢性胆囊炎。

多数慢性胆囊炎患者无急性发作史，仅有不规则的上腹隐痛，进食油腻饮食后间歇性右上腹痛，患者有时可感到在肩胛骨角下、右季肋部或右腰部等处有隐痛，在长时间站立、运动或冷水浴后更加明显。有时出现恶心、上腹饱胀不适、食欲缺乏、消化不良等消化道症状，而长期误诊为胃炎，服胃炎药物无效。

2. 体征

胆囊部位常有轻度压痛，偶尔还可触及肿大的胆囊；少数病例在第8、第10胸椎右旁也有压痛。

三、辅助检查

1. B超检查

B超检查是慢性胆囊炎的首选辅助检查方法。B型超声可以显示胆囊的大小，囊壁的厚度，黏膜是否粗糙不平和胆囊内有无结石或胆固醇沉积，胆囊是否能活动，与周围脏器有无粘连。对慢性胆囊炎的诊断有肯定价值。B超检查既方便，对患者又无痛苦，其诊断正确率一般可达95%以上。其主要声像特征如下所述：

（1）胆囊的长径和宽径明显缩小，可仅为2cm×1cm，甚至显示不清，难以探测。

（2）胆囊壁毛糙不平，可明显增厚，大于5mm。

（3）胆囊内容物透声性差，可与胆囊壁混同呈椭圆形聚集光团，类似实体样回声。

（4）胆囊较大者，有时在胆汁下部出现半圆形回声光点增多的区域，并随体位的改变而移动。

（5）胆囊周围有炎症时，其周围条索状或斑块状回声增多，呼吸运动使胆囊有活动"受限"现象。

（6）脂餐试验胆囊收缩功能差或丧失。

2. CT检查

对少数B超检查发现胆囊壁有粗糙不平而不能肯定诊断者，特别是疑有胆囊癌者应进一步做CT检查以明确诊断。但一般诊断慢性胆囊炎无须做 CT 摄片，只有 B 超或 X 线摄片发现胆囊壁有高低不平或增生现象，不能肯定为胆囊息肉、腺瘤、胆固醇沉积或胆囊癌者，方有做 CT 摄片的指征。部分含钙少者，X 线检查结石可为阴性。

3. 胆囊造影

胆囊造影目前已较少使用，但该方法除可了解胆囊的大小、形态外，尚可了解胆囊的收缩功能，对某些慢性胆囊炎的诊断仍有一定价值。

四、鉴别诊断

由于慢性胆囊炎的临床症状常不典型，临床常易误诊，以下疾病常被误诊为慢性胆囊炎，故应注意鉴别。

1. 消化性溃疡

症状不典型的消化性溃疡与慢性胆囊炎常易混淆，且此类疾病常与慢性胆囊炎并存。除仔细询问病史外，上消化道钡餐检查及 B 超检查有助于鉴别。

2. 慢性胃炎

各种慢性胃炎的症状与慢性胆囊炎有相似之处，纤维胃镜检查是诊断慢性胃炎的重要方法，诊断明确后行药物治疗，如症状好转，则可与慢性胆囊炎相鉴别。

3. 食管裂孔疝

食管裂孔疝常见的症状是上腹或两季肋部不适，典型者表现为胸骨后疼痛，多在饱餐后 0.5~1h 发生，饭后平卧加重，站立或半卧位时减轻，可有嗳气及反胃；而慢性胆囊炎腹痛多在右季肋部，饭后加重而与体位无关。因食管裂孔疝约有 20% 的患者并发慢性胆囊炎，故二者临床症状常同时并存。钡餐检查可以鉴别。

4. 原发性肝癌

在无 B 超的时代，临床上有些原发性肝癌被诊为慢性胆囊炎。因为原发性肝癌早期，即小肝癌及亚临床肝癌多无自觉症状，一旦出现右上腹不适或隐痛，多已是晚期，B 超及 CT 检查可以鉴别。

5. 胆囊癌

本病早期症状颇似慢性胆囊炎，此时行 B 超检查可与慢性胆囊炎鉴别，并可有较好的治疗效果。如病情发展，出现黄疸及右上腹肿块，多为晚期。

五、治疗

非结石性慢性胆囊炎可能通过节制饮食和内科治疗而维持不发病，但疗效并不可靠。

伴有结石的慢性胆囊炎急性发作的机会更多，且可以有一系列严重并发症，可诱发胆囊癌。故本病最好的治疗是胆囊切除，只有切除胆囊才能除去感染病灶，防止发生并发症。须强调指出，所谓慢性胆囊炎的诊断，必须以上述辅助检查结果为依据，不能单靠临床表现来推断。凡临床表现明显，过去或现在有胆绞痛发作，有急性胆囊炎的明显体征，伴有黄疸，且辅助检查也支持诊断者，则胆囊切除后的疗效较好；反之，若症状较轻或长期未曾发作，辅助检查结果又似是而非、难以绝对肯定者，就不宜贸然做胆囊切除，否则术后症状可能改进不多，反而给患者带来手术负担和痛苦。

第六章

胰腺疾病

第一节　急性胰腺炎

急性胰腺炎（AP）是外科临床常见的急腹症之一，从轻型急性胰腺炎到重型急性胰腺炎，由于两者严重度不一，所以预后相差甚远。在急性胰腺炎中，约80%为轻型胰腺炎，经非手术治疗可以治愈。而另外20%的重型胰腺炎由于起病骤然、病情发展迅速，患者很快进入危重状态，往往在数小时至数十小时之内发生全身代谢紊乱、多脏器功能衰竭并继发腹腔及全身严重感染等，即使给予及时治疗（包括外科的干预），仍有30%左右的死亡率。因此，虽然目前对急性胰腺炎的病情发展和病程转归有了一定的认识，治疗手段也有显著进步，但对于重症急性胰腺炎的发病机制、病情变化规律及治疗方法仍存在较多的难题有待解决。

一、病因与发病机制

急性胰腺炎是指胰腺消化酶被异常激活后对胰腺本身及其周围脏器和组织产生消化作用而引起的炎症性疾病。到目前为止关于急性胰腺炎的发病机制仍不完全清楚，基本原因与 Vater 壶腹部阻塞引起胆汁反流入胰管和各种因素造成胰管内压力过高、胰管破裂、胰液外溢等有关。急性胰腺炎发病因素众多，胆管疾病、酗酒、高脂血症和医源性创伤都可以诱发胰腺炎，其中，最常见的病因是胆管疾病，其次，则是酗酒及医源性创伤包括手术损伤、内镜操作等。近年来，高脂血症诱发的急性胰腺炎逐渐增多。其他的病因还有外伤、十二指肠病变如十二指肠憩室、高钙血症、药物因素（如他莫昔芬、雌激素等）的诱发，以及妊娠等。另外，有少数急性胰腺炎找不到原因，称特发性胰腺炎。

急性胰腺炎是因胰腺分泌的各种消化酶被各种因素异常激活，导致对胰腺组织本身及其周围脏器和组织产生消化，即"自我消化"作用。正常情况下，胰腺腺泡分泌的消化酶并不能引起自身消化，主要是有一系列的保护机制运作：①胰腺导管上皮有黏多糖保护。②胰酶在胰腺内主要以胰酶原的形式存在，胰酶原是没有活性的。③各种胰酶原以酶原颗粒的形式存在于胰腺腺上皮细胞内，酶原颗粒呈弱酸性，可以保持胰蛋白酶原的稳定形式。④在胰腺实质和胰管之间、胰管和十二指肠之间的胰液分泌压和胆管中的胆汁分泌压之间均存在着正常的压力梯度，维持胰管内胰液的单向流动，使胰液不会发生反流，Oddi 括约肌和胰管括约肌也是保证压力梯度存在、防止反流的重要因素。总之，保持胰酶在胰腺内的非活化形式存在是维持胰腺正常运转的关键，任何原因诱发了酶原在胰腺内不适时地激活都会启动急性胰腺炎的病程。

急性胰腺炎的发病机制复杂，在病情发展过程中，还有新的因素参与，促使病情进一步变化。至今，确切的发病机制尚不完全清楚，目前已了解的发病机制归纳如下。

（一）急性胰腺炎的启动因素

1. 胰酶被异常激活的机制

胆胰管内压力升高和胆汁反流因素、胆管和胰管在解剖学上的特异性造成胆胰管的压力联动。通常，近80%的正常人群存在胆胰管的共同通道，当共同通道受阻时，可造成胆汁反流进入胰管；胰管出口的梗阻也会导致胰管内压力的升高。胆管内的结石梗阻在共同通道的末端，以及胆管癌、胰头癌、十二指肠乳头的病变，十二指肠镜逆行性胰胆管造影（ERCP）都可以导致胆胰管开口的梗阻和胰管内压力的升高。反流进入胰管胆汁中的游离脂肪酸可以直接损伤胰腺组织，也可以激活胰酶中的磷脂酶原A，产生激活的磷脂酶A。它使胆汁中的卵磷脂成为有细胞毒性的溶血卵磷脂，引起胰腺组织的坏死。磷脂酶A除作用于胰腺局部，还作用于全身，引起呼吸和循环功能障碍。弱碱性的胆汁也可以激活胰管内胰酶颗粒中的各种酶原，提前启动胰酶活性。胰管内压力的上升还可以破坏胰管上皮，使胰液逆向流入胰腺间质内，被激活的各种胰酶对胰腺组织产生自身消化，导致胰腺坏死。急慢性的胆管系统炎症也会诱发十二指肠乳头的炎症性水肿、痉挛和狭窄，胆胰管内的压力升高，导致急性胰腺炎。

此外，十二指肠乳头周围的病变（如十二指肠憩室）、十二指肠穿透性溃疡、胃次全切除术后输入襻淤滞症等都可以造成十二指肠腔内压力的升高，导致十二指肠内容物反流入胰管。因十二指肠内容物中含有肠激酶以及被激活的各种胰酶、胆汁酸和乳化的脂肪，一旦这些内容物进入胰管后，再激活胰管内胰液中的各种胰酶原，造成胰腺组织自身消化，发生急性胰腺炎。

2. 酒精中毒的因素

在西方国家，酒精中毒引起的急性胰腺炎约占总数的25%。酒精中毒导致胰腺炎的机制尚未完全明确，大致归纳为以下几个方面：①酒精的刺激作用，大量饮酒刺激胰腺分泌增加，同时酒精可以引起Oddi括约肌痉挛，这样使胰管内压升高，导致细小胰管破裂，胰液进入胰腺实质，胰蛋白酶原被胶原酶激活，胰蛋白酶再激活磷脂酶、弹力蛋白酶、糜蛋白酶等，导致胰腺自身消化。②酒精对胰腺的直接损伤作用，血液中的酒精可直接损伤胰腺组织，使胰腺腺泡细胞变性坏死，蛋白合成能力减弱。

3. 高脂血症的因素

目前，国内外较为公认的高脂血症导致胰腺炎的机制有以下几点：①甘油三酯的分解产物对腺泡的直接损伤。高脂血症的患者游离脂肪酸产生过多，超出了白蛋白的结合能力，胰腺内高浓度聚集的游离脂肪酸就会产生细胞毒性，损伤胰腺腺泡细胞和小血管，导致胰腺炎的发生。此外，游离脂肪酸可以诱发胰蛋白酶原激活加速，加重腺泡细胞的自身消化和胰腺炎的病理损害。②当血清内血脂 >2.15mmol/L 时，患者的血液黏滞度增高，Ⅶ因子活性、纤溶酶原激活抑制物活性均增高，干扰纤溶，易于形成血栓。高脂血症也会激活血小板，产生缩血管物质血栓素 A_2，导致胰腺血液微循环障碍。而高脂血症中大分子的乳糜微粒可直接栓塞毛细血管，使胰腺缺血、坏死。

4. 其他因素

急性胰腺炎的起病因素众多，发病机制也很复杂，目前尚未完全明晰。在不同的国家和地区，主要的发病因素也不相同。除以上较为常见的因素以外，还有暴饮暴食的饮食因素，外伤和医源性损伤的创伤因素，以及妊娠、高钙血症等有关的代谢因素，以及一些药物相关的药物因素、败血症相关的感染因素和精神因素等。

（二）导致急性胰腺炎病变加重的因素

80%的急性胰腺炎患者属于轻型急性胰腺炎，这些患者保守治疗有效，经自限性的胰腺炎过程，很快能够恢复。但另外20%左右的患者，开始就呈现危及生命的临床表现，随着胰腺组织的出血、坏死及后腹膜大量炎性毒素液的渗出，病情急剧加重，全身代谢功能紊乱，出现肺、肾、心、脑多脏器功能障碍并继发局部及全身感染，最终导致患者死亡。是什么原因导致这部分患者病变加重，近年来研究揭示，尽管不同的始动因素诱发了急性胰腺炎，但在启动后的急性胰腺炎进程上，它的病理生理过程是一致的，导致病变加重的因素也是相同的，而且这些因素又相互交叉、互相作用，使急性胰腺炎的病变严重化，病程复杂化。

1. 白细胞的过度激活和全身炎症反应

胰腺炎是一种炎症性疾病，炎症介质和细胞因子过度释放是重症急性胰腺炎病情加重的重要因素。1988 年 Rindernecht 提出急性胰腺炎的白细胞过度激活学说。近年来的实验研究显示，巨噬细胞、中性粒细胞、内皮细胞和免疫系统均参与急性胰腺炎的病变过程，并诱发了多种细胞因子的级联反应。其中，单核巨噬细胞在损伤因子的刺激下，能够合成和释放多种细胞因子，如 TNF-α、IL-1 等，也释放活性自由基及蛋白酶和水解酶，引起前列环素类物质、白三烯等炎症介质分泌，引起和增强全身炎症反应。细胞因子在炎症反应中，能刺激粒细胞的活化，大量释放损伤性炎性介质，其中 PMN-弹力蛋白酶含量增高，它能够降解细胞外基质中的各种成分，水解多种血浆蛋白，破坏功能完好的细胞，加重胰腺的出血、坏死和胰外脏器的损伤，并导致全身代谢功能的严重不平衡。临床上出现急性反应期症状，即形成了全身炎症反应综合征（SIRS），最终可导致多脏器功能衰竭（MOF），此时是重症急性胰腺炎病程第 1 阶段，也是重症急性胰腺炎的第 1 个死亡高峰。

2. 感染

患者度过急性胰腺炎急性反应期的全身代谢功能紊乱和多脏器功能不全后，接着要面临的是胰腺坏死灶及胰外脂肪组织坏死灶的感染和全身的脓毒血症，它是急性坏死性胰腺炎第 2 阶段的主要病变，也是急性胰腺炎患者的第 2 个死亡高峰时期。急性胰腺炎患者并发的局部和全身感染多为混合性感染，主要的致病菌是来源于肠道的革兰阴性杆菌和厌氧菌。肠道菌群移位到胰腺和身体其他部位，是因为肠道黏膜屏障在急性胰腺炎的早期就受到破坏。急性胰腺炎发病早期血流动力学改变，使肠道供血减少，肠黏膜缺氧，黏膜屏障被损伤。早期的禁食治疗，也使肠黏膜绒毛的营养状态下降，加剧了肠道黏膜屏障的破坏，使得肠黏膜的通透性异常增加，细菌和内毒素移位到胰腺和胰外侵犯的坏死组织内，导致胰腺坏死灶继发感染、胰腺和胰周脓肿及全身脓毒血症。

3. 胰腺血液循环障碍

有实验研究表明，胰腺的供血不足和胰腺的微循环障碍可以诱发和加重胰腺炎的发生和发展。在解剖上，胰腺小叶内中央动脉是唯一的胰腺腺叶的供血动脉，相互间缺少交通支。一旦中央动脉因各种原因导致供血障碍，容易发生胰腺小叶坏死，小叶内腺泡细胞的坏死会产生胰酶颗粒的释放和激活。在急性胰腺炎的病程中，胰腺血液循环障碍进一步加剧了胰腺坏死的发展，使病变加重。

4. 急性胰腺炎全身代谢功能的改变和对重要脏器的影响

轻型急性胰腺炎病变仅局限在胰腺局部，而重症急性胰腺炎的病变则以胰腺病变和胰外侵犯共同存在为特点。重症急性胰腺炎影响全身多脏器功能的途径是多因素的，大量胰酶释放入血、失控的炎症反应、微循环的障碍、再灌注的损伤、感染等都可以诱导多脏器功能不全。其中全身炎症反应综合征（SIRS）是多脏器功能不全的共同途径。在重症急性胰腺炎的早期，主要表现为循环系统、呼吸系统和肾功能受到影响。而到了感染期则全身多脏器和代谢功能均受到伤害。

（1）对循环系统的影响：重症急性胰腺炎患者胰腺、胰周组织、腹膜后的大量液体渗出导致全身循环血容量的急剧丧失，造成低血容量性休克。同时，过度释放的损伤性炎性介质带来全身炎症反应综合征，炎症介质对心血管系统的作用和血液分布不均是休克的主要原因。因此临床上单纯的液体补充并不能有效地中止重症胰腺炎患者的休克病程。

（2）对呼吸功能的影响：胰腺炎症激活的弹性蛋白酶促使全身免疫细胞释放大量的炎症介质，具有细胞毒性的细胞因子和炎症介质导致血管内皮和肺泡上皮的损伤。肺毛细血管内皮损伤后大量血浆成分渗透到肺间质和肺泡内。磷脂酶 A_2 的异常释放和激活，使卵磷脂转变成溶血卵磷脂，破坏了肺泡表面的活性成分，肺泡表面张力增加。以上原因造成肺的顺应性降低，患者可表现为进行性缺氧和呼吸困难。急性胰腺炎并发的肺损伤（ALI）或急性呼吸窘迫综合征（ARDS）是短时间内患者死亡的主要原因，约占死亡总数的近 60%。此外，重症胰腺炎患者腹腔内的大量渗出和肠壁水肿、肠蠕动障碍产生腹腔内的高压（IAH），也迫使横膈抬高，影响了呼吸功能，造成呼吸困难和缺氧，这与 ARDS 有所不同。

（3）对肾功能的影响：在重症急性胰腺炎早期，肾前因素是导致肾功能损伤的主要原因。急性炎症反应期的有效循环血量相对或绝对不足引起严重的肾缺血，使肾小球滤过下降，肾组织缺氧。长时间的肾供血不足，以及全身炎症反应和感染的情况下，炎症介质也可以直接或间接导致肾功能损害，出现急性肾小管坏死。

（4）其他：对肝功能的影响是因为胰酶和血管活性物质及炎症介质通过门静脉回流入肝，破坏肝细胞，此外，血容量的不足也导致回肝血量的减少而损伤肝细胞。胰头水肿可压迫胆总管导致梗阻性黄疸。脑细胞缺血、缺氧以及磷脂酶的作用使中枢神经系统发生病变。在严重的感染期，真菌感染也可带来烦躁不安、神志模糊、谵妄等精神、神经症状。

（5）代谢改变：重症急性胰腺炎的代谢改变主要表现在低钙血症和高血糖。血钙低于 1.87mmol/L（7.5mg/L）预示胰腺炎病变严重，预后不良。低钙血症往往发生在发病后的第 3 天。低钙血症的发生主要是因为胰周和腹膜后脂肪坏死区域发生钙盐皂化作用。由于血钙约半数与白蛋白结合，在低蛋白血症时也会导致总钙值降低。此外，胰腺炎时胰高血糖素的分泌增加，通过降钙素的释放和直接抑制钙的吸收可引起低钙血症。血钙严重降低代表脂肪坏死范围的增大，胰腺炎的胰周病变严重。

胰腺炎全程均可出现高血糖。胰腺炎早期高血糖多是因为机体的应激反应，胰高糖素的代偿性分泌所致；后期则是因为胰腺坏死，胰岛细胞广泛受到破坏，胰岛素分泌不足。

二、病理

急性胰腺炎的基本病理改变包括水肿、出血和坏死。任何类型的急性胰腺炎都具有上述 3 种改变，只是程度有所不同。一般急性胰腺炎在病理上分为急性水肿性胰腺炎（又称间质性胰腺炎）和急性出血坏死性胰腺炎。

1. 急性水肿性胰腺炎

肉眼可见胰腺呈弥漫性和局限性水肿、肿胀、变硬，外观似玻璃样发亮。镜下可见腺泡和间质水肿、炎性细胞浸润，偶有轻度的出血和局灶性坏死，但腺泡和导管基本正常。此型胰腺炎占急性胰腺炎的绝大多数，其预后良好。

2. 急性出血坏死性胰腺炎

大体上胰腺肿大，胰腺组织因广泛出血坏死而变软，出血区呈黯红色或蓝黑色，坏死灶呈灰黄色或灰白色。腹腔伴有血性渗液，内含大量淀粉酶，网膜及肠系膜上有小片状皂化斑。镜检：胰腺组织呈大片出血坏死，腺泡和小叶结构模糊不清。胰导管呈不同程度扩张，动脉有血栓形成。坏死灶外有炎性区域围绕。当胰腺坏死灶继发感染时，被称为感染性胰腺坏死。肉眼可见胰腺腺体增大、肥厚，呈黯紫色。坏死灶呈散在或片状分布，后期坏疽时为黑色，全胰坏死较少发生。

三、分类

急性胰腺炎因发病原因众多，病程进展复杂，预后差别极大，因此，分类侧重的方面不同，分类的方法也就有所不同。

1. 病因学分类

（1）胆源性胰腺炎：由于胆管结石梗阻或胆管炎、胆囊炎诱发的急性胰腺炎。患者首发症状多起自中上腹或右上腹，临床上 50% 以上的急性胰腺炎都是胆管疾病引起。

（2）酒精性胰腺炎：因酗酒引起的急性胰腺炎，国外报道较多，西方国家约占急性胰腺炎的 25% 左右。

（3）高脂血症性胰腺炎：高脂血症诱发的急性胰腺炎。近年来逐渐增多，正常人群如血脂高于 11mmoL/L，易诱发急性胰腺炎。

（4）外伤或手术后胰腺炎：胆管或胃的手术、Oddi 括约肌切开成形术，ERCP 后诱发的急性胰腺炎。

（5）特发性胰腺炎：病因不明的急性胰腺炎，多数是微小胆石引起。

（6）其他：还有药物性急性胰腺炎、妊娠性急性胰腺炎等。

2. 病理学分类

（1）急性水肿性胰腺炎：又称急性间质水肿性胰腺炎。

（2）急性坏死性胰腺炎：又称急性出血坏死性胰腺炎。

3. 病程和严重程度分类

（1）轻型急性胰腺炎：仅为胰腺无菌性炎症反应及间质水肿，或有胰周少量炎性渗出。

（2）重型急性胰腺炎：指胰腺炎症及伴有胰周坏死、脓肿或假性囊肿等局部并发症出现，造成全身代谢紊乱，水、电解质、酸碱平衡失调，出现低血容量性休克等。

（3）暴发性急性胰腺炎：指在起病 72h 内经充分的液体复苏及积极的脏器支持治疗后仍出现多脏器功能障碍的重症急性胰腺炎患者，病情极为凶险。

四、临床表现

急性胰腺炎起病急骤，临床表现的严重程度和胰腺病变的轻重程度相关，轻型胰腺炎或胆源性胰腺炎的初发症状较轻，甚至被胆管疾病的症状所掩盖。而重症胰腺炎在剧烈腹痛的临床表现基础上症状逐渐加重，出现多脏器功能障碍，甚至多脏器功能衰竭。

1. 腹痛、腹胀

突然出现上腹部剧烈疼痛是急性胰腺炎的主要症状。腹痛前，多有饮食方面的诱因，如暴饮暴食、酗酒和摄入油腻食物。腹痛常为突然起病，剧烈的上腹部胀痛，持续性，位于中上腹偏左，也可以位于中上腹、剑突下。胆源性胰腺炎患者的腹痛常起于右上腹，后转至正中偏左。可有左肩、腰背部放射痛。病情严重的患者，腹痛表现为全上腹痛。腹痛时，患者常不能平卧，呈弯腰屈腿位。

2. 腹痛和腹胀的演变

随病情的进展，腹痛呈一种持续性胀痛，随后转为进行性腹胀加重。部分患者腹胀的困扰超过腹痛，少数老年患者可主要表现为腹胀。胰腺炎患者腹痛、腹胀的强度与胰腺病变的程度相一致，症状的加重往往预示着病变严重程度的加重。

3. 恶心、呕吐

伴随腹痛而来，恶心、呕吐频繁，呕吐物大多为胃内容物，呕吐后腹痛、腹胀症状并不能缓解为其特点。

4. 发热

多数情况下轻型急性胰腺炎及重型急性胰腺炎的早期体温常在 38℃ 左右，但在胆源性胰腺炎伴有胆管梗阻、化脓性胆管炎时，可出现寒战、高热。此外，在重症急性胰腺炎时由于胰腺坏死伴感染，高热也是主要症状之一，体温可高达 39℃ 以上。

5. 休克

在重症急性胰腺炎早期，由于大量的液体渗透到后腹膜间隙、腹腔内、肠腔内或全身的组织间质中，患者出现面色苍白、脉搏细速、血压下降等低血容量性休克症状，并有尿量减少。此外，在重症急性胰腺炎的感染期，如果胰腺及胰周坏死感染，组织及化脓性积液不及时引流时，可出现感染性休克。有少数患者以突然的上腹痛及休克、伴呼吸等多脏器功能障碍和全身代谢功能紊乱为表现的发病特点，称为暴发型胰腺炎。

6. 呼吸困难

在重症急性胰腺炎的早期，一方面由于腹胀加剧使横膈抬高影响呼吸，另一方面由于胰源性毒素的作用，使肺间质水肿，影响肺的气体交换，最终导致呼吸困难。患者呼吸急促，呼吸频率常在 30 次/分以上，$PaO_2 < 60mmHg$。少数患者可出现心、肺、肾、脑等多脏器功能衰竭及 DIC。

7. 其他

约有 25% 左右的患者会出现不同程度的黄疸，主要是因为结石梗阻和胰头水肿压迫胆总管所致，也可因胰腺坏死感染或胰腺脓肿未能及时引流引起肝功能不良而产生。此外，随着病情的进展，患者会出现少尿、消化道出血、手足抽搐等症状，严重者可有 DIC 的表现。

五、体格检查

1. 一般情况检查

患者就诊时呈急腹症的痛苦面容，精神烦躁不安或神态迟钝，口唇干燥，心率、呼吸频率较快，心率大多在90次/分以上，呼吸频率在25次/分以上，一部分患者巩膜可黄染，血压低于正常。

2. 腹部检查

轻型水肿性胰腺炎，仅有中上腹或左上腹压痛，轻度腹胀，无肌紧张，无反跳痛。重症坏死性病例，全腹痛以中上腹为主，上腹部压痛，伴中重度腹胀，上腹部有肌紧张、反跳痛等腹膜炎体征。根据胰腺坏死的程度和胰外侵犯的范围，以及感染的程度，腹膜炎可从上腹部向全腹播散。左侧腰背部也会有饱满感和触痛。有明显的肠胀气，肠鸣音减弱或消失。重症患者可出现腹腔积液，腹腔穿刺常可抽出血性液体，查腹水淀粉酶常超过1 500U。坏死性胰腺炎进展到感染期时，部分患者有腰部水肿。

一些患者左侧腰背部皮肤呈青紫色斑块，称为 Grey-Turner 征。如果青紫色皮肤改变出现在脐周，被称为 Cullen 征。这些皮肤改变是胰液外渗至皮下脂肪组织间隙，溶解皮下脂肪，使毛细血管破裂出血所致，出现这两种体征往往预示病情严重。

3. 全身检查

胆源性胰腺炎患者如果有结石嵌顿在壶腹部，会出现黄疸。也有少数患者会因为炎症肿大的胰头压迫胆总管产生黄疸，但这种类型的黄疸程度较浅，总胆红素指数很少超过100mmol/L。

早期或轻型胰腺炎体温无升高或仅有低于38℃的体温。坏死性胰腺炎患者病程中体温超过38.5℃，预示坏死继发感染。

患者左侧胸腔常有反应性渗出液，患者可出现呼吸困难。少数严重者可出现精神症状，包括意识障碍、神志恍惚甚至昏迷。

重症坏死性胰腺炎在早期的急性反应期最易出现循环功能衰竭、呼吸功能衰竭和肾衰竭，此时会出现低血压和休克，以及多脏器功能衰竭的相关表现和体征，如呼吸急促、发绀、心动过速等。

六、辅助检查

1. 淀粉酶

血、尿淀粉酶的测定是胰腺炎诊断最常用和最重要的手段。血清淀粉酶在急性胰腺炎发病的2h后升高，24h后达高峰，4~5d恢复正常。尿淀粉酶在发病的24h后开始上升，下降缓慢，持续1~2周。血尿淀粉酶在发病后保持高位不能回落，表明胰腺病变持续存在。很多急腹症都会有血清淀粉酶的升高，如上消化道穿孔、胆管炎症、绞窄性肠梗阻等，故只有血、尿淀粉酶升高较明显时才有临床诊断的意义。使用 Somogyi 法，血淀粉酶正常值在40~110U，超过500U，有诊断急性胰腺炎的价值。测试值越高，诊断的意义越大。

淀粉酶/肌酐清除率比值：淀粉酶清除率/肌酐清除率（%）＝（尿淀粉酶/血淀粉酶）/（尿肌酐/血肌酐）×100%，正常人该比值是1%~5%，一般小于4%，大于6%有诊断意义。急性胰腺炎时，肾脏对淀粉酶的清除能力增加，而对肌酐不变，因此，淀粉酶/肌酐清除率比值的测定可以协助鉴别诊断。

2. 血清脂肪酶

因血液中脂肪酶的唯一来源是胰腺，所以具有较高的特异性。发现血中淀粉酶和脂肪酶平行升高，可以增加诊断的准确性。

3. C 反应蛋白，PMN-弹力蛋白酶

C 反应蛋白是急性炎症反应的血清标志物，PMN-弹力蛋白酶为被激活的白细胞释放，也反映了全身炎症反应的程度，因此，这两个指标表明急性胰腺炎的严重程度。48h C 反应蛋白达到150mg/L，预示为重症急性胰腺炎。

4. 血钙

由于急性坏死性胰腺炎周围组织、脂肪坏死和脂肪内钙皂形成消耗了钙，所以，血钙水平的降低也侧面代表了胰腺坏死的程度。血钙降低往往发生在发病后的 2 ~ 3d，如果血钙水平持续低于 1.87mmol/L，预后不良。

5. 血糖

急性胰腺炎早期，血糖会轻度升高，是与机体应激反应有关。后期血糖维持在高位不降，超过 11.0mmol/L（200mg/dL），则是因为胰腺受到广泛破坏，预后不佳。

6. 血红蛋白和血细胞比容

急性胰腺炎患者血红蛋白和血细胞比容的改变常常反映循环血量的变化。病程早期发现血细胞比容增加 >40%，说明血液浓缩，大量液体渗入人体组织间隙，表明胰腺炎病情危重。

7. B 超

B 超由于无创、费用低廉、简便易行而成为目前急腹症的一种普查手段。在急性胆囊炎、胆管炎、胆管结石梗阻等肝胆疾病领域，诊断的准确性甚至达到和超过 CT。但是，B 超检查结果受到操作者的水平、腹腔内脏器气体的干扰等影响。B 超也是急性胰腺炎的首选普查手段，可以鉴别是否有胆管结石或炎症，是否是胆源性胰腺炎。胰腺水肿改变时，B 超显示胰腺外形弥漫肿大，轮廓线膨出，胰腺实质为均匀的低回声分布，有出血坏死病灶时，可出现粗大的强回声。因坏死性胰腺炎时常常有肠道充气，干扰了 B 超的诊断，因此 B 超对胰腺是否坏死诊断价值有限。

8. CT

平扫和增强 CT 检查是大多数胰腺疾病的首选影像学检查手段，尤其是对于胰腺炎。虽然诊断胰腺炎并不困难，但对于坏死性胰腺炎病变的程度、胰外侵犯的范围及对病变的动态观察，则需要依靠增强 CT 的影像学判断。单纯水肿型胰腺炎，CT 表现为：胰腺弥漫性增大，腺体轮廓不规则，边缘模糊不清。出血坏死型胰腺炎，CT 表现：肿大的胰腺内出现皂泡状的密度减低区，增强后密度减低区与周围胰腺实质的对比更为明显。同时，在胰周小网膜囊内、脾胰肾间隙、肾前后间隙等部位可见胰外侵犯。目前，CT 的平扫和增强扫描已是胰腺炎诊疗过程中最重要的检查手段，临床已接受 CT 影像学改变作为病情严重程度分级和预后判别的标准之一（表6-1）。

表 6-1　Balthazar CT 分级评分系统

A 组：胰腺显示正常，为 0 级

B 级：胰腺局限性或弥漫性肿大（包括轮廓不规则、密度不均、胰管扩张、局限性积液），为 1 分

C 级：除 B 级病变外，还有胰固的炎性改变，为 2 分

D 级：除胰腺病变外，胰腺有单发性积液区，为 3 分

E 级：胰腺或胰周有 2 个或多个积液积气区，为 4 分

　　　胰腺坏死范围≤30%，加 2 分

　　　胰腺坏死范围≤50%，加 4 分

　　　胰腺坏死范围>50%，加 6 分

严重度分为三级：Ⅰ级，0~3 分；Ⅱ级，4~6 分；Ⅲ级，7~9 分

9. 腹腔穿刺

是一种安全、简便和可靠的检查方法，对有移动性浊音者，在左下腹和右下腹的麦氏点作为穿刺点，穿刺抽出淡黄色或咖啡色腹水，腹水淀粉酶测定升高对诊断有帮助。

10. 胰腺穿刺

适用于怀疑坏死性胰腺炎继发感染者。一般在 CT 或 B 超定位引导下进行，将吸出液或坏死组织进行细胞学涂片和细菌或真菌培养，对确定是否需要手术引流有一定帮助。

七、诊断

病史、体格检查和实验室检查可以明确诊断。急性水肿型胰腺炎，或继发于胆管疾病的水肿型胰腺

炎，常不具有典型的胰腺炎临床症状。血、尿淀粉酶的显著升高，结合影像学检查结果也可以确立诊断。通常，急性胰腺炎患者血、尿淀粉酶大于正常值的 5 倍以上，B 超或 CT 检查胰腺呈现上述改变，可以诊断急性水肿型胰腺炎。

急性出血坏死性胰腺炎，又称重症急性胰腺炎，以及在此基础上出现的暴发性急性胰腺炎的概念，在 2006 年西宁第十一届全国胰腺外科会议上，中华医学会外科分会胰腺外科学组制定了《重症急性胰腺炎诊治指南》，可供临床指导：重症急性胰腺炎无脏器功能障碍者为 Ⅰ 级；伴有脏器功能障碍者为 Ⅱ 级；其中 72h 内经充分的液体复苏，仍出现脏器功能障碍的 Ⅱ 级重症急性胰腺炎患者属于暴发性急性胰腺炎。全病程大体可以分为 3 期，但不是所有患者都有 3 期病程，有的只有第一期，有的有两期，有的有 3 期。

（1）急性反应期。自发病至两周左右，常可有休克、呼吸衰竭、肾衰竭、脑病等主要并发症。

（2）全身感染期。发病 2 周~2 个月，以全身细菌感染、深部真菌感染（后期）或双重感染为其主要临床表现。

（3）残余感染期。时间为发病 2~3 个月以后，主要临床表现为全身营养不良，存在后腹膜或腹腔内残腔，常常引流不畅，窦道经久不愈，伴有消化道瘘。

八、局部并发症

1. 急性液体积聚

发生于胰腺炎病程的早期，位于胰腺内或胰周，无囊壁包裹的液体积聚。通常靠影像学检查发现。影像学上为无明显囊壁包裹的急性液体积聚。急性液体积聚多会自行吸收，少数可发展为急性假性囊肿或胰腺脓肿。

2. 胰腺及胰周组织坏死

指胰腺实质的弥漫性或局灶性坏死，伴有胰周脂肪坏死。胰腺坏死根据感染与否又分为感染性胰腺坏死和无菌性胰腺坏死。增强 CT 是目前诊断胰腺坏死的最佳方法。在静脉注射增强剂后，坏死区的增强密度不超过 50Hu（正常区的增强为 50~150Hu）。

包裹性坏死感染，主要表现为不同程度的发热、虚弱、胃肠功能障碍、分解代谢和脏器功能受累，多无腹膜刺激征，有时可以触及上腹部或腰胁部包块，部分病例症状和体征较隐匿，CT 扫描主要表现为胰腺或胰周包裹性低密度病灶。

3. 急性胰腺假性囊肿

指急性胰腺炎后形成的有纤维组织或肉芽囊壁包裹的胰液积聚。急性胰腺炎患者的假性囊肿少数可通过触诊发现，多数通过影像学检查确定诊断。常呈圆形或椭圆形，囊壁清晰。

4. 胰腺脓肿

发生于急性胰腺炎胰腺周围的包裹性积脓，含少量或不含胰腺坏死组织。感染征象是其最常见的临床表现。它发生于重症胰腺炎的后期，常见于发病后 4 周或 4 周以后。有脓液存在，细菌或真菌培养阳性，含极少或不含胰腺坏死组织，这是区别感染性坏死的特点。胰腺脓肿多数情况下是由局灶性坏死液化继发感染而形成的。

九、治疗

近年来，对急性胰腺炎的病理生理认识逐步加深，针对不同病程分期和病因的治疗手段不断更新，使急性胰腺炎的治愈率稳步提高。由于急性胰腺炎的病因、病程复杂，病情的严重程度相差极大，单一模式的治疗方案不能解决所有的急性胰腺炎病例。因此，结合手术和非手术治疗为一体的综合治疗才能收到预期的效果。总体来说，在非手术治疗的基础上，有选择的手术治疗才能达到最好的治疗效果。总的治疗原则为：在非手术治疗的基础上，根据不同的病因、不同的病程分期选择有针对性的治疗方案。

（一）非手术治疗

非手术治疗原则：减少胰腺分泌，防止感染，防止病情进一步发展。单纯水肿型胰腺炎，经非手术治疗可基本痊愈。

1. 禁食、胃肠减压

主要是防止食糜进入十二指肠，阻止促胰酶素的分泌，减少胰腺分泌胰酶，打断可能加重疾病发展的机制。禁食、胃肠减压也可减轻患者的恶心、呕吐和腹胀症状。

2. 抑制胰液分泌

使用药物对抗胰酶的分泌，包括间接抑制和直接抑制药物。间接抑制药物有 H_2-受体阻滞剂和质子泵抑制剂如西咪替丁和奥美拉唑，通过抑制胃酸分泌减少胰液的分泌。直接抑制药物主要是生长抑素，它可直接抑制胰酶的分泌，有人工合成的生长抑素八肽和生物提取物生长抑素十四肽。

3. 镇痛和解痉治疗

明确诊断后，可使用止痛剂，缓解患者痛苦。要注意的是哌替啶可产生 Oddi 括约肌痉挛，故联合解痉药物如山莨菪碱等同时使用。

4. 营养支持治疗

无论是急性水肿性胰腺炎还是急性坏死性胰腺炎，起病后，为了使胰腺休息，都需要禁食较长的一段时间，因此营养支持尤为重要。起病早期，患者有腹胀、胃肠道功能障碍，故以全胃肠道外的静脉营养支持为主（TPN）。对不同病因的急性胰腺炎，静脉营养液的配制要有不同。高脂血症型急性胰腺炎，要减少脂源性热量的供给。一旦恢复肠道运动，就可以给予肠道营养。目前的观点认为，尽早采用肠道营养，尽量减少静脉营养，可以选择空肠营养和经口的肠道营养。肠道营养的优点在于保护和维持小肠黏膜屏障，阻止细菌的肠道移位。在静脉营养、空肠营养和经口饮食 3 种方法中，鼻肠管（远端在屈氏韧带远端 20cm 以下）和空肠造瘘营养最适合早期使用。无论是静脉营养还是肠道营养，都要注意热卡的供给、水电解质的平衡，避免低蛋白血症和贫血。

5. 预防和治疗感染

抗生素的早期预防性使用目前尚有争议。在没有感染出现时使用预防性抗生素，有临床研究证实并未减少胰腺感染的发生和提高急性胰腺炎的治愈率，反而长期大剂量的抗生素使用加大了真菌感染的机会。笔者认为，在急性水肿性胰腺炎，没有感染的迹象，不建议使用抗生素。而急性坏死性胰腺炎，可以预防性使用抗生素。首选广谱、能透过血胰屏障的抗生素如喹诺酮类、头孢他啶、亚胺培南等。

6. 中医中药治疗

中药的生大黄内服和皮硝的外敷，可以促进肠功能早期恢复和使内毒素外排。50mL 水煮沸后灭火，加入生大黄 15～20g 浸泡 2～3min，过滤冷却后给药。可以胃管内注入，也可以直肠内灌注。皮硝 500g，布袋包好外敷于上腹部，每天 2 次，可以促进腹腔液体吸收，减轻腹胀和水肿，控制炎症的发展。

（二）手术治疗

部分重症急性胰腺炎，非手术治疗不能逆转病情的恶化时，就需要手术介入。手术治疗的选择要慎重，何时手术，做何种手术，都要严格掌握指征。

1. 手术适应证

（1）胆源性急性胰腺炎：分梗阻型和非梗阻型，对有梗阻症状的病例，要早期手术解除梗阻。非梗阻的病例，可在胰腺炎缓解后再手术治疗。

（2）重症急性胰腺炎病程中出现坏死感染：有前述坏死感染的临床表现及辅助检查证实感染的病例，应及时手术清创引流。

（3）暴发性急性胰腺炎和腹腔间隔室综合征：对诊断为暴发性急性胰腺炎患者和腹腔间隔室综合征患者，如果病情迅速恶化，非手术治疗方法不能缓解，应考虑手术介入。尤其是对暴发性急性胰腺炎合并腹腔间隔室综合征的患者。但在外科手术介入前应正规非手术方法治疗 24～48h，包括血液滤过和置管腹腔灌洗治疗。手术的目的是引流高胰酶含量的毒性腹腔渗液和进行腹腔灌洗引流。

（4）残余感染期，有明确的包裹性脓腔，或由胰瘘、肠瘘等非手术治疗不能治愈。

2. 手术方法

（1）坏死病灶清除引流术：是重症急性胰腺炎最常用的手术方式。该手术主要是清除胰腺坏死病灶和胰外侵犯的坏死脂肪组织以及含有毒素的积液，去除坏死感染和炎性毒素产生的基础，并对坏死感染清除区域放置灌洗引流管，保持术后有效地持续不断地灌洗引流。

术前必须进行增强 CT 扫描，明确坏死感染病灶的部位和坏死感染的范围。患者术前有明确的坏死感染的征象，体温大于 38.5℃，腹膜刺激征范围超过 2 个象限以上，白细胞计数超过 $20 \times 10^9/L$，经积极的抗感染支持治疗病情持续恶化。

通常选用左侧肋缘下切口，必要时可行剑突下人字形切口。进腹后，切开胃结肠韧带，进入小网膜囊，将胃向上牵起，显露胰腺颈、体、尾各段，探查胰腺及胰周各区域。术前判断胰头有坏死病灶，需切开横结肠系膜在胰头部的附着区。对于胰头后有侵犯的患者，还要切开十二指肠侧腹膜（Kocher 切口）探查胰头后区域。胰外侵犯的常见区域主要有胰头后、小网膜囊、胰尾脾肾间隙、左半结肠后和升结肠后间隙、两侧肾周脂肪间隙，胰外侵犯严重的患者，还可以沿左右结肠后向髂窝延伸。对于以上部位的探查，要以小网膜囊为中心，分步进行。必要时可切断脾结肠韧带、肝结肠韧带和左右结肠侧腹膜，尽可能保持横结肠以下区域不被污染。胰腺和胰周坏死病灶常难以区分明显界限，坏死区常呈黑色，坏死病灶的清除以手指或卵圆钳轻轻松动后提出。因胰腺坏死组织内的血管没有完全闭塞，为避免难以控制的出血，术中必须操作轻柔，不能拉动的组织不可硬性拉扯。坏死病灶要尽可能地清除干净。清除后，以对半稀释的过氧化氢溶液冲洗病灶，在坏死病灶清除处放置三腔冲洗引流管，并分别于小网膜囊内、胰尾脾肾间隙、肝肾隐窝处放置三腔管。引流管以油纱布保护隔开腹腔内脏器，可以从手术切口引出，胰尾脾肾间隙引流管也可以从左肋缘下另行戳孔引出。术中常规完成"三造瘘"手术，即胆总管引流、胃造瘘、空肠造瘘。胆总管引流可以减轻 Oddi 括约肌压力，空肠造瘘使术后尽早进行空肠营养成为可能。术后保持通畅的持续灌洗引流。灌洗引流可持续 3～4 周甚至更长时间。

规则全胰切除和规则部分胰腺切除现已不常规使用。坏死组织清除引流术后患者的全身炎症反应症状会迅速改善。但部分患者在病情好转一段时间后再次出现全身炎症反应综合征的情况，增强 CT 判断有新发感染坏死病灶，需再次行清创引流术。

再次清创引流术前，通过 CT 要对病灶进行准确定位，设计好手术入路，避免进入腹腔内未受污染和侵犯的区域。再次清创引流的手术入路可以从原切口沿引流管进入，也可以选肾切除切口和左右侧大麦氏切口，经腹膜外途径进入感染区域。

（2）胰腺残余脓肿清创引流手术：对于已度过全身感染期，进入残余感染期，感染残腔无法自行吸收，反而有全身炎症反应综合征者，可行残余脓肿清创引流术。操作方法同坏死病灶清除引流术，只要把冲洗引流管放在脓腔内即可，不需要再行"三造瘘"手术。

（3）急性坏死性胰腺炎出血：出血可以发生在急性坏死性胰腺炎的各个时期。胰腺坏死时一方面胰腺自身消化，胰腺实质坏死，胰腺内血管被消化出血；另一方面大量含有胰蛋白酶、弹性蛋白酶和脂肪酶的胰液外渗，腐蚀胰腺周围组织和血管，造成继发出血。当进行胰腺坏死组织清创术时和清创术后，出血的概率更高，有活性的胰腺组织被清除时引起创面出血，但主要是已坏死的组织被清除后，新鲜没有坏死栓塞的血管暴露于高腐蚀性的胰液中，导致血管壁被破坏出血。此外，在重症胰腺炎时，30% 的患者会发生脾静脉的栓塞，导致左上腹部门脉高压，左上腹部静脉屈曲扩张，一旦扩张血管被破坏常常导致致命性的出血。急性坏死性胰腺炎造成的出血常常来势凶猛，一旦出现常危及生命。治疗坏死性胰腺炎出血，可分别或联合采用动脉介入栓塞治疗和常规手术治疗。常规手术治疗在药物治疗和介入治疗无效的情况下进行。手术主要是开腹缝扎止血手术，同时也要及时清除胰腺和周围的坏死组织，建立充分的腹腔和胰床引流。

第二节　慢性胰腺炎

慢性胰腺炎（CP）以胰腺实质发生慢性持续性炎性损害为主，可导致胰腺实质纤维化、胰管扩张、胰管结石或钙化等不可逆性形态改变，并可引起顽固性疼痛和永久性内、外分泌功能损失。迄今，对其发病机制、病理生理和发病过程仍不十分清楚，各种治疗方法包括手术治疗也仅限于针对慢性胰腺炎的并发症及改善症状，是至今难治的疾病之一。

一、病因

长期酗酒是引起慢性胰腺炎的主要原因。在西方国家 70% ~ 80% 的病例与长期酗酒和营养不良有关。研究证明，在经常酗酒的人中，慢性胰腺炎的发病率比不酗酒的人高 50 倍。长期酗酒能使胰液分泌减少，蛋白质在胰液中的含量升高，重碳酸盐降低，以致胰液中的蛋白质沉淀于细小的胰管中引起堵塞、慢性炎症和钙化。在我国胆石性因素占了相当的比例。

4% 的甲状旁腺功能亢进症并发慢性胰腺炎，可能与高钙血症有关，因此慢性胰腺炎患者必须检测血钙浓度，特别在胰腺有钙化时。

慢性胰腺炎常与高脂血症、胰腺先天性异常、胰腺外伤或手术有关。

另一种慢性胰腺炎类型发生于严重营养不良的儿童中，患者有腹痛和胰腺钙化，很少并发糖尿病，但逐渐发生胰腺功能不全，补充营养后胰腺病变能完全复原。有些慢性胰腺炎属于常染色体显性遗传，在一个家庭内可见于 2 个或 2 个以上的患者，其临床和放射学表现与酒精性胰腺炎相似。

二、病理

近代观点（Singh SM，1990 年）将慢性胰腺炎按其病理分为两类，即酒精性和梗阻性慢性胰腺炎。

1. 酒精性慢性胰腺炎

这在西方国家是一种常见类型。在早期可见胰腺小导管内有蛋白类物质沉积，后来碳酸钙加入，形成钙化。蛋白类物质堵塞小导管，使近端管腔扩张，周围实质有炎性浸润，最后腺泡组织消失，代之以纤维组织，胰腺出现萎缩和缩小。偶见导管的交替扩张和狭窄，呈串珠状表现。胰岛或可较长时间存在，但由于其周围纤维组织中的小静脉已栓塞，内分泌不能进入血液循环，故仍发生糖尿病。在疾病的后期，由于炎症反复发作纤维化使腺体实质变得坚硬，胰腺表面呈灰白色。在纤维化严重受累区域，胰腺小叶消失，切面呈白色，很少出血。主胰管分段或全程扩张，胰腺的超微结构提示腺泡细胞分泌亢进，成熟的酶原颗粒数减少，但前酶原数以及粗面内质网、高尔基复合体、细胞核和核仁均增大，线粒体变大，导管和中心腺泡细胞数也增多。

2. 梗阻性慢性胰腺炎

胰腺导管梗阻可因乏特壶腹纤维化、乳头炎症、主胰管狭窄、肿瘤压迫等因素所致。Uscanga 发现纤维化组织由半衰期较短的胶原组成，故胰腺炎的梗阻性病变有时是可逆的，多数导管内无蛋白类物质堵塞。胰腺的外观同酒精性胰腺炎，但其镜检所见截然不同，病变弥散，无小叶解剖外貌，外分泌组织广泛受累，导管口径仍规则，无狭窄，大导管中度扩张而小导管仍正常大小，导管上皮完整，腔内空虚，很少有蛋白堵塞物或钙化。

三、临床表现

1. 腹痛

腹痛是慢性胰腺炎最主要的症状，90% 的病例诉腹痛，通常位于中上腹或左上腹并放射至背部。进餐后腹痛加剧。

腹痛的部位与胰腺病变的位置有关，胰头病变引起右上腹痛，胰体尾部病变时腹痛位于中上腹和左上腹部。背部放射痛提示炎症已扩展至腹膜后。腹痛常为持续性隐痛或剧痛，饮酒和饱餐可引起发作，每次发作持续数天。随着疾病的进展，发作的次数越来越频繁，持续的时间越来越久，腹痛的程度也越来越重，最终有10%～20%患者腹痛可消失，所谓"无痛性慢性胰腺炎"，但随之出现胰腺功能不全的症状，例如脂肪痢和体重减轻。

2. 体重减轻

体重丧失也是慢性胰腺炎的重要症状之一，约发生于75%的病例，主要由于畏食和惧怕进食引起腹痛所致；其次，严重的胰腺病变可引起胰酶分泌减少和吸收不良。

3. 胰腺功能不全

胰腺内外分泌功能丧失90%以上，必然会引起吸收不良。脂肪痢是最常见的症状，粪便奇臭，量多且呈泡沫状，含大量脂肪颗粒。30%左右患者并发糖尿病。

四、诊断

诊断主要根据病史、体格检查，辅以必要的实验室检查和诊断操作（图6-1）。绝大多数的慢性胰腺炎根据病史和体格检查就可做出诊断，为了进一步明确胰腺的结构改变，例如胰腺钙化、肿块，胰管扩张或狭窄，胰腺囊肿等，应进行必要的放射学和超声检查，常规拍腹部X线平片，30%～50%可发现胰腺钙化。传统的低张十二指肠造影目前已被灰阶B超和CT所替代。

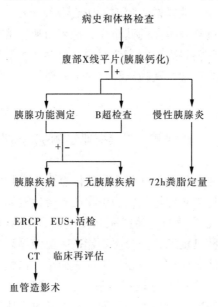

图6-1 怀疑慢性胰腺炎时检查顺序

灰阶B超和CT对于明确胰腺的病变程度极有帮助，特别是灰阶B超具有较高的敏感性和特异性而无放射性的危害，故深受医师和患者的欢迎。若有腹水和胃肠胀气等干扰B超的检查时可改行CT。

逆行胰胆管造影（ERCP）可直接发现胰管的扩张和狭窄，并能获得组织作活检，对于鉴别恶性肿瘤特别有裨益，且对选择手术方式帮助很大。但此种检查属于损伤性，在慢性胰腺炎时可引起较多并发症。

五、治疗

治疗原则：①控制症状，改善生活质量。②去除病因和纠正存在的胰管梗阻因素，保护胰腺功能。③预防和治疗并发症及寻找胰腺内、外分泌功能的替代治疗方法。

1. 手术适应证

（1）保守治疗难于控制的顽固腹痛者：CP引起疼痛的机制尚未完全明了，主要的假说有黏稠的胰液和胰管结构的改变引起胰管内压力增高，支配胰腺的神经周围炎症以及胰腺炎性肿块内局部疼痛介质的释放等。有学者基于对 CP 自然病程的研究认为随着病程的进展,患者的胰腺会"燃尽",大多数患者最终将不再腹痛,因此建议使用保守治疗,但最近通过对大样本的病例较长期的随访后,发现仅 50% 的患者腹痛可自然缓解,故应先以止痛药物治疗,按世界卫生组织推荐三阶梯治疗方案进行。其主要内容是:"按需服药"和"按时服药"。第 1 阶梯表示疼痛程度很轻,给非麻醉性镇痛药如阿司匹林、吲哚美辛、萘普生、布洛芬和甲氯芬那酸(抗炎酸钠)等。第 2 阶梯表示中等程度疼痛,可以给非麻醉性镇痛药和弱作用的麻醉性镇痛药如可待因等。第 3 阶梯表示疼痛剧烈,所以要给强作用的麻醉性镇痛药(如吗啡、哌替啶、美沙酮、氢化吗啡酮、羟吗啡酮和二氢埃托啡等)和非麻醉性镇痛药。注意麻醉性镇痛药有成瘾性、药物依赖性和耐药性而不能滥用。联合用药效果较好,如氯丙嗪 + 曲马朵;吗啡 + 酚妥拉明等用 Baxter 管给药 5mL/h。疼痛顽固、不能控制且影响生活和工作者可考虑手术治疗。避免酗酒仍是关键。

(2)胰腺邻近器官受累引起并发症者:10% ~30% 的 CP 患者中胰头发生炎性肿块并累及邻近器官可能导致胆总管、十二指肠甚至横结肠的狭窄、阻塞,而门静脉、脾静脉受压则可引起狭窄、栓塞并导致门静脉高压症,并可继发食管胃底静脉曲张出血。

(3)胰腺假性囊肿:指应用内镜不能持久控制的伴有胰管病变的假性囊肿。

(4)胰管结石,胰管狭窄伴胰管梗阻。

(5)无法排除胰腺恶性疾病者:有时部分 CP 患者即使经过全面详尽的检查,仍无法排除胰腺癌可能,须接受手术治疗。最近,欧洲与美国 7 个胰腺中心最初诊断为 CP 的 2015 例患者经 2 年以上的随访后,发现 16.5% 的患者最终确诊为胰腺癌,证实有部分病例继发于腺体的慢性炎症基础。因此,手术时应注意警惕胰腺癌的存在,术中快速冰冻切片和穿刺涂片对诊断有一定的帮助。

2. 手术方法的选择

(1)引流手术:适用于 CP 分类中没有邻近器官并发症的大胰管性胰腺炎或胰石性胰腺炎和慢性阻塞性胰腺炎。单纯引流手术的方法主要有 Peustow 术式(胰管纵行切开与空肠做侧侧型 Roux-en-Y 吻合)或 DeVal 术式(横断胰尾,与空肠作端端型 Roux-en-Y 吻合)。只要病例选择得当,尤其是主胰管扩张明显者,实践经验提示效果较好。

(2)去神经治疗:内脏神经切除或神经节切除术对部分患者有效。凡无胰管扩张、囊肿及结石者,病变位于胰头部可行胰头丛切除术;病变位于胰体尾部可行左内脏神经及腹腔神经节切除。神经节切除可致内脏神经失调,且并发症多。单纯切除神经后 2 年复发率高。近年有人用胸腔镜行内脏神经切除术,钳夹和电凝 T_{5-9} 较大内脏神经和 T_{10-11} 较小内脏神经,并发症少。从理论上讲,去神经治疗有其理论依据,但远期效果不理想。因此,目前此法应用较少。

(3)胰十二指肠切除术:主要适用于胰头肿块及胰头多发性分支胰管结石和不能校正的 Oddi 括约肌狭窄等病例。手术方法主要为 Whipple 手术或保留幽门的胰十二指肠切除术(PPPD)手术。优点是能有效控制腹痛症状,缓解率可达到 80% ~90%,能够解决周围器官的并发症,并能发现和根治胰腺癌。其缺点是手术创伤大,术后并发症发生率较高(5% ~15%),远期死亡率高(5 年死亡率为 20% ~40%),其原因可能与重建的消化道破坏了正常的肠—胰轴引起胰岛素分泌水平降低,从而导致糖尿病发生或恶化以及胰腺外分泌功能的丧失有关。

(4)保留十二指肠的胰头切除术(DPRHP):是目前所提倡应用于治疗 CP 右胰头肿块或周围器官并发症的一类手术方法。1972 年保留胰周器官(胃、胆总管和十二指肠)的 DPRHP 术式开始应用于临床,Beger 和 Frey 分别于 1980 年和 1987 年正式应用于治疗有胰头肿块或周围器官并发症的 CP。Beger 术式和 Frey 术式的相同点都是作胰头次全切除术(注意保留十二指肠降段的肠系膜血管)并保留胰周器官,不同点在于重建方式:前者在门静脉前方横断胰腺,并作胰体与空肠端端吻合,胰头残余部分与空肠侧侧吻合;后者不切断胰腺而作纵向切开胰管联合胰头残余部分与空肠的侧侧吻合。DPRHP 治疗 CP 的 5 年腹痛缓解率达到 85% ~95%,并能持久控制邻近器官的并发症。手术死亡率在 1.8% 以下,远期死亡率仅 3.6%。其最大的优点是保留了十二指肠,因为十二指肠不但是钙、铁等离子的吸收点,又是胃、胆及小肠正常运动和分泌的起搏点,就此保留了正常的生理性消化,术后 80% 左右患者的体重有所增加，70%患者能恢复正常工作。可惜很多患者的病理改变不适合上述手术指征，慢性胰腺炎的治疗仍然是一个棘手问题，以病因治疗为主，在随访过程中还要与癌变相鉴别。

（5）全胰切除自体胰岛移植：对全胰腺广泛炎症改变和多发分支胰管结石，不能通过局部切除或胰管切开等方式达到治疗目的者，可考虑全胰切除，自体胰岛移植，但此手术方法需慎重。

第七章

肠系膜血管疾病

第一节 急性肠系膜缺血

急性肠系膜血管供血不足，是指各种原因引起的肠系膜血管血流减少，从而导致肠壁营养障碍的一种综合征。临床表现为极为严重的急腹症。临床处理上存在困难，病死率极高。

肠系膜缺血可以是动脉、静脉或动、静脉同时受累的结果，其中肠系膜上血管及其分支的可能性最大。急性肠系膜缺血最多见于急性肠系膜动脉血栓形成和栓塞，占急性肠系膜缺血的50%以上。相比其他内脏动脉，肠系膜上动脉与腹主动脉的夹角较小，是栓子最易栓塞的动脉，且栓子多栓塞于肠系膜上动脉开口以远数厘米的位置。栓子的来源为：①心内膜炎、心肌梗死患者左心瓣膜上赘生物的脱落，心房颤动患者左心房内的血栓形成，房室间隔缺损的逆行栓塞等。②肺脓肿或脓毒血症患者带菌的栓子。③动脉粥样硬化斑块、主动脉附壁血栓等患者的动脉栓子脱落。④手术中来自内脏或其他部位血管的栓子。随着抗凝药物的规范性广泛使用，栓塞性急性肠系膜缺血比例有下降趋势。

肠系膜动脉血栓形成大多在动脉已有病变的基础上发生，如动脉硬化、夹层、动脉瘤、血栓闭塞性脉管炎等。高凝综合征也是内脏动脉血栓形成的原因之一。血栓形成导致的动脉闭塞多位于内脏动脉开口处，因此累及的肠管更为广泛，引起的死亡率极高。Schoots等通过系统回顾分析3 692例急性肠系膜缺血患者发现，急性动脉血栓形成患者死亡率为77.4%，高于急性动脉栓塞患者54.1%的死亡率。主动脉夹层也可以导致内脏动脉急性闭塞和血栓形成。随着人口老龄化的进程，肠系膜动脉慢性狭窄闭塞性病变逐年增加，在此基础上继发血栓形成导致的急性肠系膜缺血比例有增加趋势，部分中心报道的数据显示肠系膜动脉血栓形成发病率已超过肠系膜动脉栓塞。

非闭塞性肠系膜缺血约占急性肠系膜缺血的20%，有症状患者多伴有广泛的内脏三支主要动脉近段的粥样硬化性病变，往往发生于低排血量或低氧状态，由于是多种严重疾病的终末期表现之一，因此死亡率极高。急性肠系膜静脉血栓形成也是引起急性肠系膜缺血的原因之一，占5%～15%，死亡率为20%～50%，且最近20余年仍没有较大的改善。

急性肠系膜血管供血不全的预后取决于阻塞部位、性质、范围，其次还与患者的年龄、从发病到手术的时间、缺血坏死肠袢的长度等因素有关。迄今，尽管周围血管的重建，以及心脏血管和脑血管的重建手术已大量开展和普遍推广，但有关肠系膜血管供血不全时内脏血管重建的报道尚少。可能由于临床医师对此病认识不足，更兼缺乏早期诊断方法，至患者诊断成立时常已失去治疗时机。

1885年，Elliot首先以肠切除治疗急性肠系膜血管供血不全。1951年，Stewart首次做肠系膜上动脉栓子摘除术。1957年，Shaw首次不做肠切除，而单做肠系膜栓子摘除术获得成功。1958年，Ende首次报道由心力衰竭而不是由肠系膜血管阻塞引起的肠梗死，从而出现了非肠系膜血管阻塞性肠梗死这一概念。然而，在首次肠系膜上动脉取栓术成功后的15年内，仅有25例成功的报道。1967年，Ottinger首先提出将急性肠系膜血管供血不全分为急性肠系膜上动脉栓塞、非肠系膜血管阻塞性或非器质性肠梗死（NOMI）、急性肠系膜上动脉血栓形成和急性肠系膜上静脉血栓形成4个类型。目前，在急性肠系膜供血不全的早期诊断和血管重建术及抗凝药物的规范使用方面，已做了相当大的努力，然而各大医学中心报道的病死率仍然较高。

一、急性肠系膜动脉栓塞

栓子进入肠系膜上动脉发生栓塞，导致肠壁肌肉功能障碍、肠缺血和坏死。临床上酷似绞窄性肠梗阻，若处理不及时，多数患者死亡。此病较少见，文献报道占肠梗阻总数的0.23%～0.7%，手术治疗死亡率在60%～85%。

（一）病因

该病多见于心房颤动、风湿性心脏病、心内膜炎和心肌梗死后患者。栓子多来源于心脏，如左心房的附壁血栓、感染性心内膜炎的赘生物或胸主动脉粥样硬化斑块。心房颤动或以前有心肌梗死伴室壁瘤病史，可以肯定栓子的来源。肠系膜上动脉栓塞的发生，与肠系膜上动脉的解剖结构有关。肠系膜上动脉从腹主动脉呈锐角分出，与主动脉走向平行，管腔较粗，与腹主动脉血流的方向一致，脱落的栓子易于进入，在血管狭窄处或分叉处导致血管栓塞。脱落的栓子随血流进入肠系膜上动脉而引起栓塞，特别是栓子位于肠系膜上动脉起始部，或者主要的内脏末梢血管起始部，例如结肠中动脉、右结肠动脉和回结肠动脉。30%左右的患者既往有其他部位动脉栓塞病史。

（二）发病机制

肠系膜血管一旦栓塞，受阻塞动脉供应区的肠管发生血运障碍，肠管缺血、缺氧而失去光泽，颜色苍白。肠黏膜不易耐受缺血，若缺血时间超过15min，小肠黏膜绒毛结构就会发生破坏脱落。继而肠壁血液淤滞、充血、水肿，肠管失去张力，出现发绀、水肿，大量血浆渗至肠壁，肠壁呈现出血性坏死。大量血浆渗出至腹腔及肠腔内，循环血容量锐减，肠腔内细菌大量繁殖，以及肠管缺血、缺氧发生坏死后毒性代谢产物不断被吸收，导致低血容量、中毒性休克。肠坏死时，肠管扩张，蠕动消失，表现为血运性肠梗阻。

肠系膜动脉栓塞的部位不同，肠管缺血区域的范围也不同。栓塞发生在肠系膜上动脉入口处，可引起Treitz韧带以下全部小肠和右半结肠的缺血坏死；在结肠中动脉分支以下发生栓塞，引起大部分小肠坏死；发生在肠曲的一个分支动脉而侧支循环良好时，则不发生坏死；但边缘动脉栓塞发生梗死，其所供应区域肠管发生坏死。

（三）临床表现

急性肠系膜上动脉栓塞的临床表现可因栓塞的部位、程度和侧支循环状况而定，这也是诊断困难的原因之一。但大多数患者具有特征性的临床表现。栓塞早期，因肠壁肌肉强烈痉挛可引起剧烈的脐周或上腹部阵发性绞痛，以后转为全腹痛，可向背部或肋腹部放射，95%以上的肠系膜上动脉栓塞患者有腹痛症状；80%以上患者伴有强烈的胃肠道排空症状，包括恶心、呕吐和腹泻。此时腹部仍软，或仅有轻触痛，腹胀也不明显，体征与剧烈腹痛症状不相称，且肠鸣音常亢进，此为肠缺血的早期表现，是手术治疗的最好时机。6～12h后肠肌因缺氧而麻痹，转为持续性胀痛、腹胀，肠黏膜可发生坏死或溃疡，而导致便血或呕吐咖啡样肠内容物。此时如以手术解除血管梗阻，肠缺血尚可回逆。此期长短取决于栓塞范围、程度和侧支循环状况。需要注意的是，在肠黏膜坏死和肠穿孔之间，患者可能表现出腹痛症状减轻，往往被误以为症状好转。Bergan提出，剧烈的脐周腹痛、明确的栓子来源（如器质性心脏病）或既往有动脉栓塞史，以及强烈的胃肠道排空症状，为急性肠系膜上动脉栓塞的三联征。有些病例因栓塞发生在动脉分支，侧支循环良好，急性发病后可自行缓解，但常因依据不足而未予诊断，因而在急性肠系膜上动脉栓塞后，除典型临床表现外，尚有因肠壁未全层坏死而自行缓解、愈合后存活者，患者可完全无症状或仅有慢性肠梗阻表现。

（四）辅助检查

1. 实验室检查

迄今尚缺少特异性实验室诊断方法来诊断早期肠缺血。典型的急性肠系膜缺血可表现有血白细胞升高［有时可高达（30～40）×10^9/L］，也有老年人因体质低下 WBC 不升高者。代谢性酸中毒（也可以因反复呕吐引起的代谢性碱中毒）、血 L-乳酸盐和 D-二聚体升高（与深静脉血栓形成类似，D-二聚体小于 0.3μg/mL 可以排除急性肠系膜缺血）。最近有研究发现部分急性肠系膜缺血患者血相关标志物的升高，如肠道细菌释放的 D-乳酸盐、浆肌层相关酶类、肠脂肪酸结合蛋白等，但上述各参数由于特异性和敏感性尚不明确，在临床上的应用仍需要更多的研究证据。

2. X 线检查

腹部立卧位 X 线平片是排除腹部其他疾病的常用方法，如肠梗阻、肠穿孔等，但约 25% 的急性肠系膜缺血患者显示正常。X 线的特征性改变是小肠及右侧结肠扩大、胀气，而自结肠中段开始气体突然消失或减少，当肠壁或门静脉系统内见气体时常提示病变已属晚期。

3. 多普勒超声检查

多普勒超声可以了解肠系膜上动脉和腹腔动脉血流情况，显示动脉的梗阻部位，还可以判断阻塞是静脉还是动脉。但该检查对超声科医生要求较高，且国内很多医院无急诊超声检查安排或者不常规检查内脏动脉，同时，当病变进入晚期，出现麻痹性肠梗阻时，扩展充气的肠管会对检查结果产生干扰。但是，急诊超声可以排除其他急腹症，如腹主动脉瘤破裂、泌尿系统结石等。理论上而言，肠系膜上动脉是门静脉的主要灌注者，所以门静脉血流在肠系膜上动脉阻塞时减少，如果肠系膜上动脉阻塞时有门静脉血流改变，那么多普勒超声诊断更有价值。

4. 动脉造影

动脉造影是确诊急性肠系膜上动脉栓塞的可靠手段，有助于早期诊断、早期治疗，以及鉴别栓塞部位，不仅可以明确诊断，也为治疗方法的选择提供依据，还可以通过导管输入溶栓剂进行溶栓治疗。病变早期可见造影剂突然中断，出现半月形充盈缺损。后期因继发血栓形成而梗阻影像不典型，可能给诊断造成困难。2000 年美国胃肠病协会发布指南建议，对怀疑有急性肠系膜缺缺血患者行动脉造影检查，但由于该检查有创耗时，且多数基层医院尚无急诊经皮穿刺动脉造影条件，因此最近 10 年从诊断角度已逐步被动脉 CTA 检查取代，然而杂交手术室的逐步建立或术中简易 C 臂机的使用又同时拓展了动脉造影的价值。

5. CT 血管成像（CTA）和磁共振血管成像（MRA）

高分辨率螺旋 CT 血管造影目前已成为急性肠系膜缺血主要检查方法之一，可以清楚显示肠系膜动脉、静脉闭塞的位置和范围。近 10 年，CTA 对急性肠系膜缺血诊断的特异性和敏感性分别高达 96% 和 94%。CTA 不仅能显示肠壁改变，而且对其他急腹症的鉴别诊断准确性高。需要强调的是，对于怀疑急性肠系膜缺血患者，需要检查腹部 CT 平扫、动脉期增强和静脉期增强（门静脉期），可以同时了解肠系膜动脉血管和静脉血管病变。

（五）治疗

急性肠系膜上动脉栓塞的治疗分全身治疗和手术治疗，早期手术治疗是关键，不要求定位只要求定性，早期剖腹探查既是可靠的诊断方法，又是治疗手段。围手术期需要恢复血容量、营养支持、纠正酸碱失衡和电解质紊乱、胃肠减压及抗感染等处理。

1. 手术治疗

多为剖腹探查，具体手术方式有以下几种。

（1）肠系膜上动脉取栓法：开腹后，除观察肠壁色泽外，要特别注意肠系膜上动脉及其分支的搏动情况，根据搏动消失范围来追踪栓塞部位。提起横结肠及其系膜，找到 Treitz 韧带，在其内侧即可找到肠系膜上动脉。也可在肠系膜根部以双合诊法来触肠系膜上动脉的搏动。常可在搏动消失处触及质地较硬的栓子和在肠系膜动脉的分支内观察到继发性血栓。沿动脉方向切开小肠系膜，分理出肠系膜上动脉干，周身肝素化后（静脉注射肝素 60~100U/kg），阻断其近、远侧，在动脉干前壁做 6~8mm 长的纵切口，远侧栓子或血栓可用逆行挤压法将其挤出或用吸引法吸出；近侧栓子每在松开近侧阻断带，稍加吸引或挤压后便可被高压的近侧血流所冲出。当有临时制备的球囊导管或 Fogarty 取栓导管时，则可用 F3 和 F4 导管分别取出近、远端动脉内的栓子和血栓，至近侧搏动性喷血和逆行血流为度，然后以冲洗导管向远侧动脉内注入肝素生理盐水（10U/mL）20~40mL，最后以 5-0 血管缝线缝合动脉切口，推荐同时行切口补片扩张成形术以避免术后吻合口狭窄，建议术中常规彩超或动脉造影明确肠系膜上动脉通畅情况。当伴行静脉有血栓时，提示病变已属晚期。如肠管尚未坏死，应同时经静脉取栓，缺血可回逆，肠管一般在血运恢复数分钟后恢复色泽，但常恢复不完全。多普勒血流仪和荧光技术也可较准确地判断肠管的可活性。

（2）肠切除术：如肠袢已有坏死，肠切除是唯一有效的治疗方法。在切除时，至少应该包括坏死肠袢上、下端各 15~30cm，同时将已有栓塞的系膜一并切除。在小范围坏死不影响肠道功能的情况下，可适当放宽肠切除的范围；而大范围的肠坏死，则应该考虑缩小切除的长度。对少量线状或点状肠管坏死，可做坏死上、下端的正常浆肌层缝合，使坏死部位翻入肠腔内。对肠管活性判断除上述方法外，对行肠切除后吻合肠袢可活性仍有疑问时，可考虑行肠外置管或 24~48h 后再次开腹探查，以观察肠管的活性并决定是否需要行肠切除术。

（3）血管重建术：腹主动脉或髂总动脉与肠系膜上动脉搭桥吻合术（分流术）中，自身静脉移植易发生扭曲和阻塞，人造血管无此特点，但脓毒症患者慎用，因为有可能由于小肠渗出或切除引起细菌感染的危险。

（4）腔内介入及杂交手术：随着临床医生对急性肠系膜缺血疾病的逐步认识和腔内介入材料与方法的快速发展，腔内介入成为治疗急性肠系膜缺血性疾病可供选择的方法之一。主要包括经皮穿刺导管取栓术（需联合股动脉切开取栓术）、经皮穿刺导管溶栓术、经皮穿刺支架成形术和开腹肠系膜上动脉逆行支架成形术等。由于腔内介入治疗急性肠系膜缺血性疾病病例较少且随访时间较短，在此仅简单逐一介绍。①股动脉切开经导管溶栓术：经皮股动脉穿刺，选择泥鳅导丝和眼镜蛇导管，超选入肠系膜上动脉并注入硝酸甘油 1~2mg 解痉，退出眼镜蛇导管，跟进双腔取栓导管，扩张球囊后退导管取出栓子，行肠系膜上动脉造影明确已取尽栓子，随后行双下肢动脉造影了解栓子脱落位置再切开股动脉取栓（取出的栓子往往随血流脱落至下肢动脉）。②经皮穿刺导管溶栓术：可选择肱动脉或股动脉穿刺，超选入肠系膜上动脉后置入溶栓导管，溶栓药物常选择尿激酶或 rt-PA，同时辅以肝素抗凝，多在 12h 内溶解栓子，栓子溶解后造影明确有无狭窄闭塞性病变再辅助支架成形术。上述两种方法的优势是避免开腹，但缺点是不能了解病变肠管的活性，技术要求较高，且较耗时，因此对患者的选择较为严格。③开腹肠系膜上动脉逆行支架成形术：此为杂交手术，探查肠系膜上动脉同取栓术，纵行切开肠系膜上动脉远端并补片扩大成形术，于补片远端逆行穿刺肠系膜上动脉行支架成形术，避免血管重建时需要阻断腹主动脉的缺点，同时可以观察肠活性，多用于急性动脉血栓形成所致的急性肠系膜缺血，也可以用于栓塞合并有肠系膜上动脉有狭窄的患者。Ryer 等报道，10 年以前开放性手术取栓或血管重建术占有绝对的优势，但最近 10 年腔内介入手术量逐渐增多，来自于 Cleveland 的数据显示腔内介入量已远远超过开放性手术，其死亡率要远低于开放性手术，即使前者的患者年龄较高且一般情况较差。腔内介入开通肠系膜上动脉后仍需要密切观察患者的病情，回顾性研究显示，近 30% 的患者介入术后仍需要行肠切除手术。

（5）术后处理：术后治疗至关重要，需要严密细致的监测。观察腹部症状和体征，特别是进行消化道重建手术的患者。若出现肠瘘，可经瘘口在其远端肠袢内置管，进行胃肠内营养。继续维持水、电解质平衡并纠正酸中毒，全胃肠外营养支持治疗，改善中毒症状，联合应用抗生素，预防和治疗 DIC 及多器官功能衰竭，并防止手术后再栓塞。

2. 非手术治疗

抗凝治疗，可首选肝素、低分子右旋糖酐、阿司匹林、双嘧达莫等药物。在抗凝治疗前后应注意监测凝血因子时间、出凝血时间及血小板计数，以防继发出血。但此治疗除适用于肠黏膜缺血性损害恢复期 10d 左右的患者以外，也可以作为手术后再次栓塞的预防治疗。

3. 其他治疗

监测心、肝、肾、肺重要脏器功能，监测血气分析、出凝血时间及血小板计数；继续治疗原发病，主要是心脏病；联合应用抗生素，原则是针对需氧菌和厌氧菌的混合感染；继续营养支持，术后可完全肠外营养；术后即可予肝素 50mg，直至能口服阿司匹林 20 ~ 40mg，最多 80mg/d；术后应每 4h 注射罂粟碱 0.032g，24 ~ 48h，以控制动脉痉挛。

（六）预后

本症因为多不能及时诊断和处理，所以预后很差。及时恢复肠系膜上动脉的血液循环是提高疗效的关键，但术后肠系膜缺血再灌注损伤和肠切除术后营养障碍目前处理仍较棘手。最近，Bungard 等指出，房颤患者抗凝治疗可能会减少本症的发生。近年多个中心通过回顾性研究和多因素分析显示，老龄患者、病程较长及非闭塞性肠系膜缺血性疾病是急性肠系膜缺血导致死亡的危险因素。

二、急性肠系膜上动脉血栓形成

（一）病因和机制

急性肠系膜上动脉血栓形成常发生在动脉硬化、已形成闭塞或狭窄的病例，较少见于主动脉瘤、主动脉夹层、孤立性肠系膜上动脉夹层、血栓闭塞性脉管炎、结节性动脉周围炎和风湿性血管炎等所致的血管狭窄病例。低血容量或心排血量的突然降低（如心力衰竭和心肌梗死）、脱水、心律失常、使用血管抑制剂或过量利尿剂等常为急性肠系膜上动脉血栓形成的诱因。

动脉粥样硬化发生于肠系膜上动脉的起始部，病程逐渐发展，血管逐渐狭窄变细，血流缓慢，血栓形成。由于病程缓起，肠系膜上动脉、腹腔动脉、肠系膜下动脉在这个过程中可形成侧支循环，避免了肠管的即刻坏死。但是，相比急性肠系膜上动脉栓塞，急性肠系膜上动脉血栓形成发病部位多位于肠系膜上动脉开口处且累及的范围广泛，引起的肠坏死肠段更长，自十二指肠至左半结肠均可累及，病死率高于栓塞患者。随着人口老龄化的进程和饮食结构的变化，急性肠系膜上动脉血栓形成发病率逐年上升，有文献报道其发病率已高于栓塞患者。

（二）临床表现

肠系膜上动脉血栓形成起病缓慢，发病前多存在慢性肠功能不全或伴有动脉粥样硬化性疾病，如腹主动脉粥样硬化、冠状动脉粥样硬化等。

1. 腹痛

发病前在很长一段时期进食后出现弥漫性腹部绞痛，可从上腹向后背放射，部分患者可表现有惧怕进食。20% ~ 50% 患者的腹痛发作与进食量呈正相关，一次发作可持续 2 ~ 3h 之久。但也有表现为进食后胀满不适或钝痛。

2. 恶心、呕吐、腹泻

有时剧烈绞痛可伴发恶心、呕吐，随症状进行性加重，发作日益频繁，疼痛持续时间也逐渐延长。患者往往因惧怕腹痛而不敢进食。肠道供血不足可有慢性腹泻，粪便量多，呈泡沫状，粪便中有大量的脂肪丢失。

3. 体重减轻

因慢性腹泻，营养大量丢失，患者可体重减轻和营养不良。

4. 急腹症表现

一旦血栓形成，供应肠管的血液中断，即可出现剧烈的腹痛。可伴有频繁的呕吐，呕吐物为血性物，肠蠕动增强；血性便较肠系膜动脉栓塞少见。进一步发展就会出现肠坏死及腹膜炎等症状，甚至导致休克。

5. 体征

早期营养不良是主要体征，有时在上腹部可听到有动脉狭窄导致的收缩期血管杂音，临床上无特殊诊断意义，因为正常人有时也可以听到。后期发生肠管坏死，出现腹膜炎体征及休克的征象。

（三）诊断

结合患者病史和影像学检查多可以确诊。发病前曾有反复发作进食后脐周腹痛，消瘦，有动脉粥样硬化、血栓闭塞性脉管炎等导致肠系膜上动脉狭窄闭塞的危险因素，影像学检查提示肠系膜上动脉管壁钙化、管腔闭塞，可伴腹腔干动脉、肠系膜下动脉和肾动脉狭窄闭塞性病变，边缘动脉弓开放。实验室检查如谷草转氨酶（GOT）、谷丙转氨酶（GPT）、血 L-乳酸盐、D-二聚体升高及 i-FABP 等有参考价值。经常想到此病的严重性，及时做腹主动脉及内脏动脉影像学检查，对本病的诊断会有所帮助。

（四）治疗

既往由于腔内介入技术和介入材料的限制，急性肠系膜上动脉血栓形成的唯一有效治疗方法是开腹行血管重建术或坏死肠段切除术。前者术后缺血再灌注损伤和后者术后肠吸收功能障碍，使得患者预后很不理想。最近 10 余年，学者们开始尝试采用腔内介入手段开通血栓形成的动脉或辅以开腹杂交手术，已有较多成功病例的报道。经皮肱动脉穿刺置管溶栓和支架成形术以及开腹肠系膜上动脉逆行支架成形术，现有的证据显示无论是技术成功率还是临床成功率都不亚于开腹血管重建术。在部分血管病诊治中心，介入手术已超过开腹手术，但目前尚缺乏大宗数据的随机对照研究结果。治疗原则是早期及时恢复肠系膜上动脉血流，这是治疗肠系膜上动脉血栓形成和改善其预后的主要手段。需要强调的是，无论哪种治疗方法，围手术期都必须严密监测腹部体征，若出现肠坏死的临床表现，应毫不迟疑地剖腹探查。

三、非阻塞性肠系膜缺血

（一）病因和发病机制

非阻塞性肠系膜缺血（NOMI）是一种由肠系膜上动脉痉挛所引起的急性肠缺血，占急性肠系膜缺血的20%～30%，死亡率超过70%。肠系膜上动脉痉挛是非闭塞性肠系膜血管缺血的中心环节，已发现它与持续的心排血量减少和低氧状态有关，常见于脓毒症、充血性心衰、心律失常、急性心肌梗死和严重的失血等，是以上疾病的一种终末期表现。肠系膜血液循环研究表明，肠系膜血管收缩、小肠缺氧、缺血再灌注损伤，均可引起 NOMI。在众多有关 NOMI 病因学中，肠系膜血管收缩是最为重要的，各种原因的低血容量休克均可导致严重的肠系膜血管收缩。Boley 的研究表明，肠系膜上动脉（SMA）血流减少50%时，系膜循环的最初反应是自动调节使血管扩张，减少系膜循环的血流。SMA 血流减少数小时后，由于自体调节系统负荷过重，血管再次收缩而阻力开始增高。起病之初，这种血管收缩是可逆的，但如果系膜血管持续收缩超过 30min，即使恢复的血流也不可缓解这种血管的收缩，其机制尚未明了。Hgglund 和 Lundgren 提出了一种理论，即肠壁内低血流状态时，发生血管外氧分流导致小肠缺血。动物实验发现，当血管收缩使小肠血流减少 30%～50% 时，供应小肠绒毛的血量虽未改变，但血流到达绒毛顶部的速度减慢。绒毛血流减慢增加了动—静脉氧分流，这一过程使绒毛缺血，如果适当的血流速度得不到恢复，将导致小肠坏死。缺血再灌注损伤，涉及两种不同的续贯机制。最初的损伤是由小肠血流灌注减少时缺氧引起的，而继发性损伤更为重要，其发生于缺血肠段恢复含氧血流后，由产生的氧自由基代谢产物引起，导致继发的肠黏膜损伤。

（二）临床表现

其临床表现可与急性动脉或静脉肠系膜闭塞相似，但老年人更多见。

1. 早期表现

肠系膜上动脉闭塞在数天内缓慢发生，期间可有乏力和腹部不适的前驱症状。

（1）腹痛：非闭塞性肠系膜缺血的腹痛，较急性肠系膜上动脉栓塞或血栓形成轻，疼痛的程度、性质和定位各不相同，20%～25%的患者无腹痛。

（2）腹胀和胃肠出血：不明原因的腹胀和胃肠出血，可能是非闭塞性肠系膜缺血及肠坏死的早期表现。

2. 肠坏死表现

肠梗死开始时有突发的严重腹痛和呕吐，接着有血压急骤下降和脉速。常见发热、水泻或肉眼血便，肠鸣音减弱，以后则消失。腹部有局部或广泛触痛、反跳痛和腹肌紧张，提示全层肠壁坏死，预后不良。

（三）辅助检查

1. 实验室检查

外周血白细胞及中性粒细胞计数均有升高，血液浓缩时则有红细胞计数、血细胞比容增高，血淀粉酶中度升高。最近的研究显示，血浆谷胱甘肽 S-转移酶同工酶能精确预示肠缺血。当该酶小于 4ng/mL 时，除外肠缺血可能，隐性预示率 100%；该酶大于 4ng/mL 时，强烈地提示存在急性肠系膜缺血，敏感度 100%，特异度 86%。如谷胱甘肽 S-转移酶同工酶升高，伴 ALT、AST 显著增高时，应考虑有肝缺血的可能。

2. 腹部 X 线检查

常有助于鉴别由其他特殊原因引起的症状。腹部平片偶尔能显示肠壁"指压"征，肠腔内积气，门静脉内有气体或腹腔内有游离气体。

3. 血管造影检查

选择性肠系膜上动脉造影是唯一可靠的诊断手段，造影显示动脉本身无阻塞，但其分支或其分支起始部狭窄，血管形态不规则，有普遍性或节段性痉挛，这些改变沿着血管成一串珠形态。肠系膜上动脉痉挛影像为：①肠系膜上动脉起始部狭窄。②肠系膜上动脉主干扩张和收缩交替出现。③肠系膜血管弓痉挛。④血管内充盈缺损。

（四）诊断

凡临床上出现下述情况均应考虑 NOMI 的可能性：NOMI 的临床表现以及腹部平片酷似肠梗阻，但肠鸣音明显减弱或消失；以慢性腹痛起病并逐渐加重，呈持续性剧烈疼痛；高龄患者多见，常常伴有严重的内科疾病，尤其是心血管疾病；起病后生命体征不稳定，严重者伴血便；术中见坏死肠管扩张，但找不到原因。

（五）治疗

1. 内科治疗

首先应除去病因及诱发因素，纠正心功能不全，控制心律失常，补充有效血容量，恢复水、电解质及酸碱平衡，避免使用血管收缩剂，改善肠道血流低灌注状态，以尽可能保证生命体征平稳。充分给氧、有效的胃肠减压，全身广谱抗生素的应用，可以缓解症状，减少细菌及其毒素的产生，有望延长小肠生存期。同时及早行肠系膜上动脉插管，经导管通过输液泵灌注扩血管药，如罂粟碱、高血糖素、前列腺素 E 和妥拉唑啉等。

2. 外科治疗

若病情不能缓解，患者出现白细胞增多、胃肠道出血、肠腔内积气等时，则需急诊行剖腹探查手术。手术目的在于判断受累肠管活力和切除可能坏死的肠段。术中可见坏死肠管色泽灰黯、肠腔扩张、肠壁水肿、蠕动消失等。若坏死肠管界限清楚，可行一期肠切除肠吻合术，否则应将坏死肠管外置。

3. 术后处理

术后予以抗生素、抗凝及支持治疗。

（六）预后

本病预后差，死亡率可高达 70% 以上。积极治疗原发病，对本病早期诊断，早期行全身治疗及灌注治疗，可降低死亡率。

四、急性肠系膜静脉血栓形成

急性肠系膜静脉血栓形成起病隐匿，早期无特异症状和体征，常规检查不易明确诊断，多数患者在出现腹膜炎甚至剖腹探查后才能做出诊断，往往失去最佳治疗时机。手术取栓、切除坏死肠管的同时，积极的抗凝治疗是提高患者生存率，减少血栓再发的有效措施。临床上将病程4周以内的患者诊断为急性肠系膜静脉血栓形成，4周以上或因其他疾病行影像学检查偶然发现的患者诊断为慢性肠系膜静脉血栓形成。

（一）病因及发病机制

1. 病因

肠系膜静脉血栓形成的病因很多，可分为原发性和继发性两类。约20%的患者为原发性，80%以上合并有引起血流淤滞或高凝状态的疾病。后者常继发于：①肝硬化或肝外压迫引起门静脉充血和血液淤滞。②腹腔内感染如化脓性阑尾炎、盆腔炎等。③某些血液疾病如真性红细胞增多症，以及口服避孕药等所致的高凝状态。④腹外伤或手术所致的创伤，病情严重，往往伴有休克。⑤腹腔恶性肿瘤直接压迫阻断肠系膜静脉血流。⑥先天性凝血功能异常，如遗传性抗凝血酶Ⅲ缺陷症、遗传性蛋白质C缺陷症、遗传性蛋白质S缺陷症等，此种多见于年轻患者，既往有深静脉血栓形成病史。MVT病因不同，其血栓蔓延方式也不一样。血栓多由较小分支向主干蔓延，早期仅累及部分肠管，而后范围逐步扩大。也可见肠系膜静脉主干形成血栓，而后向周围蔓延，其病变范围广泛，几乎导致全部小肠坏死。该类患者预后十分凶险，但临床少见。因左侧结肠、直肠与脾静脉、肾静脉、奇静脉及半奇静脉间有众多的侧支循环，因此肠系膜血栓很少累及肠系膜下静脉。

2. 发病机制

静脉血栓形成后，血栓可向远近端蔓延。在受累肠区的静脉回流完全受阻时，肠管充血水肿，浆膜下呈点状出血，逐渐扩散呈片状出血，直至肠管的出血性坏死。大量血性液体从肠壁和肠系膜渗出至肠腔和腹腔，导致血容量减少、血液浓缩、心肺功能衰竭等。且静脉急性闭塞尚可反射性引起内脏动脉的痉挛和加速血栓形成，加速肠坏死过程。静脉血栓形成多数只累及一段空肠或回肠静脉，较少造成全小肠坏死。但血栓易再形成，因此易复发，有时须行多次手术治疗。

（二）临床表现

急性肠系膜静脉血栓形成常突然起病，有引起肠梗阻和腹膜炎的危险性。在少数情况下，存在长期腹痛的患者可能出现小肠梗阻。不管是动脉还是静脉血栓形成，其特征性的症状是不能用体征解释的腹部疼痛，但二者有区别。虽然症状持续的时间不同，但75%的患者在入院前症状已持续了48h以上。恶心、厌食、呕吐和腹泻也是常见的症状。15%的患者可能出现呕血、便血或黑便。其中50%的患者大便潜血阳性。腹部症状缺乏特异性常延误了诊断。大约50%的患者有个人或家族深静脉血栓形成或肺栓塞的病史。最初的体检可能没有任何异常发现。如果出现发热、肌紧张和反跳痛预示已出现了肠梗阻。在1/3～2/3急性肠系膜静脉血栓形成患者可出现腹膜炎体征，血流动力学不稳定可能由于肠腔或腹腔液体的大量渗出所致，收缩压低于90mmHg则预后不良。该病易被误诊，出现饭后疼痛症状可能被误认为消化性溃疡；腹泻症状可能被认为是小肠感染或克罗恩病；如果剧烈的腹痛是唯一症状，可能考虑胰腺炎等。因此，如果患者存在上述症状，并存在个人或家族性血栓疾病者，在临床上应该高度怀疑肠系膜静脉血栓形成。

（三）辅助检查与诊断

D-二聚体在正常范围可以排除急性肠系膜静脉血栓形成，除此之外，血常规检查对该病的诊断没有帮助。血清乳酸水平升高和代谢性酸中毒提示患者已出现肠梗阻。腹部平片常有50%～75%的患者异常，但仅有5%能发现存在肠缺血。此外，腹腔穿刺和腹腔镜对诊断有一定的帮助。凝血因子形成指数（TGT）和抗凝血酶原Ⅲ（ATⅢ）有助于高凝状态的诊断，有条件的医疗单位建议常规检查Leiden V、蛋白C、蛋白S等高凝指标。动脉造影只能提供本症的间接征象，选择性肠系膜上动脉造影的静脉像诊断价值有限，少数可以显示门静脉或肠系膜上静脉内血栓形成，而大部分则表现为静脉像延迟或无静脉像。CT增强门静脉期、MRI或彩色多普勒超声可早期发现肠系膜血管内的血栓，特别是门静脉内有血栓时阳性率可达100%。

（四）治疗

1. 非手术治疗

（1）抗凝：急性肠系膜静脉血栓形成一旦诊断确立，应立即给予抗凝治疗，肝素（2.5~4.0）× 10^4U/d，经静脉或皮下注射。现临床上以低分子量肝素为主，能进食后改为华法林口服，将 INR 控制在 2~3。

（2）补充血容量：输血和平衡液，纠正存在的严重循环血容量不足，纠正酸碱失衡及电解质紊乱。

（3）胃肠减压和肠外营养支持。

（4）抗感染：给予大剂量广谱抗生素，并持续用至术后。

保守治疗期间应严密观察症状和体征变化，若无明显缓解或出现肠坏死表现，应立即急诊手术探查。

2. 手术治疗

（1）切除坏死肠管：和动脉闭塞不同，静脉血栓形成更常发生于外周的属支而非主干，因此通常较短段肠管被累及，故一般可切除失活的肠管和端—端一期吻合。为减少毒素的吸收，术中可首先切除坏死肠管。急性肠系膜上静脉血栓形成的肠坏死为出血性梗死，坏死段与正常段之间有中间过渡带，界限并不十分清楚，在过渡带中仍有动脉搏动存在。因此，术中单纯依靠肠系膜动脉搏动的有无，来决定肠管的取舍并不可靠。在受累小肠长度不足 1/2 时，可将受累小肠及其系膜全部切除。而当小肠坏死超过 1/2 以上时，则须慎重对待，准确地判断肠管生机，尽量保留可能存活的肠管。小肠广泛切除的预后极差。为了最大限度地保留有潜在生机的肠管，可将生机可疑的肠管暂时保留，术后 72h 内再次剖腹，将有坏死的部分予以切除。

（2）静脉取栓：血栓形成的延伸常超过肉眼可见的梗死区，肠系膜上静脉主干和门静脉内经常有血栓存在，而后者是术后再发肠坏死的重要原因。因此，在肠切除后，除了将系膜残端血管内的血栓完全清除外，还需在肠系膜上静脉或门静脉做切口，将其内的血栓取出。与急性下肢深静脉血栓形成一样，目前不推荐开腹单纯性肠系膜静脉切开取栓治疗急性肠系膜静脉血栓形成，迄今也无切开取栓治疗急性肠系膜血栓形成的报道，其定性手术是恰如其分的肠切除术。肠切除范围取决于病变的范围。切除范围应包括病变周围一部分外观正常的肠袢及其系膜，原则上应将含静脉血栓的组织完全切除，否则常因术后血栓蔓延而复发。对于肠切除吻合口血运有疑问的病例，可行肠外置或再次手术探查腹腔。

（3）术中及术后抗凝：急诊手术者，手术中即应开始肝素抗凝，持续至术后 3~6 个月。Abdu 等复习了大量文献后注意到，肠切除加抗凝治疗者生存率为 80%，而单做肠切除者生存率为 50%。

（4）腔内介入治疗：多数患者经抗凝等保守治疗后症状会缓解，但部分患者晚期出现门静脉高压等临床表现，因此有学者建议去除门静脉系统内血栓，以腔内介入手段为主。包括经颈内静脉穿刺肝内门体分流通路机械吸栓、取栓及溶栓，经皮肝穿刺机械取栓或溶栓，经肠系膜上动脉间接导管溶栓术等。但溶栓的风险较高，尤其是经肠系膜上动脉间接导管溶栓术，由于需要使用更多的溶栓药物、溶栓时间较长，出血的风险较高，如胃肠道出血，且溶栓效果不理想。

第二节　慢性肠系膜缺血

慢性肠系膜缺血又被称为小肠缺血或 Ortner 综合征，是由于内脏动脉慢性狭窄闭塞而引起的疾病。其发病隐匿，早期无特异性临床症状，一旦发生明显和具有特征性的表现，疾病即为晚期，由于其有较高的死亡率，近年来发病率有所增加。

一、概述

慢性肠系膜缺血相对于急性肠系膜缺血而言发病率较低，国外统计学资料显示，平均发病年龄为 66 岁，女性患者占 70% 以上，约 70% 的患者有吸烟史，1/3 以上有高血压、冠心病或其他心血管疾病，实际上，慢性肠系膜缺血往往是心脑血管系统疾病的局部表现。随着人均寿命延长和饮食结构变化等原因，慢性肠系膜缺血发病率有逐年上升的趋势。

（一）病因

1. 动脉硬化性血管狭窄

慢性肠系膜缺血患者 95% 以上是由动脉粥样硬化性血管狭窄引起，有尸检表明，其中腹腔动脉明显狭窄的发生率为 22%，肠系膜上动脉狭窄率为 16%，肠系膜下动脉狭窄率为 10%，有的尸检研究动脉狭窄发生率更高。另有研究表明，在 65 岁以上患者中，约 18% 的患者肠系膜动脉阻塞程度达 50% 以上，但是很少患者有相应症状表现出来，许多患者小肠有充足的侧支循环来改善肠缺血症状，因而尽管常发生肠系膜动脉粥样硬化，而具有慢性肠系膜缺血症状者并不多见。当肠系膜上动脉阻塞后，胰十二指肠动脉经过肝动脉及胃十二指肠动脉供应，当腹下动脉阻塞后，肠系膜下动脉经左下腹动脉供血到小肠，只有两个或更多的主要内脏动脉阻塞才会出现症状。

2. 腹腔动脉受压

患者其他内脏动脉并无病变，侧支循环的建立也不明显。常因解剖异常受压而导致内脏缺血。

3. 其他原因

包括纤维肌性发育不良、孤立性肠系膜上动脉夹层、血栓闭塞性脉管炎、结节性多动脉炎、Takayasu 病、Cogan 综合征、放射性血管损伤、白血病主动脉瘤以及先天性肠系膜动脉缺陷等，另外尚有抗心脂质抗体和系统性红斑狼疮等高凝血状态疾病等。

（二）发病机制

主要是由于腹腔内脏有 3 条供应动脉，即腹腔干、肠系膜上动脉及肠系膜下动脉，互相之间有侧支循环形成。但如果动脉硬化累及的范围较广，2~3 支均有病变时，将有血液供应不足，影响胃肠道的消化功能而出现症状。内脏动脉有纤维肌层增生，腹部创伤或腹主动脉瘤累及腹腔、肠系膜动脉也可产生慢性"肠绞痛"，但甚为罕见。

二、慢性肠系膜动脉硬化性闭塞

（一）临床表现

慢性肠系膜缺血的经典三联征为饭后腹痛、恐食症和慢性体重减轻，其中最常见的症状是腹痛和体重减轻，尤易发生于老年女性，腹痛特点为饭后 15~30min 开始，1~2h 后达高峰。80%~90% 的患者具各型腹痛特点，其原因目前尚不明确。有学者认为，因为腹腔动脉和肠系膜上动脉闭塞，胃消化时相内血流量不能增加而不能满足饭后肠分泌、消化、蠕动增加等的需要而出现内脏缺血，产生无氧代谢产物刺激机体产生疼痛，腹痛的严重程度与进食的量和食物中脂肪含量有关。疼痛一般位于上腹或脐周，呈钝痛、咬啮样痛、痉挛性痛或绞痛。由于进食后产生疼痛，随着病情的发展，患者开始惧怕进食，同时也易导致吸收不良和胃肠动力异常，患者消瘦及体重明显减轻。

也有许多慢性肠系膜缺血的患者症状表现为肿胀、胃胀、反胃，缺血性肠炎和营养不良等表现，此类患者易被误诊。其与受累器官和消化道缺血部位有关，腹腔动脉受累时，多有恶心、呕吐和腹胀等，肠系膜上动脉受累表现为后腹痛和体重减轻，肠系膜下动脉受累表现为便秘、大便潜血和缺血性结肠炎等。

另外，部分患者尽管病情加重，但无明显消瘦，腹部检查常发现疼痛部位不固定，无压痛、反跳痛和肌紧张等腹膜刺激体征，腹痛症状与体征又常不相对应。约 60% 的患者伴有上腹部杂音。其特点为随呼吸而变化，在呼气期更为明显。严重动脉硬化性闭塞患者还存在颈动脉或股动脉杂音以及周围血管搏动减弱等体征。

（二）辅助检查

1. 多普勒超声检查

彩色多普勒超声因无创、可重复等优势在临床广泛应用，能很好观察内脏动脉及侧支循环的血液供应，对腹腔干、肠系膜上动脉狭窄闭塞的诊断率高。多普勒波形的改变对于判断血管狭窄程度具有较大意义，文献报道，肠系膜上动脉和腹腔干动脉在收缩期流速峰度分别大于275cm/s和200cm/s时，提示狭窄度大于70%，在舒张末期流速分别小于45cm/s和55cm/s时，提示狭窄段大于50%，但各单位因为彩色多普勒超声仪之间的差别尚无统一参考指标。闭塞部位的近端，可表现为高速喷射血流或血流紊乱频谱。若有肝动脉血液倒流，则提示腹腔动脉阻塞重度狭窄。同时，血管重建术后或支架成形术后，彩超多普勒超声作为首选随访手段。但是多普勒的技术要求含量高，其准确性受呼吸运动、腹腔气体、既往剖腹手术及肥胖的影响，特别是肠系膜上动脉因为受周围肠管内气体干扰常显示不清，检查时常采用减低频率的探头进行检查。

2. 磁共振（MRI）和CT

磁共振具有无创性、无射线辐射及不用对比剂的优点，近年来已用于诊断疾病，它可以检测到动脉血流量的变化。早有研究表明，正常人群与患者餐后30min内肠系膜上动脉血流量有显著的差异，同时测定肠系膜上动脉和静脉血流量显示，肠系膜上动脉闭塞的程度越严重，肠系膜上动脉与肠系膜上静脉之间血流比值餐后增加越不明显。

CT平扫可发现慢性肠系膜动脉硬化性闭塞硬化斑块等。近年来，随着多层螺旋CT血管造影技术（CTA）的发展，CTA在肠系膜缺血性病变中的诊断中起到越来越重要的作用，尤其是血管三维重组、最大密度投影等技术的应用，大大提高了CT诊断缺血性肠系膜病变的特异性和敏感性。

3. 动脉造影（DSA）

可以明确3条内脏动脉中瘤变累及的动脉数目、严重程度、部位、范围和类型等，以明确诊断、评价疾病轻重和制定手术重建血管的方式。DSA有助于减少干扰，并清楚地显示血管，动脉造影正位片和侧位片能够较好显示腹腔动脉、肠系膜上动脉起始部位狭窄或闭塞。在血管造影中，若3条内脏动脉有2条存在严重狭窄，则有诊断意义。有资料显示，腹腔干动脉和肠系膜上动脉同时狭窄或闭塞者占94%，而有49%累及肠系膜下动脉。如果狭窄是动脉炎或纤维发育不良而非动脉粥样硬化引起，则可见肠系膜分支动脉狭窄而起始部开放。动脉造影诊断阳性率高，且对治疗方案的选择有较大的指导意义，但它为一创伤性方法，有可能会导致血管阻塞、假性动脉瘤和动静脉瘘等。

4. 其他辅助检查

慢性肠系膜缺血在确诊之前往往经历了内镜检查，慢性肠系膜缺血可以导致胃瘫、消化道溃疡、胃十二指肠炎及胆汁异常分泌等，内镜检查有时会有上述结果，临床上表现为经过常规药物治疗仍反复发作，而肠系膜动脉重建后缓解，因此内镜检查有辅助诊断价值。同时，通过测定黏膜内pH，利用分光光度计等对诊断有参考意义。

（三）诊断

因本病缺乏特征性的症状和体征，临床上又少见，常被诊断为肝胆疾病、胃十二指肠溃疡甚至恶性肿瘤，就诊于胃肠科。因此，认识本病对指导正确诊断是非常重要的。本病虽有典型的"三联征"，但并非每一个病例均有三大症状，也并非具有全部三大症状才能诊断为本病。有些患者并无体重减轻及血管杂音，与其他肠系膜疾病相比，慢性肠系膜缺血的腹痛症状和腹部体征不成正比。由于冠状动脉粥样硬化，约40%的患者可具有心电图异常，肾动脉硬化可导致氮质血症。由于症状和普通实验室检查难以确诊本病，尚需通过一些辅助检查才能确诊。

（四）治疗

1. 一般内科治疗

本病早期治疗包括以下方法：①及时应用扩毛细血管药物。②静脉补液，控制饮食，降低肠道耗氧量。③积极治疗原发病，去除易感因素，治疗和预防感染。④通过肠系膜动脉造影，在病变段相应的肠系膜注入罂粟碱的方法可供参考。⑤若一般内科治疗无效，血管造影证实闭塞或血栓形成的病例应及时进行手术治疗。

2. 手术治疗

慢性肠系膜上动脉闭塞发病率低，但致死率高。众多学者认为，慢性肠系膜上动脉闭塞首先出现明显腹痛，继而为营养不良，最终可发生肠坏死。目前认为，血管重建的外科治疗是唯一有效的治疗方法，外科治疗的目的为：①减轻餐后腹痛。②停止或逆转营养不良（体重减轻）。③预防疾病进展和最终导致肠管坏死。血管重建的手术方法很多，主要为动脉内膜剥脱术和病变段血管切除后重建术。最近还有经皮腔内血管成形术的报道。血管移植和转流术中采用的血管材料有自体动脉、静脉和人工血管。

（1）重建血管选择：血管重建应首先选择腹腔动脉，其次为肠系膜上动脉。动脉重建术后观察发现，即使肠系膜上动脉通畅，而腹腔动脉再次闭塞后，也会再次出现明显的症状。单独肠系膜上动脉再次闭塞时，可无明显的临床表现。只有在肠系膜上动脉远侧段病变，以及腹腔动脉和肠系膜上动脉血管重建失败后，才考虑做肠系膜下动脉重建术。慢性肠系膜动脉闭塞通常在累及 2 支以上内脏动脉后才出现症状。从理论上说，只要纠治 1 条肠系膜血管的狭窄和闭塞，就可以使症状缓解或消失。但多数学者认为，至少需纠治 2 根血管才有望获得满意的长期疗效。因为只纠治 1 根血管，若术后动脉粥样硬化继续进展，可使手术前功尽弃。

（2）手术方法：血管重建的手术方法很多，但目前主要采用内脏动脉内剥脱术和病变段血管切除后重建术。

1）肠系膜上动脉和腹腔干动脉重建术：患者仰卧位，准备整个腹部和一侧下肢，以备切取大隐静脉作为搭桥转流的移植段。于腹部做正中切口或脐上 2cm 横切口。因为肝脏或胰腺肿瘤可压迫内脏动脉，引起与本症相似的临床表现，所以应首先探查肝脏和胰腺，以排除肿瘤的存在。观察肠系膜血管远端小分支有无搏动，以确定本症的诊断。还可经小网膜，在胰腺上缘食管与胃交界处右侧，触摸有无腹腔动脉搏动；在肠系膜根部触摸肠系膜上动脉有无搏动。将小肠向右侧翻转，沿腹主动脉切开后腹膜，从肠系膜下动脉远侧开始，向近侧直到左肾静脉。

因为本症患者都有显著的消瘦，所以多向近侧解剖，游离出胰腺和肠系膜上动脉的起始部。显露肠系膜上动脉的最佳部位是在小肠系膜根部，肠系膜上动脉跨越十二指肠第 3 段的前方处。在此处纵行切开肠系膜根部的腹膜，即可显露肠系膜上血管，肠系膜上动脉位于肠系膜上静脉的右侧；然后分开胃结肠韧带，将胃向上方翻转，即可显露腹腔动脉及其发出的肝动脉、胃左动脉和脾动脉。确定硬化闭塞性病变仅累及肠系膜上动脉和腹腔动脉的起始段后，即在股部大隐静脉走行区做纵切口，切取大隐静脉近侧段至膝部为止。

腹主—肠系膜上动脉搭桥术：阻断腹主动脉，左肾静脉下方切开腹主动脉前壁，修剪成长 1cm 的卵圆窗口，去大隐静脉一段倒置后，在腹主动脉与肠系膜上动脉之间斜行搭桥，均做端—端吻合，先做腹主动脉的吻合口。必须注意，如大隐静脉移植段处于水平位，则吻合完毕肠系膜回复原位时，易使移植段折叠而使管腔闭塞；腹主动脉吻合处的管壁若有硬化性病变，应做间断缝合，以免连续缝合可能造成管腔狭窄，肠系膜上动脉管壁很薄，吻合时应格外轻柔、细致。

腹主—腹腔干动脉搭桥术：在肠系膜下动脉平面阻断腹主动脉，并在其前壁同样剪开 1cm 的卵圆形窗口，此吻合口应在上述手术腹主动脉吻合口的远侧。取大隐静脉一段倒置后，先将移植段与腹主动脉吻合，然后将移植段在胰腺前方穿过横结肠系膜，在上方引向腹腔动脉。在腹腔动脉起始段远侧无闭塞的部位切断腹腔动脉，近侧断端结扎，阻断脾动脉、胃左动脉和肝动脉后，将腹腔动脉远侧断端，与大隐静脉做端—端吻合。手术完毕时，应仔细检查肠系膜动脉的搏动是否已完全恢复。

2）肠系膜下动脉重建术：操作简便，但临床应用较少。只有在肠系膜动脉广泛闭塞，肠系膜下动脉作为肠道血供主要来源，并且仅肠系膜起始段有狭窄，才考虑做腹主动脉—肠系膜下动脉搭桥术。

上述方法流入道吻合口也可以重建在髂动脉上，可以避免解剖阻断腹主动脉，降低腹主动脉附壁斑块脱落导致下肢动脉栓塞的发生。至于移植物的选择，包括人工血管、自体大隐静脉甚至自体股静脉均有报道。有研究显示，人工血管通畅率最高，自体股静脉其次，大隐静脉最低，移植物失败的原因多为吻合口狭窄、扭曲成形及受压，因此临床上多选择人工血管，除非已有肠坏死或感染。

手术后大多数患者可以达到手术治疗的目的，80% 以上患者术后腹痛症状缓解，体重有不同程度的增加，手术病死率约7%，远低于急性肠系膜动脉栓塞。5年生存率和10年生存率分别为83%和62%。由于动脉硬化和冠心病不能消除，远期死亡原因主要为心脑血管疾病。

3. 腔内治疗

由于慢性肠系膜缺血患者年龄较大，多合并有其他心脑血管疾病，且往往合并有慢性营养障碍，开放性血管重建术风险较大，随着科技的发展，腔内支架成形术逐渐被学者们认可，部分学者认为腔内支架成形术比开腹血管重建术更好。腔内支架成形术创伤较小，围手术期死亡率低，除术前常规抗血小板治疗外无特殊的术前准备，但术后支架再狭窄、支架内血栓形成是其缺点，多数患者支架成形术后营养状态会改善，即使术后支架再闭塞需要开腹行血管重建术的风险也相对下降。由于该类疾病发病率仍较低，目前尚缺少大宗数据的随机对照研究结果，现有的证据一般认为，对于患者一般情况较差、开腹手术风险较大首选支架成形术，相反首选开腹血管重建术。

三、腹腔动脉压迫综合征

腹腔动脉压迫综合征（CACS）是指由于正中弓状韧带或膈肌脚以及神经组织等压迫腹腔动脉导致肠系膜缺血，从而引起腹痛、体重减轻等一组症候群。CACS也称为中弓韧带压迫综合征、腹腔束带综合征和Dunbar综合征。有关CACS的病因、病理生理、诊断和治疗一直有争论。

1963年，Harjoda首次报道1例CACS，为年轻妇女。通过分离纤维化的腹腔神经节而解除了她的腹腔动脉（CA）压迫。1965年，Dunbar等对15例CACS患者通过分离正中弓状韧带（而非腹腔神经节）治疗CACS，所有患者腹痛均缓解。他们观察到这些患者在正中弓状韧带松解后，动脉弹性恢复，搏动有力，而且经狭窄部测定的压力梯度消除。1972年，Szilagyi等收集165例手术治疗的CACS，这些患者中78%不合并CA重建，仅行单纯松解，总治愈率在80%以上，疗效显著。20世纪80年代后对CACS的研究更加详尽。1985年，Reilly等报道51例CACS的处理经验，它是迄今病例数最多和晚期随访最详细的报道。作者强调腹腔动脉松解合并血管重建的重要性。CACS实属罕见。迄今为止全球报道的CACS总例数为250余例。美国得克萨斯心脏研究所治疗超过12 000例周围血管疾病患者，其中仅有7例CACS。

（一）病因和发病机制

1. 解剖因素

腹腔动脉起源于颈部，以后向尾侧下降。在尸检病例中，85%的腹腔动脉在第11胸椎上1/3与第12胸椎上1/3之间，从主动脉前侧发出。CA在主动脉近端发出多见于女性，这与CACS女性占优势相一致。CA的长度和内径也存在很大差异，分别为8~40mm和7~20mm。如果CA在主动脉上发出位置过高，或膈肌脚附着点过低，均可能导致CA受压。大多数学者同意CA近端受压通常是因CA发出过高，而非膈肌附着过低。不少情况下，左、右膈肌脚联结成纤维性束带，即中弓韧带，形成主动脉裂孔的前缘。因此，正中弓状韧带也是CA外在压迫的重要因素，故CACS也称正中弓状韧带综合征。此外，腹腔神经丛常与纤维组织缠结在一起，也能引起CA近端压迫。CA外在压迫的后天因素少见，例如，类肉瘤病产生的肉芽组织炎性包块引起的CACS。这些解剖因素导致CA外在压迫性狭窄，其近侧扩张，引起动脉损伤和肠系膜缺血。

2. 外在压迫引起腹腔动脉损伤

组织学证实，由CA外在压迫产生的狭窄呈现动脉损伤，其内膜增厚以平滑肌细胞增生为特征，伴有丰富的细胞外基质，表明压迫或摩擦力可产生动脉内在损伤。CA病变也包括弹性纤维异常增生、中层和外膜层的紊乱，甚至可进展为闭塞。因此，CA在松解后仍有狭窄外观和可触及的动脉壁增厚，必须行血管重建。外在压迫引起CA狭窄，从而导致动脉损伤，势必产生动脉血流障碍，最后引起肠系膜缺血性腹痛。但CACS导致腹痛的病理生理学机制争论颇多。

3. CACS发生腹痛的病理生理学机制

目前已提出4种假说，以前两种学说最有说服力。

（1）前肠缺血学说：这种假说把CACS引起的腹痛归咎于前肠缺血。已证实因创伤或肿瘤学目的所施行的 CA 结扎，患者能很好耐受。然而，侧支循环建立的多少（足与不足）存在个体差异。例如，人群中 70% 的个体右结肠侧支供应不足，使右结肠在低血压时容易遭受非闭塞性缺血。这能解释为什么颈动脉结扎能被一些患者耐受，而另一些不耐受。因此，在 CA 压迫存在时，不足的侧支循环产生前肠缺血。

（2）窃血学说：这一假说表明，由于供养前肠的侧支循环太丰富，结果在供养状态下由于前肠的氧需要量增加，从而窃流肠系膜上动脉血，引起中肠缺血性疼痛。这种窃血现象，首先由 Debakey 等发现。1947 年，证实锁骨下窃血综合征是由近侧锁骨下动脉闭塞而上肢运动引起椎动脉和基底动脉供血不足（产生窃流）所致。这一学说能解释 CA 狭窄时的肠系膜缺血性疼痛。

（3）疼痛是由 CA 搏动刺激腹腔神经丛而引起。

（4）存在于腹腔神经丛的交感神经受过度刺激，导致血管收缩，从而引起缺血性疼痛。

（二）临床表现

CACS 多见于女性，女男发病比近 4:1，发病年龄为 13~81 岁，多为 20~50 岁。CACS 三联征为腹痛、体重减轻及腹部杂音。腹痛主要表现为慢性腹痛，最常位于上腹部，典型者呈慢性肠系膜缺血性腹痛，即进食后腹痛，疼痛性质各异，如锐痛、钝痛、持续痛或绞痛，姿势改变能使疼痛加重或减轻，仰卧位时加重，胸膝位时减轻。常伴恶心、呕吐、腹胀，约一半患者伴腹泻，伴体重减轻者达 25%~100%。CACS 常见于瘦弱体质伴肋弓角狭小者，但这对诊断不一定必要。主要体征是上腹部杂音，呼气时杂音明显，但杂音是非特异性的，因为 6.5%~30.0% 的正常无症状个体有上腹部杂音。约 1/3 患者有轻度上腹压痛。少数特别瘦的患者可触及震颤。

（三）诊断

CACS 的诊断首先依赖医生有这方面的知识和警觉。如果患者尤其是无动脉粥样硬化的年轻人有慢性腹痛，伴上腹部杂音体征，应想到 CACS 的可能。由于 CACS 的症状和体征缺乏特异性，因而诊断是排除性的。要考虑所有慢性腹痛的鉴别诊断。CT 扫描能证实 CA 狭窄及其近侧扩张甚至扩大的侧支血管。肠系膜多普勒影像学检查是有价值的，通过血流速度的反复测定，能鉴别动脉粥样硬化患者的 CA 与肠系膜上动脉狭窄。在年轻和瘦小的患者中多普勒检查准确性高，它的实时性质能证实随呼吸运动压迫程度的变化、血流加快、CA 和肠系膜上动脉的起源或逆流到肝动脉，从而证实 CA 受压与否。CACS 的确诊依靠动脉造影，侧位动脉造影典型的外观为 CA 近端 1~2cm 前方偏心性狭窄。这种外在压迫影像容易与动脉粥样硬化的内在性狭窄相鉴别，呼吸周期系列造影成像发现，通常呼气时狭窄加重，这与典型的高调杂音相一致。40%~50% 的患者伴狭窄近侧扩张。近半数患者后前位显像有侧支血管扩张，但没有它也不能排除 CACS。严格讲，当动脉造影发现除了有 CA 近端血流损害还伴有肠系膜上或下动脉狭窄，则应认为是动脉粥样硬化的继发改变，不能诊断为 CACS；唯有孤立性 CA 外在压迫所致狭窄才能做出 CACS 的诊断。

（四）治疗

有明显餐后腹痛、消瘦、上腹部杂音，以及血管造影证实为腹腔动脉受压，并且远侧血管扩张，存在大量侧支循环，手术效果较明显。

手术方式：大多采用上腹正中切口。进腹后全面探查以排除腹痛的其他原因。在切开后腹膜之后，通常通过压迫结构可扪及震颤，压迫结构由肌性和腱状膈肌束、腹腔丛纤维以及扩张的淋巴管组成。首选解除 CA 的外在压迫，包括切除跨越腹腔动脉的交感神经纤维或腹腔神经丛和正中弓状韧带或者是膈肌脚松解，现已有较多文献报道在腹腔镜下松解正中弓状韧带。游离腹腔干，必要时可经脾动脉或肝总动脉插入血管内导管测压。如果松解后仍持续有狭窄性震颤和血流损害的证据，则需行血管重建术。决定是否行血管重建，除了根据术中肉眼可见的狭窄和可触及的震颤是否持续存在外，可行测压，如果测定的压力梯度异常，则表明狭窄继续存在，应考虑 CA 重建。还有通过术中 CA 扩张后测定压力梯度或术中多普勒检查，证实有异常者行血管重建。如果一系列不锈钢冠状动脉扩张器（达 6mm）扩张 CA 后，压力梯度仍持续，则需血管重建。血管重建最常用的方法是主动脉腹腔动脉分流术。有用 6mm 聚酯纤维或聚四氟烯人造血管间置分流，还有腹腔动脉主动脉再植术和应用补片血管成形术等重建方法。曾有病例报道经皮穿刺腹腔动脉腔内成形术治疗 CACS，但效果均不理想，因此不推荐单纯腔内成形术。由于腔镜技术的发展，多数学者首推腹腔镜下松解正中弓状韧带和腹腔动脉周围神经丛组织，术后症状不能缓解者可采用腔内支架成形术改善腹腔动脉供血，少部分患者仍需要开腹血管重建。

第八章

周围血管损伤

第一节　概论

　　血管损伤不仅战时常见，在和平时期由于工农业和交通事业迅速发展以及医源性血管插管、造影等检查的增多，它的发生并不少见。在身体各部位血管损伤中，以四肢血管损伤较多，其次为颈部、骨盆部、胸部和腹部血管。动脉损伤多于静脉。对血管损伤的处理优劣直接影响是否致残以及未来生活质量，因此熟练掌握血管损伤的病因、病理及诊疗原则，具有特别重要的意义。

一、病因及分类

　　任何外来直接或间接暴力侵袭血管，均可能发生开放性或闭合性血管损伤。血管损伤的病因复杂，因而分类也不一致。按作用力情况而言，可分为直接损伤和间接损伤；按致伤因素可分为锐性损伤和钝性损伤；按损伤血管的连续性可分为完全断裂、部分断裂和血管挫伤；按血管损伤的程度可分为轻、中、重型损伤。

　　综合起来，可概括为表8-1。

表8-1　动脉损伤的原因和分类

一、直接损伤	二、间接损伤
1. 锐性损伤（开放性损伤）	1. 动脉痉挛（节段性、弥漫性）
（1）切伤、刺伤、子弹伤	2. 过度伸展性撕裂伤
（2）医源性：注射、插管造影、介入治疗、手术	3. 疾驰减速伤（降主动脉）
2. 钝性损伤（闭合性损伤）	三、损伤后遗病变
（1）挫伤（血栓）	1. 动脉血栓形成
（2）挤压伤（骨折、关节脱位）	2. 损伤性动脉瘤
（3）缩窄伤（绷带、止血带、石膏）	3. 损伤性动静脉瘘

二、病理类型及病理生理

　　在血管损伤中，作用力不同，其血管损伤情况各异。血管损伤不同程度的病理改变致使其临床表现和预后也不尽相同。一般说来，锐性损伤可造成血管的完全断裂或部分断裂，以出血为主。钝性损伤可造成血管内膜、中膜不同程度的损伤，形成血栓，以阻塞性改变为主。

　　1. 血管痉挛

　　多数由钝性暴力或高速子弹（600m/s）冲击引起，导致交感神经网受到刺激，造成血管平滑肌收缩，发生节段、长时间的动脉痉挛，如果侧支循环不充分，也可造成肢体的缺血、坏死。

2. 血管内膜挫伤或断裂

根据钝性暴力大小程度，可出现不同程度的血管壁层挫伤。轻度者可出现局限性内膜挫伤，逐步伴发血栓形成；中度或重度者可出现内膜撕裂、壁层血肿以及中层弹力层断裂，以致发生内膜翻转及血栓形成，使远端组织严重缺血。

3. 血管部分断裂

多为锐器由血管外壁刺入或医源性插管造成血管部分断裂。其病理改变与完全断裂不同，部分断裂的动脉不能完全回缩入周围组织，且动脉的回缩扩大了裂口，其主要特征是血管伤口发生持续性或反复性出血（图8-1）。如果有通向体外或体腔的直接通路，可发生严重大出血，可在短时间内危及生命。出血自动停止的可能性小或短时间停止后发生再出血。有时卷曲的内膜片可导致局部血栓形成，覆盖裂口处；又由于其他动脉壁保持完整性，故有20%左右远端脉搏可持续存在。因此，可掩盖动脉损伤的本质。

4. 血管完全断裂

因完全断裂的血管自身回缩或回缩入周围组织，且断裂的内膜向内卷曲致血栓形成（图8-1），通常出血量较少，但可因血运中断发生四肢、内脏缺血，引起四肢和脏器坏死。

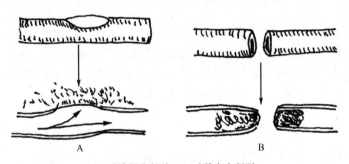

A. 动脉部分断裂；B. 动脉完全断裂

图8-1 动脉部分或完全断裂

5. 外伤性假性动脉瘤形成

动脉部分断裂后，裂口周围形成血肿，血肿机化后通过中央裂孔，血管腔仍与血肿腔相沟通，血液反复冲击导致血肿腔瘤样扩张。动脉瘤的外层为机化的纤维组织，内层为机化血栓，瘤壁不含正常3层结构，既可造成随时破裂，血栓又可不断脱落，造成远端栓塞、缺血性改变。

6. 动静脉瘘形成

静脉和动脉同时伴有损伤，通过血肿腔，动脉血流即向低压的静脉流去，形成外伤性动静脉瘘。如不及时处理可造成远端组织缺血或肿胀，严重者由于回心血量过大，可导致心力衰竭。

三、临床表现

出血、休克、伤口血肿或远端肢体缺血为血管损伤的早期临床表现，病情危重。病变后期主要为外伤性动脉瘤和动静脉瘘。如并发其他脏器或组织损伤，还将出现相应的症状。

1. 出血

锐性血管损伤一般在受伤当时均有明显的伤口出血。急速的搏动性鲜红色出血是动脉出血，而持续的黯红色出血是静脉出血。应该注意，血栓阻塞断裂的血管可暂时停止出血，但血栓被动脉压力冲掉或被外界力量擦掉便可再次大出血。另外，胸腹部血管损伤出血是游离性的，出血量大，且体表看不到出血，易致急性血容量锐减。

2. 休克

由于出血、创伤及疼痛，一般患者均可发生不同程度的创伤性或出血性休克。开放性损伤可粗略估计出血量，闭合性损伤则很难估计其出血量。大血管的完全断裂或部分断裂常死于现场，少数因凝血块的堵塞才有机会到医院救治。

3. 血肿

血管损伤出血的途径除流向体表或体腔外，还可以流向组织间隙形成血肿。血肿的特点为张力高、坚实而边缘不清。血肿和血管裂孔相沟通形成交通性血肿，该血肿具有膨胀性和波动性，这是诊断钝性血管损伤的局部重要体征。如误诊为脓肿而贸然切开，可引起灾难性的后果。

4. 组织缺血表现

肢体动脉断裂或内膜损伤所致的血栓可使肢体远端发生明显的缺血现象：①动脉搏动减弱或消失。②远端肢体缺血疼痛。③皮肤血流减少发生苍白，皮温降低。④肢体感觉神经缺血而出现感觉麻木。⑤肢体运动神经失去功能而出现肌肉麻痹。应该注意，约有20%的动脉损伤患者仍可以摸到脉搏，这是因为损伤血块堵塞裂口可保持血流的连续性，再者是因为脉搏波是一种压力波，其波速可达10m/s，故可越过血管内膜、局限的新鲜血块或经侧支循环传向远端。

5. 震颤和杂音

当受伤部位出现交通性血肿以及动脉损伤部位有狭窄者，听诊可闻及收缩期杂音，触诊时感到震颤。在外伤性动静脉瘘时可闻及血流来回性连续性杂音。

6. 并发脏器或神经组织损伤的症状

当血管损伤并发其他脏器（如肺、肝、脑、肾等）或神经组织损伤，出现的症状是多种多样的。应该指出，肢体神经的损伤和缺血所引起的感觉障碍有所不同，前者是按神经所支配的区域分布，后者神经麻木感觉范围则呈袜套式分布。

四、诊断

单纯性急性血管损伤根据致伤暴力，伤及部位，伤口急性出血及肢体远端缺血性改变，远端动脉搏动消失或肢体肿胀、发绀等临床表现，诊断并不困难。但在伴有并发损伤或钝性伤造成动脉内膜挫伤，肢体缺血症状不明显时，诊断有时会被并发伤的症状所遮盖，而未能及时进行血管探查。所以，在处理复杂性损伤时，要警惕血管损伤存在的可能性和熟悉血管损伤的临床特点，一般出现下列情况，应疑有血管损伤并应做血管探查：①喷射状或搏动性和反复出血者。②巨大或进行性增大的血肿，如搏动性血肿等。③不明原因的休克。④钝性损伤后有远端的血供障碍，疑有动脉内膜挫伤继发血栓者。⑤沿血管行径及其邻近部位的骨折和大关节损伤，并有远端血供障碍者。

血管造影由于其高度的敏感性和特异性被认为是诊断血管损伤的金标准。它不仅能对血管损伤做出定性和定位的诊断，而且能作为有潜在性血管损伤的筛选检查，尤其对于胸主动脉减速伤的病例，一旦误诊，将导致灾难性的后果。术前动脉造影对诊断动脉损伤固然有重要意义，但对于急性血管损伤的患者，大多伴有休克，需紧急手术，不应过于强调术前动脉造影而延误诊治时机。近年来，对于创伤部位靠近四肢主要血管为适应证常规使用动脉造影术的作法提出了疑问，因为这类患者中血管损伤的发生率低（4.4%），动脉造影术阴性率高（89.4%），这样做无疑对患者造成不必要的损伤和经济负担。因此必须建立选择性动脉造影术的概念，选择的依据主要是体格检查和超声、X线等简便易行的辅助检查结果。

多普勒超声检查用于血管损伤，显示了无创、安全、价廉、可反复进行的优越性，除了可检出动脉损伤外，还可检出静脉损伤。在必要时，超声检查仪还可推至急诊室、重症监护病房、手术室去检查患者，这是其他影像学诊断仪器难以做到的。超声诊断血管损伤的敏感性、特异性和准确性分别为83%~95%、99%~100%、96%~99%。与动脉造影术相比，超声可能漏诊动脉内膜微小损伤、小动脉阻塞和直径较小（<1mm）的假性动脉瘤。尽管如此，超声多普勒技术实时显示受检部位的血流速度和特征性波形，帮助血管外科医师判断损伤部位血流动力学的改变，从而决定是否需行其他检查和手术治疗。目前多普勒超声检查在血管损伤方面主要用于四肢血管损伤和颈部血管损伤的筛选以及骨筋膜室间综合征的诊断。进一步提高多普勒超声检查的诊断价值有待于技术人员或外科医生诊断技术的提高和经验的积累。

五、治疗

急性血管损伤的治疗原则首先是止血、补充血容量、抗休克以挽救生命，然后是正确修复血管损伤，以保证组织恢复正常的灌注来挽救肢体。总的来说，与血管损伤有关的治疗因素包括：①伤后距手术时间：急性血管损伤应尽量在6h内进行血管修复重建术，超过2h后修复者，截肢率达80%。②血管修复方法的选择：根据损伤情况、损伤部位以及患者的全身情况选择合适的血管修复方法是手术成功的关键。③受损血管及软组织的彻底清创：血管重建成功的另一关键在于彻底清创，一般血管断裂的两端各切除0.5～1cm，才能达到血管的彻底清创，否则术后易形成血栓，在血管修复之后应将健康的肌肉组织或腹膜及大网膜覆盖于修复的血管上予以保护。④并发伤的合理处理：对于并发伤与血管损伤的先后处理问题，以首先处理危及生命或影响重要器官功能的损伤为原则，争取早期修复神经损伤。总体而言，在血管损伤的治疗上应把握急救措施、手术方法和术后处理三方面环节。

（一）急救措施

（1）首先应保证气道通畅，为了保证有足够的气体交换，应采用机械通气。

（2）迅速建立安全可靠的输液通路，当胸廓入口受到锐性损伤，应避免同侧的输液通路；而并发腹部损伤、髂血管或腔静脉损伤的情况，应建立上肢的输液通路。

（3）伤口止血应根据外伤情况而定，首先应考虑血管裂口直接压迫，其次为间接近端动脉压迫止血。如能暴露损伤血管，采用无损伤血管钳钳夹血管止血最为理想。用气囊导管充气扩张，血管腔内近心端阻断止血的办法较先进，应争取逐渐推广。

（4）近年来对术前积极输液、抗休克的做法提出了疑问，有研究表明，对开放性损伤患者术前大量输液并没有使其生存率提高，反而可导致稀释性凝血功能障碍、ARDS等并发症的发生，而且积极抗休克的治疗延误了手术时机，使出血和死亡率增高。因此强调手术是抗休克的重要组成部分；低血压只是一种保护性机制，血压指标并不是复苏过程中监测的理想指标，尿量和脑部活动状态可能更为重要。

（二）手术处理

1. 血管结扎术

主要用于静脉或非主要动脉，结扎后不产生远端组织坏死者；当患者情况不稳定无法行血管重建术时，也可用血管结扎术。

2. 血管修复重建术

一般常用的方法有6种，需根据损伤情况、血管口径大小、损伤部位而定（图8-2）。

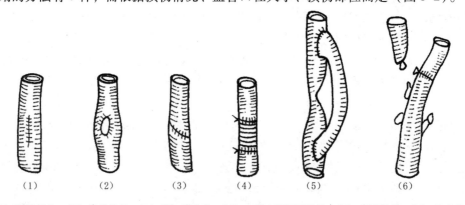

（1）侧壁缝合；（2）补片修补；（3）端—端吻合；（4）人造血管间置移植；（5）旁路移植；（6）移动移植

图8-2　血管修复方法

3. 球囊导管暂时阻断动脉腔内血流与血管重建相结合的方法

邻近躯干部位（锁骨下、颈、腋、骨盆与股部近端）大血管损伤，尤其是假性动脉瘤破裂大出血的患者，因局部组织水肿、质脆，直接解剖病变近端、远端动、静脉控制血流。施行血管重建难度较大。对于此类患者，可运用球囊导管暂时阻断动脉腔内血流，然后再行手术切除与血管重建术。其中球囊导管阻断动脉腔内血流时间 30～90min，平均 45min，球囊内压力为 0.6～1 个大气压。此方法既控制了大出血，又为后续治疗争取了时间。实践证明，该方法使复杂的手术简单化，大大提高了大血管损伤救治的成功率，同时还减少了术中失血量。

4. 腔内血管技术

随着腔内技术的发展，血管外科进入了一个飞速发展的阶段，标准的开放修复手术已逐渐被腔内介入手术等微创手段所取代。在某些情况下，血管损伤部位不便于手术直接暴露，或巨大的血肿和假性动脉瘤使解剖结构不清，以及动静脉瘘产生静脉高压时，血管修补术变得十分困难。而腔内技术可从远端部位进入损伤处进行治疗，无需对损伤部位直接暴露，从而降低死亡率，这些优点使腔内技术越来越为人们所关注。目前腔内技术对血管损伤的治疗包括栓塞性螺旋线圈的应用、腔内支架和腔内血管支架复合物的应用，其中腔内血管支架复合物几乎可用于身体各部位各种类型的损伤，具有广阔的前景。

（三）术后处理

（1）首先应注意患者全身情况，重危患者应在监护病房进行监护、治疗，严密监测患者的呼吸、循环系统，肝、肾和胃肠道功能，特别应该注意防治 ARDS、MODS、应激性溃疡等并发症。

（2）术后应用抗生素，如果创口污染严重，应使用足量有效抗生素。

（3）术后每天用低分子右旋糖酐 500mL，连续 7d 左右，以减低血液黏滞性，改善微循环。抗凝和溶栓药物应用与否应根据术中情况而定。

（4）肢体动脉外伤，无论做任何手术都应十分注意肢体的血运、皮温、色泽、感觉及运动恢复情况，必要时监测踝肱指数和超声显像监测血栓形成或栓塞。必要时可再行手术，或用气囊取栓。

（5）如肢体发生严重肿胀，原因是肢体软组织广泛的挫伤及静脉、淋巴回流不畅，应及时做肢体两侧深筋膜纵行切开减压术，以保证患肢血液循环。

第二节　四肢血管损伤

四肢血管损伤是常见的严重创伤之一，约占整个血管损伤的 70%，下肢损伤多于上肢。四肢血管损伤如不及时处理，致残率极高，尤其是腘动脉的损伤。近年来对血管修复重建术的改良和提高，可使致残率降低 10%～15%，但是对于并发骨损伤和神经损伤的患者，有 20%～50% 的病例仍无法恢复其长期功能。

一、肢体动脉损伤

（一）病因及病理生理

由于损伤因素和损伤机制直接影响到患者的预后，因此，掌握损伤机制对外科医生合理诊断和治疗血管损伤性疾病显得尤其重要。穿透性损伤包括枪弹伤和刀刺伤，火器伤常并发有骨骼和肌肉组织的广泛损伤，有研究表明，枪口的子弹速度和血管壁在显微镜下的损伤程度、长度呈正相关。钝性损伤主要由交通事故和坠落伤引起，且常因并发骨折、脱位和神经肌肉的挤压而使其预后严重。

（二）诊断

对于有典型病史和明确临床体征的患者，诊断并不困难，但是大多数四肢血管损伤患者的临床体征不明确，需确诊还得依靠进一步的辅助检查。由于血管造影的高度敏感性和特异性，使其作为四肢血管损伤的常规筛选检查和确诊的必备手段被广泛使用。随着人们微创、无创观念的进一步加深以及无创性检查技术日益受到重视，人们对四肢血管损伤的诊断观点正处在转变之中。目前大多数观点认为其诊断程序基本如下。

1. 少数有明确临床表现患者

如搏动性外出血、进行性扩大性血肿、远端肢体搏动消失以及肢体存在缺血表现，诊断明确，可直接手术探查，必要时行术中造影以明确损伤部位及程度。这种情况下行诊断性造影检查可能会因延时治疗而造成不可逆的组织缺血坏死。

2. 大多数无阳性体征而存在潜在性四肢血管损伤可能的患者

可进一步行下列辅助检查以明确诊断。

（1）动脉血管造影：大量临床资料表明，对锐器伤和钝性伤的患者，如果其肢体搏动正常且踝肱指数（ABI）≥1.00，则无需行动脉血管造影；对于远端搏动减弱或消失或 ABI 小于 1.00 的患者，诊断性血管造影检查则有重要价值。在一项对 373 名锐器伤患者进行的研究中，有脉搏缺如、神经损害及枪弹伤中一项或多项的高危患者有 104 人，动脉造影证实有血管损伤的患者有 40 人（占 38%），其中15 人需动脉修补；中度危险组有 165 人，包括 ABI 小于 1.00 或表现为骨折、血肿、擦伤、毛细血管充盈迟缓，有出血、低血压和软组织损伤病史的患者，其中 20% 血管造影证实有血管损伤，5 人需修补；其余 104 人为低危险组，其中 9% 被证实有血管损伤，无一人需手术治疗。其余的临床研究也证实这种选择性的血管造影检查可检出大于 95% 以上的血管损伤患者，其余漏诊的患者包括小分支血管的阻塞或大血管的微小非阻塞性损伤，通常临床意义不大，无需外科治疗。

（2）彩色血流多普勒超声（CFD）：CFD 用于四肢血管损伤的诊断日益受到人们重视，Bynoe 等报道其敏感性为 95%，特异性为 99%，具有 98% 的准确性，可作为血管造影的替代或辅助检查。Gayne 在对 43 例病例的研究中报道，动脉造影诊断出 3 例股浅动脉、股深动脉和胫后动脉损伤而 CFD 未能诊断的病例，CFD 则诊断出 1 例股浅动脉内膜扑动而造影漏诊的病例。虽然 CFD 不能检出所有病例，但可发现所有需要外科治疗的大损伤，且节省了患者的费用。

综上所述，四肢血管损伤的诊断基本程序可概括如图 8-3 所示。

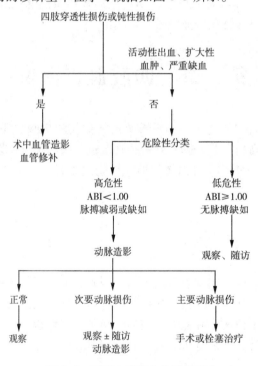

图 8-3　四肢血管损伤的诊断程序

（三）治疗

1. 非手术处理

对于一些次要的非阻塞性的动脉损伤是否需要手术治疗，还存在一些争议，一般认为以下情况可采取非手术疗法：①低速性损伤。②动脉壁的小破口（<5mm）。③黏附性或顺流性内膜片的存在。④远

端循环保持完整。⑤非活动性出血。对于这些损伤，可进行观察和随访，Knudson则主张用CFD取代动脉造影进行随访。

2. 彩超定位下经皮穿刺注射凝血酶

随着血管腔内介入技术的不断发展，与之相关的医源性血管损伤的发生率也在逐年提高。国外报道在所有导管穿刺操作中，医源性股动脉假性动脉瘤的发生率为1%～7%。对于这些浅表的假性动脉瘤或者动静脉瘘，传统的治疗方法是彩超定位下压迫或外科手术修复。与之相比，经皮穿刺，局部注射凝血酶不失为一种简单、安全、有效并且廉价的新方法。具体实施步骤是：①彩色多普勒超声精确定位瘤腔位置。②将凝血酶制剂配比成1 000U/mL浓度常温保存，经皮穿刺针选21～22号。③实践证明，首次注射剂量0.8mL，其成功率83.8%。24h后复查彩超如仍有血流，可再次重复同样操作。

3. 血管腔内治疗

具有创伤小、操作简便、并发症较少的优点，主要包括以下方法。

（1）栓塞性螺旋钢圈：主要用于低血流性动静脉瘘、假性动脉瘤、非主要动脉或是肢体远端解剖部位的活动性出血。螺旋钢圈由不锈钢外被绒毛制成，通过5～7F的导管导入到损伤血管，经气囊扩张后固定于需栓塞部位，绒毛促使血管内血栓形成，如果5min后仍有持续血流，可再次放置第2个螺旋钢圈。对于动静脉瘘，钢圈应通过瘘管固定于静脉端，促使瘘管闭塞而动脉保持开放，如不成功可再次阻塞动脉端。需注意钢圈管径应与需栓塞部位动脉管径保持一致。

（2）腔内人工血管支架复合物（EVGF）：EVGF用于血管损伤的治疗有着巨大的潜力，它可用在血管腔内治疗较小穿通伤、部分断裂、巨大的动静脉瘘、假性动脉瘤（图8-4）以及栓塞钢圈所不能治疗的血管损伤。但值得一提的是，由于解剖位置特殊，目前，EVGF在腋—锁骨下段动脉损伤中的运用仍受到一定制约。根据笔者的实践经验，对于此类患者，EVGF的治疗指征是：解剖位置理想的假性动脉瘤、动静脉瘘；第1段分支血管损伤和动脉内膜瓣片翻转等。相对禁忌证是：腋动脉第3段；完全性的静脉横断伤；并发严重的休克和有神经症状的上肢压迫综合征。绝对禁忌证是：长段损伤；损伤部位近远端没有足够长的锚定区以及次全/完全性动脉横断伤。就国外报道的资料而言，能运用此法治疗的腋—锁骨下段动脉损伤的病例不足50%。相信随着腔内技术的不断完善，这种方法用于治疗周围性血管损伤将有突破性的进展。

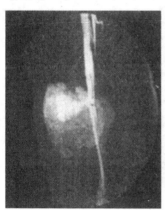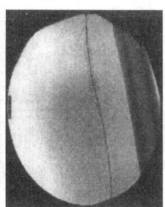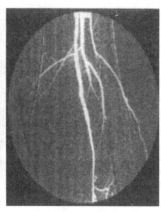

图8-4　下肢股动脉假性动脉瘤的腔内治疗术

4. 手术治疗

四肢血管损伤的手术治疗应把握以下环节。

（1）切口选择与显露：切口应与肢体长轴平行，并由损伤部位向远近端延伸。根据损伤部位不同和便于远、近端血管的暴露和控制，可采取不同的手术径路。髂外动脉近端的暴露，采取腹膜外径路较为理想，术者可延伸腹部切口经过腹股沟韧带或另做一腹股沟韧带以上2cm且平行于腹直肌鞘外侧缘的切口。膝上动脉的损伤可采取大腿中部切口，膝下部切口则可取小腿部切口，而直接位于膝后的穿透伤可采取膝后切口。

（2）远、近端动脉控制：应先于损伤部位动脉血管的暴露。当近端血管由于损伤暴露有困难时，可从远端动脉腔内放置扩张球囊以阻塞近端动脉。

（3）损伤血管及其远、近端血管的处理：为了便于血管修复，应尽量清除坏死组织，并保证远、近端血流的通畅。当用 Forgaty 导管取除远、近端血栓时，注意防止气囊过度扩张致使血管内膜损害或诱发痉挛。对于并发骨折、复合性软组织损伤或并发有生命威胁的损伤而使肢体严重缺血或血管重建延迟时，应采用暂时的腔内转流术。

（4）手术方法。

1）血管结扎术：前臂单一的血管损伤可采用血管结扎术，但当桡动脉或尺动脉中的一支曾经受损或已被结扎致使掌部血管弓血流不完全时，应采用血管修补术。对于腘动脉以下血管的单一阻塞性损伤不会导致肢体缺血，也可采用血管结扎术。

2）血管修补术：其方法包括侧壁修补、补片缝合、端端缝合、血管间置术以及血管旁路术。其中血管间置术可采用自体静脉或膨胀泡沫聚四氟乙烯 ePTFE，对膝上部血管吻合，采用自体静脉或 ePTFE 区别不大，其远期通畅率均较满意；而膝部以下的血管吻合，采用 ePTFE 则常导致失败。钝性损伤的移植失败率较锐性损伤高，前者为 35%，后者为 1.2%。因此一般情况下应采用自体静脉，当患者情况不稳定需加快完成对血管的修补或自体静脉与受损动脉的管径相差较大时，可采用 ePTFE 人造血管。

（5）当完成对血管的重建后，应于术中完成动脉造影或多普勒扫描以检查血流通畅程度。术后适当的抗凝或祛聚治疗是必需的，同时采用血管扩张剂如妥拉唑啉将有助于解除血管痉挛。

（6）缺血再灌注损伤是决定预后的重要因素，应引起重视。有研究表明，在缺血再灌注前用肝素预处理有较好的效果，其作用机制包括防止同侧血管血栓形成。此外，应用甘露醇及糖皮质激素对改善缺血再灌注损伤症状也有帮助。

二、肢体静脉损伤

最常见的肢体静脉损伤是股浅静脉损伤（42%），其次为腘静脉（23%）和股总静脉（14%）。对肢体静脉损伤的治疗，一般认为，对全身情况稳定患者的大静脉损伤，采用血管修补术是合理的选择，术后可采用多普勒扫描监测血管的通畅性；如果静脉修补较困难或患者的血流动力学不稳定，则采用简单结扎术较为合适，术后水肿的处理包括肢体抬高、穿弹力袜以及应用减轻肢体水肿的药物如强力脉痔灵等。

三、骨、软组织和神经损伤

1. 骨损伤

并发血管和骨损伤的患者的治疗是处理损伤的难题之一。由于缺血的持续时间是决定预后的关键，因此通常情况下认为应该先行血管重建术使肢体循环恢复，其次再处理骨骼的稳定性。但在某些情况下，由于广泛的骨和肌肉损伤使肢体极不稳定，使得外固定必须在血管重建之前进行。在这种情况下，可行腔内转流术和迅速的外固定减少肢体的缺血。

2. 软组织损伤

当患者并发较严重的软组织损伤，清除所有不存活的组织是必需的。术后出现不明原因的发热和白细胞升高提示有深部组织的感染存在，这时对伤口的重新探查以及清除坏死组织和血肿显得极为重要，可减少败血症的发生。

3. 神经损伤

约 50% 的上肢损伤和 25% 的下肢血管损伤的患者并发神经的损伤。神经损伤治疗的好坏直接决定了患肢的长期功能状态。如果主要神经被锐器横断，可在血管修补的同时行一期吻合；但大多数的锐器伤和所有的钝器伤，一期修复的可能性不大，通常可在神经两断端系上非吸收性缝线以便于再次手术的辨认。

四、骨筋膜室间综合征

骨筋膜室间综合征是指骨筋膜室间容积骤减或室内容物体积骤增所引起的病理性组织压增高所表现出的一系列病征。骨筋膜室间综合征基本的病理生理改变是软组织尤其是室间骨骼肌肿胀所引起。最近研究认为，骨筋膜室间综合征的发生和发展的病理生理基础是缺血再灌注损伤所导致的细胞损害。由于缺血导致了细胞内能量贮存的消耗，再灌注后产生的氧自由基的作用可导致一系列病理生理改变，包括：①白细胞和血小板的激活和黏附。②细胞钙内流。③细胞膜离子泵的失活。④细胞内液的渗漏。以上改变结果导致了细胞的肿胀以及组织水肿的形成。这种损害可致室间隔内压力的持续增高和静脉回流受阻，进一步使静脉压和毛细血管压持续增高。毛细血管压的增高又可使液体渗漏及细胞肿胀，反过来又进一步加重室间隔的压力，形成恶性循环。最终室间隔内压等于毛细血管压，使组织营养灌注血流减为零。

骨筋膜室间综合征的主要临床特征为：①室间隔高度张力感。②室间隔内高压所致的剧烈持续性疼痛。③被动牵拉受累肌肉造成剧烈疼痛。④在罹患间隔内经过的神经所支配区域的运动和感觉障碍。创伤或血管修复术后患者如有上述症状，临床诊断即可确立。客观性的辅助检查有助于骨筋膜室间综合征的诊断和进一步治疗，主要针对3个方面进行评估：①组织压的增高：用简单的穿刺导管即可测出筋膜间隔的压力，通常认为压力超过40~50mmHg或超过30mmHg持续时间大于3h，即应立即行手术减压。但最近研究表明，这种绝对阈值实际上不够敏感和特异，因为与临床最密切的指标为动脉灌注压，它取决于平均动脉压和组织间隙压，即随着系统动脉压力的变化而变化，因此建议室间隔内压的阈值应为低于系统收缩压20mmHg或低于平均动脉压30mmHg。②筋膜间隔内神经和组织的坏死：Present等曾报道用躯体感觉促发电位监测器监测上下肢神经的坏死来诊断急性或潜在性的骨筋膜室间综合征，准确性较高。③室间隔区内静脉回流的阻塞：Jones等指出胫静脉的多普勒扫描可以间接地诊断有无室间隔综合征；Ombrelaro等进一步研究认为静脉回流动力学的异常尤其是正常静脉呼吸相位的消失与组织压的增高密切相关。虽然静脉多普勒扫描不能直接确定病理性组织压的增高，但如果发现胫静脉回流正常波形，则可排除室间隔组织压的增高。

当出现明显的骨筋膜室间综合征时，应立即行深筋膜切开减压术。深筋膜切开减压术应达到以下技术要求：①筋膜间隔区域上皮肤的完全切开。②包绕每个室间隔区域的整块筋膜纵轴的切开。③及时完全的伤口闭合及积极的局部伤口护理。

五、预后

各部位的血管损伤中，以腘动脉损伤的预后较差，近年来，血管外科技术的发展使得其钝性损伤截肢率从23%下降到6%，锐性损伤则从21%下降到0。能提高患肢存活率的有利因素包括：①系统（肝素化）抗凝。②及时的动脉侧壁修补或端—端吻合术。③术后第一个24h明显的足背动脉搏动。相反，严重的软组织损伤、深部组织感染、术前缺血则是影响患肢存活的不利因素。Melton等曾报道用肢体挤压严重度评分（MESS）作为判断预后的指标，认为MESS大于8分则须行截肢术，但其可靠性不高。目前认为，对并发广泛骨、软组织和神经损伤的患者，主张早期行截肢术。另外，对血流动力学不稳定的患者，复杂的血管修补术将影响患者的生存率，也主张行早期截肢术。

第三节　颈部血管损伤

颈部血管损伤占主干血管损伤的5%~10%，病死率为11%~21%，90%为穿透伤所致。颈部血管损伤不但引起休克，更重要的是损伤直接影响到脑的血供，因而受到外科医生的重视。

一、颈部血管损伤区域的划分

1969 年，Monson 将颈部血管的损伤划分为 3 个区域：颈一区为胸骨切迹到锁骨头上 1cm，主要血管有无名动脉、左右锁骨下动脉及伴随静脉，此区血管手术显露较困难，血管损伤修复也较复杂，常因大出血未能有效控制，危及患者生命；颈二区为锁骨头上 1cm 到下颌角，主要血管有颈总动脉及伴随静脉，颈部的血管损伤多发生在此区内，其诊断和治疗相对较容易；颈三区为下颌角到颅底，主要有颈外动脉和颅外动脉及伴随静脉，此区血管损伤常伴颅脑外伤，特别是颈内动脉的暴露和修复均很困难。这些分区沿用至今，对临床诊断和治疗仍有价值。

二、病因及病理生理

颈部血管损伤主要由开放性损伤、钝性损伤及医源性损伤引起。其中开放性损伤占 90%，主要由枪弹伤和刀刺伤引起，多见于颈二区的颈总动脉、颈内动脉；钝性损伤则常由交通事故引起，多累及颈内静脉、椎动脉和颈外动脉。医源性损伤较少见，可由中心静脉导管穿刺等引起。

穿透伤因管壁撕裂、横断造成广泛的组织破坏和管壁缺损。钝性损伤使局部管壁受到不同方向影响，常造成明显的管壁破裂。有时血管表面并无明显损伤，但管腔则可因牵引力作用而引起内部损伤，进而发生内膜瓣状脱落使管腔阻塞，管壁内膜损伤导致血小板聚集形成血栓。颈总、颈内动脉损伤可致脑部缺血，出现神经系统症状，提示预后不良。大的开放性损伤有气体栓塞、血栓形成的危险，钝性损伤起病隐匿，数小时后可因血栓形成而出现脑卒中和脑梗死的神经系统表现。未经治疗的大血管损伤或只做填塞止血者，后期可发生创伤性动脉瘤或动静脉瘘，创伤性动脉瘤可逐渐增大，压迫邻近器官如食管、气管、甲状腺和神经，若突然破裂，导致严重后果。

三、诊断

（1）对于有颈部损伤病史，有明确相关体征的患者，应立即行手术探查，无需行诊断性辅助检查。这些体征包括：①损伤部位搏动性出血。②进行性扩大性血肿致气管压迫及移位。③颈动脉搏动消失伴神经系统症状。④休克。

（2）对临床体征无特异性或怀疑颈部血管损伤者，包括：①搏动性伤口出血病史。②稳定性血肿。③脑神经损伤。④颈动脉鞘附近开放性损伤。⑤颈前三角非搏动性小血肿等，应行动脉造影或彩色多普勒扫描进一步确诊。

（3）颈动脉造影是诊断颈部血管损伤的重要方法，可提示血管破裂、管腔狭窄，以及血管完全中断的征象。对于颈一区和颈三区患者，如病情稳定，大多数应行动脉造影，根据造影结果决定处理方法。而对颈二区损伤患者，有的认为应强制行手术探查，无需造影，有的则认为应根据常规动脉造影结果有选择性行手术治疗。

（4）近年来有研究认为，多普勒超声扫描（DUS）对于不需立即手术探查的颈动脉开放性损伤病例，可取代动脉造影作为常规筛选检查。但 DUS 对颈一区和颈三区血管损伤的诊断价值不大，且存在技术上的问题。

（5）头颅 CT 对于颈部动脉血管损伤患者，特别是有脑神经功能障碍患者尤其重要，它可证实有无血—脑屏障不稳定情况的存在如脑梗死伴周围出血等，如无血—脑屏障不稳定因素存在，则可行颈部血管重建术，否则将导致严重中枢并发症，增加死亡率。

（6）颈部血管钝性损伤的患者大多并发颅内损伤或表现为酒精、药物中毒症状，因此增加了诊断的困难。有的患者当时神经系统检查完全正常，但表现为延迟性的（几小时或几年）局部神经功能缺失。很少有患者开始即表现为明显的症状和体征，而早期的诊断和治疗对损伤预后又极其重要，一旦患者症状和体征明显时，脑梗死已经发生。因此，医生应熟悉颈部动脉钝性损伤的病因、发病机制及疾病发展过程，做到心中有数，争取在脑梗死症状和体征发生之前做出诊断以进行早期治疗。在出现颈动脉搏动改变、血管杂音、颈部存在挫伤或出现汽车安全带接触处的外伤，而头颅 CT 扫描结果正常时，更应怀疑钝性动脉损伤的可能。进而可做动脉血管多普勒超声扫描检查，以及动脉血管造影检查。凡是在查体中发现有一侧颈部外伤的征象，伴有意识障碍及相应周围神经功能障碍时，都应做动脉血管造影检查。

（7）椎动脉损伤情况比较复杂，患者有颈部外伤史，如穿通性的枪击伤、非穿通性的钝性打击伤、头急速转向、头颈猛力过伸或过屈等，常伴有颈椎的脱位或骨折。其临床表现和最终预后通常与并发性损伤的关系更为密切。其症状的发生主要是由于椎动脉支配的椎基底部神经系统缺血所致。非穿通性外伤所致椎动脉损伤的症状可从急慢性意识丧失到局灶性脑干神经障碍，也有些病例症状迟发于几小时至几周内。锐性损伤可出现出血、血肿、休克，伴或不伴椎—基底神经功能障碍，体检时可发现伤侧肿胀及扩张性血肿，如果出现颈部血管杂音，压迫颈总动脉杂音并不消失，应考虑到有椎动脉损伤的可能。颈部正侧位片将提示颈椎脱位或骨折及残留弹片、子弹的位置和方向。椎动脉血管造影对椎动脉损伤的诊断有决定意义，造影范围应包括颈动脉、脑血管及对侧椎动脉，以判断对侧椎动脉能否代偿已受损的患侧椎动脉。

四、治疗

（一）急救措施

颈部血管损伤的急救措施中，对气道的处理尤为重要。对于急性大出血，血流流入气道的患者，应立即用手指压迫颈总动脉近端或损伤部位控制出血，然后行气管插管或环甲膜切开术。另一种情况是搏动性血肿的压迫使气管明显移位和口腔底部明显抬高以致突然窒息，这种患者应迅速运往手术室行气管插管或急行环甲膜切开术，如情况允许，可行纤支镜控制下经鼻插管。

（二）控制出血

1. 开放手术

对于单侧颈部动脉损伤的显露，以平行于胸锁乳突肌前份的颈部斜切口较为理想。颈一区的血管损伤，可行胸骨正中切口控制近端血管，颈胸联合切口为胸锁乳突肌前缘至胸骨上中点下缘劈开胸骨，必要时向左第3或第4肋间延续暴露左锁骨下血管，用于探查主动脉弓区域内的大血管损伤；对无名动脉损伤还可选择"反书本型"切口（图8-5）；锁骨下动脉损伤切口可选择在锁骨上1cm平行于锁骨，如需要可向下沿中线劈开胸骨至第4肋间。对颈三区血管损伤的出血控制较为困难，以下途径可供选用：①颊肌腹前侧的切口。②颞下颌关节的半脱位。③下颌支切除术。有时颈三区靠近颅底部的颈内动脉远端出血，通过人工外部压迫或颈部近端颈总动脉压迫仍无法控制，此时，可用3~8F Forgarty球囊导管或Foley导尿管经颈总动脉切口插入，置于颅底开放性损伤部位，然后扩张气囊控制出血。对于颈部损伤而无神经系统症状的患者，可持续压迫48h，48h后须松弛并撤离气囊。

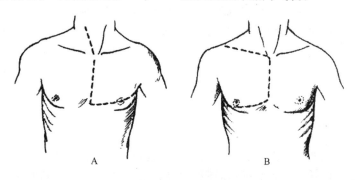

图8-5 颈胸部血管损伤手术切口

2. 介入手术

经股动脉穿刺置鞘，经鞘送入导丝和球囊导管，于颈动脉损伤处扩张球囊阻断出血；如无法直接阻断血管损伤部位，可于病灶近端同法阻断。

（三）颈内动脉转流术

颈内动脉损伤严重者需根据颈动脉远端的压力值决定是否行转流术，一般认为小于9.33kPa（70mmHg）则须行转流术（图8-6）。单纯的颈总动脉损伤无需转流术，因为颈动脉分叉处保持开放，同侧颈内动脉可从并行的颈外动脉获得血流供应。

（四）其他治疗

1. 开放性颈部血管损伤

对于无中枢神经系统表现者，普遍认为应行动脉修补术，包括基本修补法、补片血管成形术、颈内外动脉交叉吻合术以及自体静脉或人工血管间置术。如为无名动脉分叉处的损伤，可采用分叉处人工血管移植术（图8-7）；而无名动脉起始部损伤，可采用人工血管与心包内升主动脉移植术："Y"形人工血管吻合术适用于无名动脉起始部和左颈总动脉起始部同时损伤。

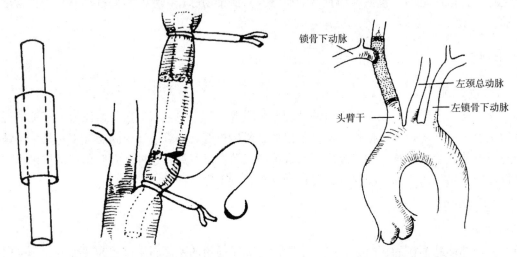

图8-6　颈总动脉内转流术　　　　图8-7　头臂干分叉处人造血管移植术

颈动脉阻塞而并发神经系统症状和体征者，其处理仍存在争议。原因在于，有研究表明血管重建术后可使脑部缺血性梗死转变为出血性梗死而导致严重神经功能的障碍（包括昏迷）。最近研究认为，当修补术在技术上可行并且使用各种方法能恢复颈内动脉供血时，可采用动脉修补术，否则应行血管结扎术，并可酌情用抗凝药防止血栓蔓延。

对颈动脉微小损伤如内膜小缺损或微小假性动脉瘤，则可采用非手术处理，至少在神经系统功能完整情况下是可行的。有条件应对这些患者进行长期随访。

2. 颈部血管钝性损伤

对大多数表现为颈动脉夹层、血栓形成患者，其神经系统后遗症与急性血栓形成、栓子蔓延或远端栓塞密切相关，手术血管重建常不能解决问题，因此，最近大多主张采用系统肝素化抗凝治疗，可取得良好的效果。抗凝疗法的并发症为13%～33%，某些患者应列为相对禁忌证。有条件应对这些患者行DUS或血管造影进行随访。

假性动脉瘤的处理，如果技术上可行，应行手术修补；对小病变或修补困难者，可单用抗凝疗法，为防止其并发症发生可进行随访。

3. 椎动脉损伤

对血流动力学不稳定急需行出血控制者，应行远、近端结扎术。情况稳定患者，如果存在假性动脉瘤或动静脉瘘，可行血管栓塞术；而对椎动脉阻塞的病例，进行动脉造影随访可能较为合适。少数情况下，当术前造影提示对侧循环不充分时，应行动脉修补术。

4. 腔内治疗

近年来，随着血管腔内技术的发展，腔内治疗作为一种创伤小、操作较为简便、并发症较少的治疗手段，也开始在颈部血管损伤中得以应用；①弹簧圈或钨丝螺旋圈腔内栓塞：是利用弹簧圈或钨丝螺旋圈及其所带呢绒纤维的堵塞，从而引起血栓形成及纤维组织增生，阻断病变及供血动脉，达到治疗目的。弹簧圈大小与数量的选择，应根据病变供血动脉直径、病变性质、弹簧圈能嵌于血管壁、不发生脱落等来决定。②可脱性球囊栓塞：可脱性球囊栓塞技术是通过导管把特制的球囊送入假性动脉瘤腔内/载瘤动脉破裂口或动静脉瘘口等处，再注入适量的充填剂，使球囊充盈，闭塞假性动脉瘤或动静脉瘘，而后解脱球囊以达到治疗目的。对颈内动脉假性动脉瘤，如能将球囊送至瘤腔内，栓塞瘤体，保持颈内动脉畅通是最佳的治疗方法。若球囊不能送至瘤腔内，Matas 试验正常，侧支循环代偿良好，可将动脉瘤与颈内动脉一同栓塞。对于颈外动脉分支假性动脉瘤，可直接栓塞载瘤动脉，不会引起神经功能障碍与缺血症状。③人工血管内支架修复：对于较小的动脉穿通伤，部分断裂及假性动脉瘤、动静脉瘘形成，特别是瘤体较大或瘤颈短的病例，可予以人工血管内支架进行腔内治疗（图8-8）；人工血管支架大小选择较病变段动脉直径大 15%～20%。④自膨式内支架固定：对于动脉钝伤、挫裂伤，壁内夹层形成及内膜损伤脱落可植入自膨式支架固定。自膨式支架目前有 Precise Z-stent（强生 Cordis）、Wall-stent（Boston Science）等。该类支架的优点是具有良好的纵向柔韧性，缺点是对血管壁的持续压力及扩张后与管壁间存在相对位移，这可能导致再狭窄的发生。支架大小的选择，普通血管支架较病变两端动脉直径大 5%～10%，这有利于支架与血管壁的紧密贴附，防止内漏的形成。内支架的长度一般较病变段长 1～2cm 为宜。⑤自膨式内支架固定结合弹簧圈或吸收性明胶海绵瘤腔内栓塞。目前颈部血管损伤的腔内治疗尚处于起步阶段，其中，远期疗效和相关的中枢神经系统并发症有待进一步的研究。

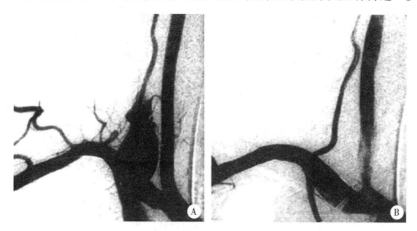

图8-8　锁骨下动脉瘤的腔内人造血管支架置入

五、预后

锐性损伤的死亡率为 5%～20%，有昏迷和休克表现患者其死亡率明显增高，表明休克的严重性和持续时间以及神经系统症状是决定预后的重要因素。钝性损伤的预后较差，其死亡率为 5%～43%，且存活的患者仅 20%～30% 神经系统保持完整。虽然抗凝疗法能提高患者的预后，但延迟诊断与预后关系更为密切，因此，如何提高早期诊断率和合理评价损伤患者是提高患者预后的关键。

第四节　胸部大血管损伤

胸部大血管损伤主要是指胸部主动脉的损伤，其发生率占全身血管损伤的 4%。无论是主动脉弓或降主动脉及其他部位主动脉的损伤，均有一个共同特点：即产生严重的大出血或隐性血肿，且无明显的阳性体征，威胁患者的生命。约有 80% 死于现场，极少数患者外伤性假性动脉瘤幸存下来，因而获得救治机会。

一、病因及病理生理

胸部大血管损伤的病因可分为开放性损伤和闭合性损伤，锐性损伤多由枪弹伤、刀刺伤等因素引起，可伤及胸主动脉任何部位；而钝性损伤最典型的病例是胸部降主动脉疾驰减速伤，部位多集中在胸主动脉峡部，多发生在高处坠落伤及交通事故中汽车迎面碰撞等情况，后者在现代社会中占有越来越多的比例。当疾驰的汽车遇到某种紧急事故突然减速或刹车时，驾驶者由于惯性作用，上胸部冲击于方向盘上，急速的暴力通过胸骨扩散到胸内主动脉，由于左侧锁骨下动脉根部有动脉韧带固定，而其下方较为游离，结果发生降主动脉起始部的撕裂。

二、临床表现

胸部大血管损伤的患者常见的临床表现有休克、血胸、呼吸困难和胸痛。休克为失血性休克，大出血如不及时救治，则迅速进入休克抑制期导致死亡。胸主动脉损伤后大量血液流入胸腔产生血胸，开放性损伤可出现血气胸表现，患者出现呼吸困难。大出血致心脏压塞及心搏骤停也是患者死亡的主要原因。

体格检查可概括如表8-2。应注意只有1/3的钝性胸主动脉损伤患者可发现明确的体征，且这些单一体征或联合体征并不能作为急性主动脉破裂的诊断依据。Symbas等报道"急性主动脉缩窄综合征"表现为上肢的高血压以及上下肢脉搏的差异，这主要由于主动脉内膜的分离和扑动或是血肿压迫主动脉腔引起。胸部血管损伤常可并发其他部位损伤，包括肋骨及脊柱骨折、肺挫伤、闭合性头颅伤、腹内实质性脏器损伤、上颌面损伤、食管和心脏损伤，并出现相应的临床表现。这些并发伤常可掩盖潜在性胸主动脉损伤的表现。

表8-2　胸主动脉损伤的临床体征

高速减速伤病史	上肢高血压
多发性肋骨骨折或连胸第1肋或第2肋骨折	肩胛间收缩期杂音
胸骨骨折	颈动脉或锁骨下动脉鞘血
脉搏减弱或丧失	非喉损伤性声音嘶哑或声音改变
	上腔静脉综合征

三、诊断

外伤病史是对疑有胸主动脉损伤的患者做出初步诊断的重要线索。典型的病史如车速超过40km/h的交通事故以及三楼以上的坠落伤，其主动脉损伤的发生率及病死率均明显增高，这种情况下即使体检无阳性发现，也应怀疑有主动脉损伤。如患者情况允许，可行以下辅助检查。

1. X线检查

包括胸部正、侧位片，提示主动脉破裂的阳性发现可概括如表8-3。

表8-3　损伤性胸主动脉破裂的X线表现

T_4段食管向右偏移（大于1.0cm）	左主支气管压低
上纵隔增宽	主动脉肺窗消失
主动脉结节模糊	左上肺段中部模糊
降主动脉轮廓消失	气管旁带增厚或偏移
气管向右移位	第1肋骨或第2肋骨骨折
左胸顶胸膜外血肿影	胸骨骨折

2. 胸主动脉 CTA

目前胸主动脉 CTA 作为首选可以发现明确的动脉损伤部位和程度，以及病灶与周围组织脏器的关系。

3. 动脉血管造影

主动脉血管造影检查是诊断胸主动脉损伤的主要手段。是否行主动脉血管造影主要取决于患者损伤机制以及胸部平片的结果，对疑有主动脉损伤的患者，如果患者情况允许，均可行主动脉造影。主动脉血管造影最常见的阳性表现为在相对于动脉韧带的主动脉前壁上提示有动脉破裂以及近端的扩张（图 8-9）。

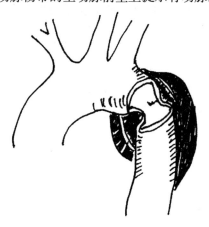

图 8-9　主动脉血管造影示动脉韧带处胸主动脉损伤

四、治疗

患者一经诊断均应手术治疗，高度怀疑有胸主动脉损伤，如伤情危急不允许进一步检查，应及早开胸探查。

（一）术前准备

术前应做好抗休克和复苏的工作，在复苏过程中，应注意：①当减速伤并发颈髓损伤时，为了避免颈部的高张力，最好采用纤支镜插管。②当患者并发肋骨骨折且行正压通气过程中，应注意有无张力性气胸的发生，必要时双侧接胸腔引流管，放置引流管时应避免伤及主动脉周围血肿。

（二）手术处理

1. 切口选择

切口的选择因损伤部位不同而各异。胸骨正中切口适用于升主动脉、无名动脉或颈动脉近端的损伤，需暴露右锁骨下和颈总动脉起始部时可沿右胸锁乳突肌前部延长切口至颈部。经左胸第 4 肋间后外侧切口也较为常用，适用于胸主动脉、奇静脉和肋间动脉损伤。此外，可根据情况选择左右胸 "书本型" 切口或经第 4 肋间前外侧切口。

2. 控制出血

只有在伤口远、近端动脉都被控制住后再对损伤动脉施行手术才是最安全的。对于主动脉峡部的钝性损伤，覆盖于主动脉上的壁层胸膜未破裂，其壁层胸膜下的血肿可延伸至远处，不可将血肿盲目切开。应用无损伤血管钳阻断左颈总动脉和左锁骨下动脉间的主动脉弓部、远端胸主动脉以及左锁骨下动脉后，方可沿胸主动脉纵行切开被血肿充满的壁层胸膜（图 8-10）。

3. 体外循环的应用

为防止胸主动脉阻断后内脏及下肢缺血，可行左心房和股动脉间的体外转流，转流后上半身血压超过阻断前 2.7kPa，下半身的血压应维持在 8kPa 以上。

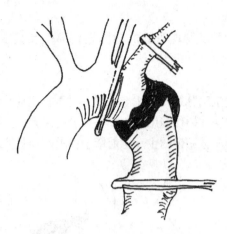

图 8-10　胸主动脉损伤的出血控制

4. 血管修补与重建

术中根据探查情况行侧壁连续缝合、补片缝合损伤处切断直接吻合，若张力较大，可行人造血管间置术。应保证使血管缝合后有足够移动度，因为当血流恢复后吻合口张力将增加。

（三）腔内治疗

近年来，随着血管腔内技术的发展，腔内治疗作为一种创伤小、操作较简便、并发症较少的治疗手段，也开始在胸部血管损伤中得以应用。但由于胸部大血管损伤均病情危急，且并发有其他严重的外伤，一般无条件开展腔内手术，但令人兴奋的是，最近国外已有人开展血管急性损伤期的腔内修复手术。他们采用 Captiva（Medtronic）、TAG（Gore）和 Zenith（Kook）等自膨式人工血管支架，治疗成功率达92%（12/13），近期并发症发生率为0（图8-11）。

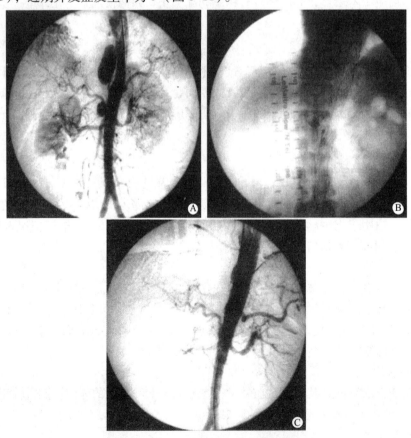

图 8-11　降主动脉假性动脉瘤的腔内治疗

第五节 腹部大血管损伤

腹部大血管损伤主要是指腹主动脉和下腔静脉的损伤，患者多因出血性休克死于现场。

一、病因及病理生理

腹主动脉损伤90%以上由腹部穿透伤引起。大部分下腔静脉损伤和一部分腹主动脉损伤则由腹部钝性外伤引起，特别是高空坠落伤、交通肇事伤等，常并发肝外伤，尤其是肝脏一分两半的矢状外伤最易并发下腔静脉损伤。一部分下腔静脉损伤由锐性穿通伤或医源性损伤引起。

腹主动脉穿通伤由于大出血形成血肿，其中肾动脉以上腹主动脉损伤血肿一般较局限，而肾动脉以下腹主动脉损伤不易局限，血液涌入后腹膜形成巨大血肿，或直接进入游离腹腔。钝性损伤常可导致血管的撕裂和血栓形成，前方的减速力和后方腰椎的挤压共同产生的切应力作用常使肠系膜上动脉和门静脉上活动度小的血管分支从根部撕脱。另外，减速过程中牵引力常可使血管内膜脱落、阻塞，而造成血管内血栓形成。

二、诊断

1. 病史

外伤史是诊断血管损伤的重要线索。患者在来救治前有无低血压史以及输液后血压仍不能维持的病史常是诊断的关键。部位在乳头至腹股沟之间的所有穿透伤患者均应怀疑有腹部大血管损伤的可能。对闭合性损伤，则应结合外伤原因、外力作用部位、是否并发腹内脏器的损伤等一并加以分析。

2. 症状与体征

腹部大血管损伤患者常有严重失血性休克、腹腔积血、腹膜刺激征以及并发其他脏器损伤相应的临床表现。值得注意的是，有些情况下，腹腔大血管损伤致腹膜后出血可以是隐性的，腹腔内很少积血，典型的例子是腰背部的刀刺伤，刀刃从下两肋部刺入，此类患者由于后腹膜血肿的存在可表现为腰背痛及肠麻痹。另外，体格检查发现双下肢股动脉搏动不对称常提示髂总动脉或髂外动脉损伤。

3. 辅助检查

其中腹腔穿刺术以及X线、CT、血管造影等影像学检查对诊断有较大帮助，但由于伤情危急，多数患者来不及做进一步的影像学检查，因而最后确诊多数是在手术探查中实现的。如果疑有肾血管的损伤，特别是腹部钝性外伤时，可行尿常规、X线、静脉肾盂造影（IVP）、CT及肾血管造影检查。当有肾实质损伤及出现血尿时，应行静脉肾盂造影和CT肾脏扫描；如有肾功能损害或肾脏不显影，应做肾动脉造影。

三、治疗

凡出现腹腔内大出血、休克，疑有腹部大血管损伤或发现腹膜后血肿、假性动静脉瘤或主动脉腔静脉瘘时，均需手术治疗。术前应做好紧急复苏和抗休克的准备。

（一）腹主动脉损伤

1. 手术区域的划分

腹主动脉可分为3个手术区域：①膈肌区：腹腔干或以上主动脉。②肾上区即从腹腔干至肾动脉水平。③肾下区：肾动脉以下至腹主动脉分叉处。其中肾上区损伤的手术死亡率最高，而肾下区的预后最好。

2. 手术方法

切口根据伤情可选择腹部正中切口、胸腹联合切口和经腹直肌外缘切口等，主动脉膈肌裂孔处的显露，一般采用胸腹联合切口，而腹腔干处腹主动脉和肾动脉水平以下的腹主动脉显露，一般采用腹部正中切口。开腹后在没有找到损伤血管远、近端之前，一般可采用纱布压迫、手指压迫、主动脉钳膈下阻断和气囊导管腔内阻断等方法止血。对于较少的侧壁损伤或交通性损伤，可行侧面修补或人工补片缝合，损伤范围较大时，可切除损伤部分行人造血管置换术。

3. 注意事项

（1）对于并发胃肠道损伤、腹腔严重感染者，因人工血管易感染，甚至引起吻合口破裂出血，应避免原位人工血管移植，必要时行双侧腋股动脉旁路转流术。

（2）对于腹腔后血肿，在未阻断腹主动脉远、近端之前，不要贸然切开，防止发生难以控制的大出血。

（3）腹主动脉并发腹腔干损伤，宜修复腹主动脉，可结扎腹腔干，因有丰富的侧支循环，不会发生胃、脾缺血坏死和肝功能障碍；腹主动脉并发肠系膜动脉或肾动脉损伤，则二者均需修复。

（4）肾动脉以上腹主动脉损伤可造成肾缺血，产生急性肾小管坏死，加之低血压已造成肾供血不足，因此术后可出现急性肾功能衰竭，术中用冰袋使肾局部降温，并使用甘露醇等渗透性利尿剂，能延长肾耐受缺血时限，减少急性肾衰竭的发生。

（二）静脉损伤

1. 手术方法

切口先采用腹正中切口，开腹后全面探查肝、脾、肠等重要脏器有无并发损伤。如发现右侧腹膜后大血肿或涌出大量黯红色血液，应怀疑腔静脉及其属支损伤。此时应注意，若贸然直接钳夹、探查损伤部位有可能致血管壁（尤其是菲薄的大静脉壁）撕破，造成更大损伤和汹涌出血、气栓，甚至心搏骤停。应立即控制主动脉裂孔处大动静脉干将其压向脊柱椎体。术中如伤情允许，应采用下腔静脉内转流术（图8-12）。内转流时应预防空气栓塞，插管前应用生理盐水或血液将导管充满排出气体。情况紧急可直接阻断第一肝门，肝上、肝下静脉，甚至腹主动脉，注意此时应每隔10min松开第一肝门和腹主动脉钳子，保持肝脏供血。对肝后下腔静脉应采用修补术，一般需将右半肝切除后显露下腔静脉方能修补。如损伤位于肝下、肾上、下腔静脉，可采用人工血管间置术。如损伤位于肾静脉下方，可行下腔静脉结扎、修补或下腔静脉右心房转流术。值得注意的是，下腔静脉如为贯穿伤，应注意后壁损伤修复，切勿遗漏。

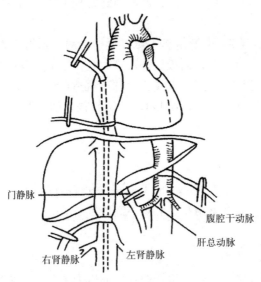

图8-12 下腔静脉内转流术

2. 近肝静脉损伤（JHVI）的手术治疗

下腔静脉肾上段与肝后下腔静脉损伤死亡率可高达48%～61%，尤其是肝后下腔静脉损伤，常伴有主肝静脉撕裂伤，二者并存，称为"近肝静脉损伤"。此时，手术显露损伤部位行修补术为最确切有效的方式，而显露损伤所需时间为决定死亡率高低的主要因素。如肝破裂，可用细胶管或无损伤血管钳阻断肝门处血流，如仍从肝破裂深部或肝后面流出大量黯红色血液，则可确认有肝后下腔静脉或肝静脉损伤，可将盐水纱布填塞于肝后区暂时止血，并迅速采用下面两种方式扩大切口：①胸腹联合切口，即将腹正中切口向右上方延长经第5或第6肋间切开胸腔，于肝顶部切开膈肌至下腔静脉裂孔，显露肝上和肝后下腔静脉。②劈开胸骨切口：将腹正中切口上端向上延长于中纵隔，劈开胸骨，暴露前纵隔，可不切断膈肌。显露后，应根据具体情况修补肝后下腔静脉，必要时可切除右半肝。

3. 腔内治疗

近年来，随着血管腔内技术的发展，腔内治疗作为一种创伤小、操作较简便、并发症较少的治疗手段，开始在患者情况稳定的外伤性假性动脉瘤或腹主动脉腔静脉瘘形成时应用（图8-13），但大部分急性腹部大血管损伤病情危急，往往没有条件进行腔内手术。

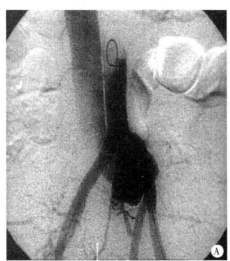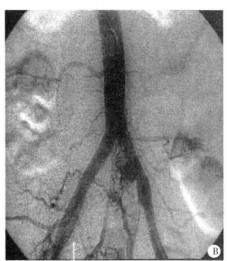

图8-13　腹主动脉腔静脉瘘的腔内治疗术

第九章

周围血管疾病介入治疗

第一节　经皮腔内血管成形术（PTA）

一、概述

血管成形是机械性改变狭窄或闭塞血管管腔的技术，已经非常频繁地被用于治疗髂部和腿部粥样硬化的动脉。专业知识和器材的进展将 PTA 的应用扩大到了所有的血管床，包括静脉和动脉。在多数情形下，为完成经皮手术，支架也会成为治疗选择。然而，仍然有些临床情况，单纯 PTA 也是可以接受的。

二、PTA 的机制

外周成形球囊在血管腔内产生了一个离心应力。这个力是经皮插入的球囊在治疗区域膨胀产生的。这个被称为环向应力的向外的径向力使血管壁的组成部分拉伸或分离。这个径向力是做功的压力和被做功的部位进行抵抗的产物。Laplace 定律描述这种力为：环向应力＝压力×内径。

三、适应证

通常，在非冠状动脉中，经皮腔内血管成形术是为了预防和（或）扭转缺血的。这个简略分类包括功能保护、功能恢复、生活质量改善以及拯救末端器官。

四、具体技术

PTA 在造影室内于透视和造影电影成像下进行。最为常见的获取动脉或静脉入路的方式就是改良 Seldinger 法，随后插入带阀鞘管，其能阻止反流出血并允许反复无损的进出血管腔操作。通过鞘管，合适型号和形状的导管经由前导导丝导入。

一旦目标血管置管成功，就可以实施多角度正交投影造影以显示疾病或异常部位并确定狭窄的严重程度。观察内容应当包括全部的血管床以判定侧支动脉和血管流出道。外周动脉造影最理想的是使用数字减影血管造影完成，它可以掩盖骨结构，这种技术可以使用自动步进模式完成，从而仅通过高压注射器单次注射就获得完整的远端主动脉和下肢动脉的影像。使用等渗对比剂使患者获得最佳的舒适感。

当狭窄的严重程度不确定或特别难以成像的时候，使用测量跨病变压差的导管"撤网"操作、血管内超声或使用流量导丝都可能有助于评估病变。很多导丝都可以用于穿越动脉病变部位。通常，导丝直径从 0.014″～0.035″。导丝的选择取决于解剖、狭窄还是闭塞以及要使用的球囊导管。术者应当在术前就熟悉可用库存并做妥善的计划。

五、临床应用

（一）髂血管

大致 1/3 的导致跛行的梗阻性动脉粥样硬化疾病是主髂动脉疾病。40 岁以下的外周动脉疾病患者中，主髂节段是粥样硬化最好发的部位。介入干预髂血管的原因包括生活方式受限的跛行、具有截肢危险的缺血、获得手术所需的血管入路（如主动脉内球囊反搏泵的植入或冠状动脉造影术）。

泛大西洋学会共识工作组（TASC）出版了一系列关于外周动脉疾病管理的初步指南，并于 2007 年1 月根据最新的数据进行了更新。这些指南对于推荐使用外科还是经皮技术的根据是基于病变的范围和形态学。局限病变（A 和 B 型）被认为可以使用 PTA，而更复杂或完全闭塞的病变（C 和 D 型）则建议接受外科手术。

（二）股浅动脉和腘动脉

外周动脉疾病和跛行患者中，股浅动脉（SFA）和腘动脉病变占 50%。这些血管病变通常病程长并且病变弥漫。当下肢肌肉和关节运动时，外力会压迫、扭转、缩短以及拉伸动脉血管壁。因此，这些血管具有非常高的再狭窄率，对于血管内专家来说是一个有挑战的领域。

TASC 指南将股浅动脉和腘动脉病变分成 A ~ D 4 型。TASC A 型病变被认为能接受经皮介入治疗，而外科治疗被推荐用于 TASC D 型病变。中间类型的病变被分为 TASC B 和 TASC C。对这些病变的完美治疗依然处于争论中，PTA 和外科手术哪个更有效随部位不同而变化很大。在血管内科治疗的大多数领域里，技术改进允许对于股浅动脉和腘动脉病变采取更积极的经皮途径方案，并且数据越来越支持此处病变作为 PTA 的适应证。对于股浅动脉经皮治疗有利结果的预测因素包括存在间歇性跛行、血管近段病变、狭窄长度短、无完全闭塞、足够的远端流出道、受治动脉直径大以及球囊扩张后无残余狭窄。

治疗股浅动脉和腘动脉区域的最常见的入路是对侧股总动脉逆行入路。IMA 或相似曲度导管"翻山"至靶侧肢体，导丝随后被递送翻越主动脉分叉进入髂总动脉。随后使用这个导管完成必须的局部造影，一根硬的交换导丝随后被用于撤除这根导管和鞘管并置入抗打折的编织"翻山"鞘至股总动脉水平。对侧入路可能因为主—双股人工血管移植物或髂动脉闭塞而在某些病例中不可行。当必要时，也可以考虑同侧顺行股总动脉或同侧逆行腘动脉入路。

随着"翻山"鞘的置入，非复杂病变可以用同样的直软末端硬导丝穿越，并作为球囊扩张的支撑。更复杂的病变或全闭塞病变通常需要更系统化的技术，例如，使用 0.035″成角亲水导丝经由 4F 导管（可能为成角导管如 IMA、JR4 或 MP，或者当遇到难以通过病变时使用亲水涂层导管）支撑下打通病变。有时，一根直头亲水导丝或一根细一些的 0.014″或 0.018″导丝可能有利于穿越病变。还有为全闭塞病变设计的新型器材，其允许初始导丝导致夹层后使导丝再次进入真腔。

一旦病变被穿越，即开始递送硬的支撑导丝，移动导管，插入球囊导管。因为在球囊导管就位后，通过鞘注射常会变得困难甚至不可能，所以在造影时确定与病变水平相关的骨性标志就非常重要。4 ~ 6mm 直径的球囊常被用于股浅动脉和腘动脉，扩张直至狭窄的"腰部"被球囊撑开。PTA 后，病变部位明显的残余狭窄和血流受限的夹层是支架植入的适应证。

股浅动脉和腘动脉球囊成形效果（包括初始技术成功和持续时间）大多取决于病变形态。20 世纪80 年代中期开始的早期 PTA 数据显示，短节段、容易扩张的病变 5 年通畅率为 75%，但是长度大于3cm 的病变的 1 年通畅率明显较低。其他系列报告显示无支架 PTA 在超过 10cm 的病变具有高至超过90% 的初始技术成功率，并且 18 个月的累计通畅率高达 69%。出版的 STAR 登记研究报告 205 例患者的 219 条下肢的 5 年随访结果。其股腘动脉 PTA 的一期通畅率在第 1 年为 87%，第 2 年为 80%，第 4 ~ 第 5 年为 55%。对于闭塞，非常强的预测因素是腘下血流不良，定义为 50% ~ 99% 狭窄的单支血管供血甚至只有侧支血管供血。

现在，允许术者在出现夹层后重新进入真腔的器材增加了术者在长节段闭塞病变治疗中的积极性。

这能获得较高的初始技术成功率，但是这类结果通常与单纯球囊治疗相比稍差。股—腘动脉部位的一期支架术仍然只是 ACC/AHA 的Ⅲ级推荐，但是支架植入在球囊扩张结果不满意或失败时被使用。改进的支架技术提供更细的输送系统、自膨镍钛合金设计以及额外的抗崩溃抗回弹特性。这些进步使得经皮治疗技术适用于更多传统上需要外科手术的病变类型。

（三）胫—腓动脉

与股—腘动脉病变相反，胫—腓血管床的成形指征通常不是症状受限的跛行而是慢性严重下肢缺血或截肢。每年只有 1.4% 的间歇性跛行患者进展到静息缺血。更多的是糖尿病和吸烟患者。这些患者的成形目的是建立到足部水平的直接血流以减轻静息痛或促进溃疡愈合。即使初始通畅可能不会持久，然而再狭窄或再闭塞发生前血流改善的窗口时间通常能够允许伤口愈合。

许多用于膝下成形的技术方案早已被冠脉系统采用，并被快速用于解决类似粗细血管的粥样硬化。术者通常使用冠脉器材，包括指引导管、0.014″特制冠脉导丝以及小直径快速交换冠脉球囊。使用"翻山"鞘和随后的指引导管能够实现对侧股总动脉的逆行入路。偶尔，为了摆脱器材长度的限制必须使用顺行入路治疗远端血管。最近，长度达 120mm 的专用于胫动脉的 1.5 ~ 4.0mm 直径球囊已经被开发出来了。这允许术者治疗长段弥漫性病变，其通常位于胫动脉范围，需要最小号球囊扩张。

胫—腓动脉 PTA 的结果是鼓舞人心的。在 235 例患者的研究中，胫—腓动脉 PTA 的技术成功率为 95%。对 284 例下肢严重缺血患者的 529 个病变的治疗成功率为 92%。技术成功定义为静息痛的缓解或下肢血流的改善，其成功率为 95%。一项 5 年的随诊研究显示只有 8% 的患者需要外科旁路手术以及 9% 的患者需要截肢，保肢率达 91%。

（四）肾动脉

肾动脉狭窄的病因学因素包括动脉粥样硬化、肌纤维发育异常、动脉炎和放射性损伤，所有这些原因导致肾灌注不足及诱使血管紧张素水平升高导致高血压。动脉粥样硬化是这些原因中最普遍的因素并且最常侵犯肾动脉开口，大块的容易钙化的主动脉斑块延伸进肾动脉形成肾动脉斑块。这个现象与病变的抗扩张特性联合起来导致了球囊扩张成形术 50% 的再狭窄率。随机试验数据支持常规的对开口粥样硬化狭窄进行支架植入且 6 个月后的支架造影显示再狭窄率只有 14%。单纯球囊成形可能为上述其他病变类型所用并且已经在肌纤维发育异常病例中被广泛研究。

虽然肱动脉和桡动脉有时也作为备选途径，但是肾动脉介入手术的最常用入路是股动脉入路。经由股动脉途径，一根 50cm 长的 6F 指引导管（曲棍球棒，肾动脉双弯或 IMA）可以用套管同轴模式沿 4F 诊断导管（IMA 或 JR4，其已经在 0.014″成形导丝支撑下被递送到位）被安全递送。4F 导管在指引导管和导丝到位后被移除，随后递送快速交换球囊（3 ~ 7mm 尺寸）。"无接触"技术也可能替代如上技术用来定位成形导丝和指引导管。这个技术使用 J 末端导丝插入指引导管，随后指引导管靠近肾动脉开口处，同时 J 导丝伸出导管末端。一根成形导丝随后被操控进入肾动脉，当指引导管向开口位置递送时退出 J 导丝。

造影应该包括完整的肾皮质，以避免在成形前遗漏副肾动脉并确保能看见导丝穿孔或成形后血流回复不良。

六、结论

自 PTA 开展以来的 20 年，外周血管 PTA 已经引人注目地成长起来并且每年使成千上万的患者无需外科手术而免于缺血之苦。虽然目前很多外周手术包括了支架的使用，但是单纯球囊扩张仍有其显著的作用。随着将进步的技术交由越来越多的经良好训练的术者手中，血管内领域的未来甚为可期。

第二节　切割球囊血管成形术

一、概述

球囊成形已被证实可作为治疗冠状动脉和非冠状动脉血管狭窄的手术方式。然而，传统的球囊扩张对于狭窄各部分的应力是随机的。这种圆周应力经常导致不规则的内膜撕裂、分离和拉伸。血管壁损伤会导致夹层、内膜增殖反应以及再狭窄。弹性回缩也限制了对球囊成形的反应。一些位于自体血管或移植血管的病变可能难以使用传统的球囊扩张术进行扩张。这可能是粥样硬化、纤维化和钙化并存的结果。为了克服这些限制，Barath 等设计了一种混搭器材，切割球囊（CB），它将一些微小的刀片安装在球囊表面。其被设计用来最小化血管壁的损伤——这在惯例上与传统球囊成形术相关。切割球囊的理念是先切割后扩张，球囊的压力主要作用于切口上。

切割球囊已主要在冠状动脉得以尝试。初步研究认为在治疗中心型病变、开口病变、小血管病变和长段弥漫病变时有用。球囊成形的长期效果为再狭窄所限制。再狭窄的发病机制主要是内膜对血管损伤的增生反应。切割球囊血管成形降低治疗闭塞性病变所需的扩张压力，因此，最小化对血管的压力伤。这被认为可以减少再狭窄。然而，没有发现这种机制对于预防冠状动脉再狭窄有效。

支架内再狭窄的病理学基础是不同的，它是平滑肌细胞增殖的结果。切割球囊为冠状动脉支架内再狭窄的治疗提供了一种简单、安全和有效的选择。初步报告提示，通过使组织更容易被推挤进支架骨架的缝隙内，其可能相较于传统经皮腔内冠状动脉成形术更有优势。切割球囊成形在外周动脉方面的经验还很有限，然而，它正在很多种情形下被尝试使用。

二、切割球囊成形术的机制

切割球囊由一个非顺应性球囊和3个或4个纵向排列在其外表面的刀片（依球囊直径决定，微手术刀片）构成。刀片是微型的，大概比外科手术刀片锋利3～5倍。当切割球囊扩张时，刀片就会被暴露出来。当扩张继续，球囊张开，刀片就会将扩张力汇集在一个沿着刀片长轴方向极为小的面积上。血管的束缚力被克服并且沿着刀片发生切割。这些切口允许使用更小的扩张力来将目标病变扩张，这样就使血管的创伤最小化。这将减少炎性反应以及继发的再狭窄。扩张力的集中使得能够克服更顽固的狭窄。

这种装置可用于小血管，规格有快速交换或全程通过，杆长139cm，2～4mm 直径球囊，经0.014″导丝引导，可过5～6F 鞘。冠状动脉切割球囊具有6mm、10mm 或15mm 长的刀片，外周切割球囊只有15mm 长刀片，刀片工作高度为0.127mm。大一些的外周切割球囊直径有5～8mm，通过0.018″导丝，使用全程通过系统，可过7F 鞘。每种球囊都有1cm 长的4个刀片，工作杆长50cm、90cm 或135cm。

三、具体技术

切割球囊采用一种特别的折叠工艺以避免其3个或4个刀片被暴露出来，因此只能做一次负压准备。然后在定位于病变部位的第一次扩张前，任何气体或液体都不能被导入切割球囊。扩张以及回抽都应该缓慢以保证刀片露出和再折叠。切割球囊的金属刀片使得球囊较坚硬且比常规球囊尺寸要大。为了成功地将球囊递送过病变，指引导管应该保持同轴性并且提供较强的支持力。导丝应该选取硬导丝以使切割球囊能平顺地通过狭窄区域。切割球囊的僵硬度影响了其翻越髂动脉分叉在对侧病变的使用。在卷曲和成角的血管或弥漫坚硬的狭窄病变中，短一点的球囊可以提供更好的跟踪和通过能力。

切割球囊直径的选择要等于动脉邻近节段的直径。球囊加压要循序渐进（每秒1个大气压）直到6个大气压使其达到标准尺寸。如果压痕仍然可见，那么可以逐渐增压至8个大气压。如果需要进一步扩张，可以使用适当尺寸的标准成形球囊进行补充成形。如果病变长度长于切割球囊，就应该首先用切割球囊扩张病变远端然后再移向近端扩张。

四、临床应用

（一）大动脉炎（高安病）

大动脉炎的狭窄病变经常需要高的扩张压（＞10个大气压）并且残余狭窄并不少见，这是因为其狭窄是由致密的透壁的纤维化导致的。

切割球囊被发现对于扩张肾动脉支架内再狭窄特别有效，研究已经表明支架内再狭窄主要是平滑肌细胞增生所致，而切割球囊可以轻易地划开这种增生组织。其他部位的狭窄（主动脉、颈动脉、锁骨下动脉或腋动脉）可以使用切割球囊在没有任何并发症发生的情况下有效地解除。

（二）下肢动脉

股浅动脉、腘动脉和胫动脉长段狭窄或慢性完全性闭塞病变的成形可能是亚优化的，在这些部位植入支架的再狭窄率较高。日常活动导致的动脉屈曲性改变会导致股—腘动脉系统金属支架的疲劳和崩溃。使用切割球囊成形可能引发较少的气压伤和夹层，从而降低支架植入的可能性，因此对于这类患者可能是一种有吸引力的选择。Ansal等报道对73例腘动脉或小腿动脉闭塞患者使用切割球囊的首次技术成功率为89%，平均1年的随访显示89.5%的受治肢体得以保留。他们推断切割球囊成形术对于腘动脉和腘下动脉是一种安全可行的选择。笔者的经验和其他一些报道也显示切割球囊治疗股浅动脉和小腿动脉粥样硬化具有满意的效果。然而，对于外周动脉，没有随机对照试验比较经皮腔内血管成形术（PTA）与切割球囊的效果。

（三）下肢静脉移植物

与静脉移植物相关的再狭窄经常是纤维性和光滑的。与再发的粥样硬化病变不同，它们对球囊成形的反应不良并且经常导致夹层，从而需要支架植入以避免早期血栓再发或开胸修补残余狭窄。新近的报道已经发现切割球囊成形术对于局灶性腹股沟下静脉移植物狭窄是一种可接受的选择。这种情况下，这种技术降低了保障性支架或转为开放外科手术的需求。

（四）外周动脉的支架内再狭窄

支架内再狭窄（ISR）在颈动脉成形支架术中发生率高达5%，在肾动脉球囊成形支架术中为9%～24%。支架内再狭窄病变与其他再发病变相比更为坚韧，因为其存在更多的平滑肌细胞和增殖细胞，更少的巨噬细胞、胶原质和组织因子。在支架内再狭窄病变中使用切割球囊的理论基础之一就是它具有最小组织损伤下获得管腔即刻再通的能力。切割球囊的纵列刀片集中了扩张力，制造了径向的裂纹从而使更为坚韧的狭窄被克服，这样与传统球囊扩张成形术相比，就能获得更多的即刻再通管腔。扩张后能获得更佳的管腔效果可能与纤维化的残余新生内膜斑块从支架上脱离有关，这使得其与其他再血管化方法相比具有更小的组织损伤。关于对肾动脉和颈动脉支架内狭窄成功使用切割球囊的个案报道很少。

（五）透析用动静脉瘘静脉性狭窄

透析用瘘管的静脉性狭窄通常对高压球囊扩张耐受。这可能归咎于静脉新生内膜层内致密纤维束的形成或因为在透析瘘管的静脉壁进行反复穿刺导致的瘢痕组织的形成。Vorwerk等在19例透析瘘和移植物的狭窄使用切割球囊成形术。有7例患者，切割球囊成形术后使用了常规球囊成形术以求没有残余狭窄的满意内径。在所有患者中，球囊扩张完全且没有出现球囊无效使用的情况，并且没有主要并发症发生；只有一例出现了切割球囊刀片的移位，这发生于回收切割球囊的时候。切割球囊增加了对于透析瘘和移植物的技术成功率。其他研究也报道了较好的初始成功率和6个月时的一期通畅率。一个新近发布的前瞻性随机试验报告了一个更严谨的结果：在治疗狭窄或血栓性透析用人工血管移植物方面，切割球囊和标准球囊扩张术在6个月的通畅率方面是一样的。

（六）严重的周围性肺动脉狭窄

肺动脉狭窄就其形式和严重程度的多样性对治疗学提出了一个挑战，因为治疗此病变的外科入路是困难的。它可以表现为孤立病变，影响肺动脉主要分支之一，也可以表现为多处病变影响较小的外周分支。在外周肺动脉狭窄中，如果延长时间的扩张不能获得形态学和（或）血液动力学满意效果的话，支架植入就会成为合理的后续步骤。然而，幼儿或青春期患者的支架植入是尽量避免的，因为肺动脉的生长可能导致支架节段的相对狭窄。最近研究显示，切割球囊在治疗肺动脉分支狭窄和球囊成形抵抗的肺动脉狭窄方面是有用的，Butera 等成功治疗了 4 例患者的 11 处外周型肺动脉狭窄。主要血管直径增加了 81%（$P<0.001$）以及右室/左室压力比从 1.15 降低至 0.75（$P=0.05$）。没有术中或晚期并发症发生。18 个月的随诊显示结果是稳定的。Bergersen 等对 29 例患者的 79 根小肺动脉血管狭窄实施了切割球囊成形术。最小管腔直径从（1.5 ± 0.8）mm 增加至（3 ± 1.1）mm（$P<0.001$）。79% 患者在随诊中显示了持续性改善。这些结果提示切割球囊成形术对于治疗诸如小肺动脉狭窄和支架内狭窄这样的高度挑战性病变是一种有前途的技术。然而，还需要进一步更长时间的随诊研究来确证这些初步结论。最近切割球囊也已经被用于对于法洛四联症的姑息治疗。

（七）肺静脉狭窄

治疗房颤的射频消融术后，患者可能发生肺静脉狭窄以致需要支架成形术。Cook 等在 21 例肺静脉支架内狭窄患者中比较了切割球囊成形术和标准球囊成形术。虽然两种技术都能在初期获得明显的病变直径的改善，但是随诊发现，相较于切割球囊组（2/15 条血管）再狭窄更多见于球囊成形术组（4/6 条血管），这表明在这种情况下切割球囊成形术更为优越。Seale 等新近报道发现切割球囊成形术对于缓解肺静脉狭窄是安全的。它能获得很好的急性缓解，但是通常需要重复手术。

五、并发症

因为其特殊设计，使用切割球囊需要切记避免并发症的发生。切割球囊成形术术后球囊破裂、动脉瘤形成和动脉破裂（罕见）已经都有了一些案例的报道并且被关注。不应超过标定的爆破压，因为这会导致球囊的破裂从而使刀片在球囊恢复取出时脱落。在对支架内再狭窄病变进行扩张时球囊破裂且缠绕于支架上的情况也已经有了报道。

六、结论

外周动脉使用切割球囊成形术是安全的，易于使用并且具备改善球囊抵抗性狭窄病变成形效果的潜力。早先，最大 4mm 的切割球囊直径限制这种球囊只能应用于小动脉和静脉。然而，随着 5～8mm 的切割球囊的出现，大一些的血管现在也能够被治疗了。已经证明在个别临床适应证时有用，例如位于腹股沟韧带下局部动脉狭窄、透析瘘和移植物的坚韧性狭窄以及再利用新生内膜过度增生的腹股沟下动脉移植物。也有报道其在大动脉炎纤维化病变和颈、肾动脉支架内再狭窄的有效性。

切割球囊的现实优势是能够"聚焦"扩张力，克服纤维化狭窄，减少血管壁损伤并且在大多数情况下降低补充支架植入的可能性。

第三节　内膜下血管成形术

一、概述

内膜下血管成形术（SIA）自被首次描述以来距今已有 20 年。如今该技术已得到广泛临床认可，人们对其重新产生了兴趣并广泛应用。该技术最初应用于股—腘动脉段，随后逐渐扩展至膝下动脉病变，包括三分叉和胫部血管长段闭塞性病变，该技术也用于髂动脉段病变的再通，偶尔也应用于锁骨下动脉。

有经验的诊疗中心多次报道该技术在腹股沟下血管的一期成功率在 90% 左右，1 年保肢率高达 85%～90%，在无进一步外科干预的情况下 5 年辅助一期通畅率为 64%。事实证明，无论是间歇性跛行还是严重肢体缺血，内膜下血管成形术对下肢缺血的治疗都非常有效。

目前治疗外周动脉狭窄和闭塞的"金标准"是逆向自体大隐静脉移植，直接重建动脉血运以恢复动脉血流。然而许多外周血管疾病患者通常合并其他疾病，如心脏疾病、糖尿病和肾功能衰竭，这将增加手术和麻醉的风险。目前已证实手术会增加疾病的死亡率（30d 存活率 96%，而血管成形术后 30d 存活率为 100%）和并发症率。静脉采集部位和静脉移植物发生感染时可能造成灾难性的后果。此外，有些患者可能没有足够长的大隐静脉进行自体大隐静脉移植，而必须采用替代管道。而这将会使移植物通畅率和保肢率均下降，在治疗股浅动脉疾病时，使用手臂静脉的 3 年保肢率下降至 95%，使用人工假体材料的畅通率下降至 75%。

Dotter 和 Gruntzig 的技术改进了周围血管疾病的治疗，标志着血管内治疗技术时代的到来，如经皮腔内血管成形术（PTA）。PTA 目前已广泛应用于治疗周围血管疾病，在治疗下肢动脉的狭窄和闭塞性病变中尤为常用。但是长段闭塞病变 PTA 再通的一期成功率和长期预后不太理想。

内膜下血管成形术，有时也被称为经皮介入腔外再通（PIER），首见于 1987 年，在治疗股—腘动脉闭塞所致的间歇性跛行时提出。从那以后，这项技术的成功使其广泛应用于治疗髂动脉、腘动脉、三分叉和腿部血管的狭窄闭塞性病变，并在治疗严重的肢体缺血中发挥重要作用。近期研究表明，SIA 在慢性严重肢体缺血和间歇性跛行的治疗中效果良好。SIA 扩大了血管腔内治疗的范围，将以前大量的不治之症——股动脉、腘及胫动脉闭塞纳入治疗范围，并有效地延长了这些血管的长期通畅率。对于那些因麻醉风险不能耐受外科手术，或没有足够静脉进行搭桥的患者，以及股浅动脉弥漫全程闭塞患者，可以尝试应用 SIA。此外 SIA 还可用于开通桥血管堵塞后闭塞的自体血管。这项技术简单，价格低廉，并发症发生率低，一期成功率高，并且远期效果较好。

二、适应证

与传统的 PTA 相比，SIA 明显突破了腔内血管治疗的限制。这些限制包括：慢性闭塞性病变随时间延长日渐坚硬，导致腔内方法失败。在这种情况下易造成内膜下夹层。

（1）导丝难以通过的腔内长段闭塞性病变。

（2）PTA 治疗失败的病例。

（3）股浅动脉全程闭塞（仅有 1 个非常小的残段或完全没有残端）。传统的 PTA 在这种情况下很难甚至不可能完成治疗。

（4）长段狭窄，应用常规的 PTA 效果欠佳。

（5）严重钙化血管。这种情况下 PTA 通常难以治疗，但 SIA 技术可以使导丝沿内膜平面下以最小的阻力通过。

（6）难以经腔内治疗的弥漫性血管闭塞病变。

（7）搭桥失败后闭塞的自体动脉。

（8）延伸向三分叉处的腘动脉闭塞性病变，但可以重建一部分或全部的流出道。

（9）若尝试 PTA 时出现动脉穿孔，内膜下的夹层通道可以用来消除穿孔部位。

三、具体技术

（一）治疗股腘动脉病变技术

SIA 的目的是要故意制造夹层进入内膜下和血管壁中层之间的间隙，通过闭合管腔节段后，再重新进入远端血管腔内，并用球囊扩张夹层全长。

在治疗股浅动脉疾病时，通常在闭塞病变的同侧靠近股浅动脉起始部的股总动脉顺行穿刺。对侧逆行穿刺入路可使用"翻山"技术通过主动脉分叉处，特别是肥胖患者，但这种入路操控性较差。

在近端血管（如股浅动脉）使用 SIA 时仅需要一个较小的残端（≤5mm）就可进入夹层平面。当股浅动脉近端长度足够时，则可以对股浅动脉本身进行穿刺。

在治疗近端股浅动脉病变时，有角度的导管如 4F 的 Bolia 微导管或 5F 的眼镜蛇导管可以有效帮助导丝末端指向血管壁以进入内膜下腔隙。另外也可用 5F 的 Van Andel 式预扩张导管替代。将导管前向递送至闭塞起始部。穿越病灶前首先动脉注射肝素（3 000～5 000U）。在术前也可经动脉内给予血管扩张剂妥拉唑林（5mg），帮助扩张血管，降低远端血管术中痉挛的可能性。

将导管尖端放置于闭塞水平，使用尖端弯曲的亲水性导丝进入闭塞段，随后穿过闭塞部位全程。导丝头端应直接指向血管壁，并远离可能存在的重要侧支血管。

导丝在导管的支撑下进入闭塞病灶与血管壁的结合处。在大多数情况下导丝通过内膜下进入夹层通道，因其阻力是最小的。可以通过注射少量稀释的对比剂来确定导丝是否处于内膜下。如果使用的是 Bolia 微导管，一旦开通初始夹层就可更换 5F 球囊导管（通常直径为 5~6mm，长 4cm）。

当导丝位于内膜下时，通常导丝可以相对自由地移动且阻力较小。导丝在曾进行过血管成形术或严重钙化血管的血管内膜下活动时阻力较大。操控导丝形成一个理想长度为 3~5cm 的 U 形袢，袢的顶端可以用来进入夹层的远端。在导管的支持下使导丝沿病灶走行深入远端，通常是导丝先行，然后是导管。如果导丝因为阻力的原因不能进入远端，则令导管进入 U 型袢的一侧提供支撑。这使血管内膜下的分离可以延续到闭塞部位的远端。达到远端后，建议缩短袢长度至 2~3cm。随后导丝的进一步推送可使导丝袢重新进入真腔。轻微的扭曲或旋动等调整可以帮助导丝重新进入真腔。重新进入的特征是导丝前进阻力突然降低，并且可以通过导管伸入远端动脉注射少量对比剂加以证实。

狭窄或闭塞远端相对无病变的血管有助于实现真腔再进入。少部分夹层通道偶尔会超越了再进入的闭塞段并进一步扩展，可能会引起弥漫性血管壁疾病从而导致远端闭塞。一般情况下夹层通道向更远端延长无明显后果，除非侧支血管刚好被破坏或不能再进入血管壁。因此在这项技术的学习阶段最好不要破坏任何主要的远端动脉侧支循环。如遇到再进入管腔困难的情形，应使用 IVUS（血管内超声）导引和透视引导再进入导管，据报道上述两种装置的成功率较高。

如果没有更替为球囊导管，一旦穿过病变位置，就应撤出指引导管，置换为直径为 5mm 或 6mm 的 5F 球囊导管。然后由远到近对整个内膜下通道进行短时（5~10s）、10~12atm 的扩张。随后通过注射少量对比剂来评估血流情况，如果血流受影响可以反复应用球囊扩张进行治疗。当残余狭窄大于 30% 时均应重复球囊扩张，包括更高压力的扩张。难治性狭窄可能需要在受影响区域植入支架。

当再通成功后，如果没有禁忌，则建议每日使用阿司匹林 150mg 持续至少 3 个月。除非有其他临床适应证，否则不推荐常规使用华法林或其他抗血小板的口服抗凝药。

（二）治疗胫部血管病变的技术

SIA 对于胫部血管的长段（大于 3cm）闭塞病变非常有用。该技术与治疗股—腘动脉病变使用的技术相似，仅有少许改变。该技术首先使用球囊导管（通常为直径 3mm、长 2cm 的球囊，5F 直径的 120cm 长的杆）而不是指引导管通过和扩张病变区域。需要注意的是在治疗胫部血管狭窄和闭塞性疾病时，使用 0.035″导丝系统和 5F 的导管非常重要。当穿越长段（大于 20cm）胫部血管闭塞性病变时，这种更大一些的系统有足够的力量支持导丝和导管通过整个闭塞段。

然后再次使亲水导丝形成一个 U 形袢，长度应较短（2~3cm），这样就可以使导丝较软的部分组成该袢的前缘。这样可以减少直径更小、更脆弱的血管被穿孔的可能。这个袢用来建立穿越整个胫部血管长度的夹层，同时还要争取重新进入远端真腔。如果出现阻力阻碍导丝/导管系统通过内膜下腔隙进入远端，可以在导丝/导管系统中使用半硬或加硬亲水导丝加强支撑力。

更远端动脉分支内膜变薄，因此通常在胫部血管远端不难进入血管真腔。一旦已经穿过病变区域，就可以像在股—腘动脉段内一样行球囊扩张。

（三）髂血管技术

SIA 可应用于髂血管完全闭塞病变。理想的情况下应按照从头到尾的方向进入内膜下，以防止夹层进一步累及主动脉，因此该技术要求经对侧（翻山）股动脉入路、又或联合双侧股动脉入路，还可以经肱动脉或腋动脉入路联合同侧股动脉入路进行治疗，后者可以同时治疗双侧髂动脉闭塞。

使用对侧股动脉入路时，可以应用 Sos-Omni 导管、Simmons 1 导管或 2 导管或肾动脉导管（取决于主动脉分叉的角度）进入患侧髂血管并接近闭塞部位。在病变近端应用亲水导丝形成一个袢，然后如上述技术描述的一样制造内膜下夹层，维持导丝引导袢的形状，按从头到尾的方向推进，导管紧跟其后。在接近病变区域末端时，缩短导丝袢的长度使其更容易再进入真腔。注射小剂量对比剂证实进入真腔。如果完成真腔进入的话，则撤出导管并更换为合适大小的球囊导管，行血管成形术。注射对比剂可以进一步评估残余狭窄的存在，若存在任何残余狭窄则重新扩张。有时有些顽固的狭窄部位可能需要植入支架，其方法与传统的腔内支架植入相同。

更长段的病变可能需要同时采用对侧和同侧入路进行治疗。除了如上所述的，在对侧股动脉入路置入导管达髂动脉病变位置后，除从头侧向尾侧制造夹层之外，还需经同侧股动脉入路由尾侧向头侧制造夹层。夹层通道汇合后，其中一根导丝就可以完全通过整段病变区域。有时可能需要抓捕器把导丝从一侧经病变位置拉向另外一侧。然后如上所述进行血管成形术，偶尔也可能需要在难治性狭窄处植入支架。

同样，双侧髂血管和远端主—髂动脉闭塞病变也可以通过该方法治疗，即经左侧肱动脉或腋动脉穿刺制造由头侧向尾侧的夹层，由股动脉入路逆行制造由尾侧向头侧的夹层。制造头尾向的夹层时需要在左侧腋动脉或肱动脉置入导鞘。然后使用一个 5F 指引导管（类如椎动脉或 Van Andel 导管）经导丝引导进入闭塞血管的头端。使用亲水导丝在闭塞近端制作导丝袢，在导丝的导引下制作头尾向的夹层，导管紧随其后。头尾向的导丝可以继续进入或通过抓捕器牵拉而穿过病变区域由股动脉鞘穿出。然后在另一侧重复这一操作过程，使导丝同时穿过闭塞处，然后将这些导丝置换为交换导丝，在血管闭塞处应用"对吻球囊"技术行血管成形术。理想条件下，血管成形球囊应可以经由股动脉入路进入，从而最大限度地减少需要使用的左侧腋动脉或肱动脉动脉鞘尺寸。如上所述，难治性狭窄可通过反复的血管成形术或植入支架进行治疗。抗凝治疗方案则与股—腘动脉病变相同。

四、并发症

SIA 的并发症与传统的 PTA 相似，其中 4 个最常见的并发症是：高位穿刺导致的腹膜后出血，外周动脉栓塞，血管穿孔，弹性回缩。

（一）腹膜后出血

在应用 SIA 处理股浅动脉全段闭塞时，有时需要行股总动脉的高位穿刺。因为穿刺点需要足够的高度才能使导管和导丝被推送穿过闭塞的股浅动脉，但穿刺点过高会增加腹膜后出血的风险。在这种高位穿刺情况下，必须有经验丰富的医疗及护理人员，并要格外警惕腹膜后出血的风险。应用华法林、肝素、多种抗血小板药物治疗和高血压病患者发生腹膜后出血的风险会进一步增加。因此越来越多的医生使用血管缝合器来减少腹膜后出血的风险。

（二）外周动脉栓塞

股—腘动脉 SIA 动脉栓塞并发症的发生率为 5% ~ 8%。在大多数情况下经皮抽吸可去除大部分血栓栓子，通常采用 5 ~ 8F 的非圆锥形取栓导管和有足够吸力的大注射器（50mL）。如果吸栓失败，则将选用另一种策略——"推开并搁置"。该方法应用取栓导管或球囊导管将栓子推向远端流出道血管中的一根。通常情况下栓子沿直线进入腓总动脉，这样可以使血流经其他的胫部血管流向足部。然而这种技术的前提是至少存在两根以上的流出道血管。极少数情况需要外科手术取栓来移除 SIA 术后的闭塞栓子。

（三）血管穿孔

血管穿孔既可以发生在开通内膜下夹层时，也可以发生在内膜下通道球囊扩张时，发生率为 5% ~ 8%。这一概率至少要比传统的 PTA 高两倍。然而发生穿孔并不需要终止手术，有超过半数的术中出现穿孔患者在继续治疗后成功进行了 SIA。其实 SIA 可以用来治疗传统 PTA 导致的动脉穿孔。术中血管穿孔的相关高危因素包括患者年事已高、糖尿病和吸烟。

血管穿孔时应评估损伤累及的范围。因为不可能直接测量自穿孔处流出的血量，所以需要经过放射影像学评估。通常的穿孔（内膜下夹层的穿孔）常可自然愈合而不需要进一步处理。如果需要治疗，可以通过对侧的血管壁重建从近心端跨越穿孔位置到达远心端的新夹层通道，这样处理可将血液从穿孔位置引向腿的远端（沿阻力最小的路径），同时还可以将粥样斑块转移至血管受损部位压迫穿孔。

如果这种治疗无效，或外周组织有大量的对比剂外渗提示穿孔过大，则需要在紧邻穿孔近端的内膜下通道植入弹簧圈（通常直径为 3mm），堵塞这一通道从而阻止血流流向穿孔部位。这些患者大部分都可以在数周后绕过弹簧圈建立新的内膜下通道再次尝试进行 SIA。

球囊扩张导致的穿孔破损较大，通常难以使用内膜下旁路绕行的方法进行治疗。在这种情况下可以在穿孔部位尝试气囊填塞，一般使用较小压力的球囊维持 2 ~ 3min，必要时可以重复 4 次。如果这些方法不能封闭缺损，可以尝试使用覆膜支架封闭缺损，或使用栓塞弹簧圈放置于内膜下通道的近端以阻止血流流向穿孔部位。如果患者有凝血功能紊乱或血小板功能异常，除了弹簧圈栓塞夹层通道外，还需要纠正异常的凝血功能或应用辅助性血液制品（如新鲜冰冻血浆或血小板）来治疗此类穿孔。

（四）弹性回缩

这一并发症较为罕见，发生率不到 1%，然而却非常难以预测。如果再通段由于弹性回缩未能保持开放，在紧急情况下可能出现局部瘀血然后是再通段血管近端或远端血栓形成。首先可以多次进行球囊成形术，并局部注射妥拉唑啉（5mg）或硝酸甘油（GUN）（50 ~ 250mg）。难治病例中在闭塞部位植入长段的自膨支架应该会有所帮助。然而有证据显示内膜下支架植入的远期通畅率差。这种情况有时可以考虑行外科搭桥手术。

五、结论

SIA 是下肢动脉闭塞性疾病中安全的辅助疗法。大多数研究认为 SIA 与外科搭桥手术相比，既不影响进一步外科治疗，与手术相比又可以降低并发症率和死亡率。这一点对于血管疾病患者很重要，因为这些患者很多都有严重的合并症，降低了预期寿命。SIA 扩展了传统 PTA 的治疗范围，增加了该类患者的治疗选择，还可以延迟或避免手术。

实施 SIA 确实存在一个学习曲线，这也最能解释有经验的中心可以获得更好疗效的原因。不过，该技术简单易学，而且与传统 PTA 相比也不需要任何额外的设备。随诊监测程序的完善加上再狭窄的及时治疗已证明明显有利于维持长期通畅率，并减少手术需要。

迄今为止的研究表明 SIA 治疗间歇性跛行较严重肢体缺血的效果好，这可能部分归咎于严重肢体缺血患者没有较好的小腿流出道血管。但是，有充分证据表明 SIA 有助于挽救严重肢体缺血患者的患肢，并且促进溃疡或坏疽的愈合。这可能是由于 SIA 为侧支循环发育争取到了时间。鉴于这组患者通常很虚弱，并难以耐受手术，如果尝试 SIA 并成功的话将获益良多，而且通常也不会影响进一步的外科手术治疗。

第四节　慢性完全闭塞病变的再通装置

一、概述

外周动脉的慢性完全闭塞病变（CTO）可引起致残的跛行或严重肢体缺血。与其他血管相比，股—腘动脉闭塞的发生率至少要比其他血管高 3 倍。严重肢体缺血患者的典型病变多为胫部血管多节段的部分或完全闭塞。腹股沟下动脉的长段闭塞患者病情往往更为严重，并且搭桥治疗在该类患者中通常会有与手术相关的高并发症发生率和死亡率。手术干预通常适用于严重肢体缺血患者，因此许多患有长段慢性股浅动脉（SFA）闭塞的患者仍然得不到治疗，这让他们生活处于痛苦和不适当中。

虽然髂动脉和股—腘动脉的短 CTO 病变已经有了标准的血管腔内技术治疗方法，但长段复杂性病变的介入治疗仍然是费时而又极具挑战性的。传统的髂动脉和股—腘血管 CTO 病变治疗失败率较高，分别为 5% ~ 35% 和 15% ~ 25%。幸运的是随着动脉闭塞复杂性的增加，成功通过并治疗闭塞性病灶的技术和设备也有明显改进。目前首次血管腔内治疗患者的保肢率已经和外科搭桥手术处于同一水平。

依闭塞机制及形成时间不同，CTO 由不同程度的纤维粥样硬化斑块和血栓组成。CTO 病变的近端和远端常常是坚硬的纤维帽，而中间则是较软的纤维组织。若纤维化闭塞比较长且均匀致密机化的话，那么导丝很难经腔内途径通过，此时内膜下技术可能成功率会更高。

二、患者的选择

血管重建手术的适应证包括致残的跛行、缺血性静息痛或有截肢风险。目前就腹股沟下动脉长段复杂闭塞性病变的腔内介入治疗而言，其通畅率要低于外科搭桥术。随着介入器材的迅速发展，介入治疗已经成为治疗长段闭塞病变的一种方法，当然如果介入治疗失败仍然需要选择手术。最近公布的指南指出，支架植入、旋切术、切割球囊、加热装置以及激光治疗腹股沟下动脉病变（为补救亚优化球囊扩张结果的情况除外）的有效性还没能得到完全认可，在这些动脉内并不推荐一期植入支架。指南所描述的支架含义较广泛，包括自膨支架、球扩支架、螺旋形支架和覆膜支架。

病变的评估：

计算机断层扫描血管造影（CTA）或磁共振血管造影（MRA）初步显示患者髂股动脉闭塞情况。这样可以精确定位主髂动脉、股动脉闭塞情况，并评估髂血管闭塞时股动脉入路情况，有助于腹股沟下动脉病变的入路选择（如顺行入路还是对侧股动脉逆行入路）。股总动脉闭塞性病变的经皮介入治疗经常受限于穿刺点的位置，在这种情况下选择血管腔内技术治疗髂动脉或股—腘动脉疾病时可以选用股动脉切开作为入路。

在导管室时，首先应选择合适的血管造影来评估病变，如同侧侧位 35°血管造影。大多数长段股浅动脉闭塞近端常有残端，远端则由股深动脉的侧支循环供血。在选择器材时应特别考虑股浅动脉起始部残端的长度以及远端再通的位置。自股浅动脉起始部开始的全段闭塞或范围较广累及腘动脉三分叉的病变不适合行血管腔内治疗，尤其是经顺行入路途径。弥漫、不规则、偏心或钙化的闭塞性病变的导管再通更加困难，且长期通畅率差。病变长度是确定远期通畅率的重要因素，但其对于采用血管腔内方法还是外科手术的影响相对较小。

三、完全闭塞病变的穿越

翻山技术对于股—腘动脉 CTO 病变比较有效，而髂动脉病变通常选用同侧股动脉逆行入路效果最好。为了给穿越长段腹股沟下血管病变提供足够的支撑，应使用 6F 或 7F 的长鞘如 Ansel 或 Raabe 跨越髂动脉分叉处，将其尖端置入股浅动脉。穿刺成功后应给予患者肝素或比伐卢定抗凝。我们常联合使用亲水导丝（如 0.035″Glide Wirc）和支撑导管（如 4~5F 的成角 Glide Cath）来穿过 CTO 病变。因为通过支撑导管行血管造影不能显示远端血管，所以该项操作应该在显示远端血管的路图指引下进行。亲水导丝尖端应不打任何弯地呈直线进入，这一点非常重要，只有这样才能使导丝尖端正确进入病灶内。此时可以选择经腔内开通病灶，或将导丝折成袢形进入内膜下空隙。尽管进入内膜下是凭直觉进行的操作，但这项技术相对简单，在长段的 CTO 病变中通常比经真腔路径更加容易成功（70%~90% 的病例）。

相对于顺行入路，某些介入医生更喜欢逆行穿刺进行腹股沟下血管成形术。有一项针对 100 例患者的随机研究显示，逆行穿刺的并发症（如血肿）较少，但同时可导致辐射量增加。

四、内膜下血管成形术

导丝一旦进入闭塞处，往往因为成袢而 180°反转往回延伸几厘米。应尽量维持远端导丝袢的宽度等于或小于血管本身的宽度，因为尖端导丝袢的宽度越大就意味着内膜下血管夹层范围越大，这将限制导丝再次进入远端血管真腔。为避免袢扩大，可以将支撑导管推向 Glide Wire 未成袢部分的远端，再回撤导丝以拉直导丝尖端，然后再如前所述方法使用较窄的导丝袢推进。如果支撑导管被卡在内膜下不能沿 Glide Wire 前进，则可选用一个直径较小、匹配 0.035″导丝的导管，如 Quickcross 导管，最后在直视下使导丝重新进入远端血管真腔，推进导管越过闭塞病变进入远端，通过导管进行造影确定其进入真腔。如果再进入真腔困难，可以考虑应用如下所述的再进入设备：Outback 或 Pioneer 导管。另外，选用可旋转的 0.014″加硬导丝（如 confianza 导丝）。当积极地尝试单纯应用导丝再进入真腔困难时应尝试使用再入装置，否则将导致内膜下夹层恶化，并破坏膝以下平面已建立的远端侧支循环。

（一）再进入装置

内膜下血管成形术成功的关键因素在于远端再进入位点的靶血管正常无钙化。远端血管病变的严重钙化、弥漫性病变以及直径细小则难以再进入。此外，在某些情况下只有在内膜下通路明显远离病变血管水平才能再进入血管腔，这将导致内膜下血管成形术或放置的支架超过病变节段，并有可能损伤重要的侧支循环。在这种情况下可以选用，如 Pioneer 导管或 Outback 导管等再进入工具。重要的是这些再进入设备需要使用 7F 的鞘管。

1. Pioneer 导管

Pioneer 导管是一个 7F 的 20MHz 血管内超声（IVUS）导管，可连接到 Volcano（CA）的血管内超声控制台。该导管拥有两个兼容 0.014″快速交换导丝的孔，其中一个远端配有一个可弯曲回缩的 24G 镍钛合金的针头。操作时在超声引导下轻轻操纵该导管使镍钛针指向真腔（超声图像上的真腔位置位于 12 点钟位置）。然后小心推进镍钛针并释放，然后通过穿刺针使尖端较软的 0.014″支撑导丝进入远端血管腔，并做血管造影进行确认。回撤镍钛针，撤出 Pioneer 导管，同时保持导丝位于远端血管的真腔。这时可继续按标准技术进行接下来的介入治疗。

2. Outback 导管

Outback 导管是一个带有 22G 镍钛套管针的 5F 多功能导管，其所配有的套管针位于导管末端，可回缩，能从内膜夹层内穿透进入血管真腔。在两个正交透视影像的帮助下调整导管角度使其末端对向真腔，应用其特有的定位、调节、释放技术可以令穿刺针穿透内膜进入血管真腔。然后导引 0.014″导丝进入血管真腔并撤出 Outback 导管。接下来的介入治疗既可以使用该导丝也可更换使用 0.035″导丝作为引导。

（二）血管成形术和支架植入术

髂总动脉闭塞时通常可以使用径向支撑力大且释放精确的球囊扩张支架行支架植入术。髂外动脉的病变可以根据病变的特征和位置选择球扩式支架或自膨支架。治疗股—腘动脉闭塞的一期球囊成形术可以使用长球囊进行轻微或高压的扩张，然后应用更长的球囊扩张至多达 2～3min。如果存在限制血流的夹层，则应植入镍钛合金的自膨式裸支架。有些介入医生也应用激光、热能或斑块旋切装置治疗血管成形术后的残余病变。

（三）并发症

慢性全段闭塞介入治疗的主要并发症是继发于导管操作或血管成形术的血管破裂，长段病变或钙化闭塞病变通常更容易出现这种并发症。真腔再进入设备本身并不会导致与穿刺针释放相关的穿孔，但这些设备通常用于复杂而难以通过的病灶，这会增加血管成形术中血管破裂风险。行 CTO 介入治疗时导管室必须预备有覆膜支架。完全闭塞病变介入治疗的另外一个重要并发症是血栓栓塞，发生率为 1%～4%，因此在手术过程中需要给予必要的抗凝。

五、慢性完全闭塞治疗装置

因为常常合并复杂的长段闭塞，超过 80% 的患者通常在标准开通设备外还需要更特别的开通设备。最近已有一些设备上市，可以用于这种困难病变的治疗。这些设备应用不同的物理原理来通过钙化斑块，如钝性微切割技术、光学相干反射技术或激光技术。很多设备，如 magnum 导丝、斑块旋切术、Kensey 导管及 Rotacs，由于其只有明显的历史意义，因此不再赘述。

（一）准分子激光

准分子激光的消融效应可以通过去除动脉粥样硬化性斑块和血栓性组织再通完全闭塞的病变。此外准分子激光可方便随后使用球囊用较低的压力进行扩张，从而防止夹层的发生，并降低血栓栓塞的风险。准分子激光可以产生特殊波长（308nm）的紫外线光子，该光线很容易被包括动脉粥样硬化斑块和血栓的人体组织吸收。

激活的激光导管在进入时必须非常缓慢，不能超过1mm/s。操作时应全程在路图模式下透视以确定并调节导丝和导管走行于血管腔内。盐水灌注技术的改进可以降低激光治疗导致的夹层发生率，同时血管内生理盐水的彻底冲洗有效地促进了激光对动脉粥样硬化组织的透射。此外，有效清除对比剂可以防止冲击波的形成，冲击波可能导致血管壁的夹层。准分子激光可以直接抑制血小板聚集，因此它是治疗慢性血栓病变的理想工具。

最近报告了43名患者的长段慢性髂动脉闭塞病灶使用准分子激光介入再通后随访4年的中期结果。一期技术成功率为95.3%，主要并发症的发生率为6.9%，97.6%的病例有临床改善。通过踝肱指数和双功超声检查显示总的一期和二期通畅率分别为86.1%和95.4%。该结果与治疗短段狭窄的通畅率接近。一项应用辅助激光技术开通慢性股浅动脉闭塞病变的研究显示，随访318名患者1年后，一期和二期通畅率分别为83.2%和90.5%。也有数据支持激光技术在胫腓区域的应用。一项前瞻性、多中心试验研究了LACI（慢性缺血的激光血管成形术）针对严重肢体缺血和手术风险大的患者的效果，其使用准分子激光治疗患者的股浅动脉、腘动脉和（或）膝下动脉病变，同时辅助PTA和选择性支架植入。6个月时的远端至足部的血流通畅率可达89%，保肢率为93%。

（二）钝性微切割

一种使用钝性微切割的导管技术被研发出来用于开通CTO病变。Frontrunner X39 CTO导管是一种远端组装了一个铰链的一次性导管。该铰链有一个可张开2.3mm的0.039″开通面，通过手动的振动柄对斑块进行钝性微切割。该Frontrunner导管常与4.5F的Frontrunner超微导管鞘联合使用，导管鞘可以提供额外的支撑，并可作为当Frontrunner导管通过CTO病变时快速更换导丝的管道。微切割可在各种血管位置对靶血管内的组织进行分离。

虽然Frontrunner CTO导管最初设计用于冠状动脉介入治疗，但目前却被广泛用于辅助导丝通过外周CTO病变。一项包括36名患者共44处有症状的CTO病灶（主动脉末端2例，髂动脉24例，股动脉16例，腘动脉2例）的前瞻性研究中使用这种导管进行了钝性微切割。经血管造影评估的手术成功率可达91%，且无钝性微切割相关的并发症。

（三）振动血管成形术

振动血管成形术基于"应用高频机械振动能量帮助慢性完全闭塞性病变再通"这一概念。Crosser系统由震动发生器、传感器和一次性使用的CROSSER导管组成。发生器将交流电转换成高频电流。传感器里的压电晶体再将高频电流转换成振动能量。该Crosser导管是标准的0.014″和0.018″镍钛合金核心导丝的快速交换导管系统，配以不锈钢导管头端。机械振动以大约20kHz或2 000转/秒的速度传递至不锈钢尖端。振动能量可产生大约20μm深度的机械冲击以粉碎CTO病变固体组织。除此之外，高频振动增加了血液中的充气微泡。这些微泡膨胀并内爆产生液体射流，可破坏CTO病变组织的分子联系并侵蚀CTO病变组织，从而有助于闭塞动脉的再通。这个系统已在冠状动脉完全闭塞病灶中得到安全、有效的应用。

CTO平均长度是王0.6cm，尝试治疗的闭塞病变有一半位于股浅动脉，剩余的位于腘动脉或其以下。CROSSER平均作用时间为2.5min。手术时间（PT）和透视时间分别为2h和39min。该手术没有发生并发症和临床穿孔。尝试治疗闭塞病变的技术成功（导丝成功到达远端真腔）率为78%。成功再通后患者的ABI改善可达到85%。

（四）光学相干反射计和射频消融

上面描述的所有新技术都无法"见到"血管的真腔。带射频消融能量的光学相干反射计（CA）是一种处于前瞻性研究的用于治疗CTO的系统。在应用近红外线的情况下，这种导丝系统能从动脉壁上辨别出钙化与非钙化性斑块以及粥样硬化病变，并将这些信号实时呈现在监视器上。绿条表明位于真腔内且可使用射频消融能量；红条意味着导丝接触血管壁，不能使用射频消融术。

目前该系统有些技术局限。导丝尖端手动塑形或弯曲时可能导致导丝内的光纤断裂。尽管最新一代 Safe-Cross 导丝已得到极大改进，导丝本身仍不容易操纵。

GRIP 注册研究是最早开始研究外周设备的试验之一，其主要关注使用 Safe-Cross 系统开通完全闭塞病变。装置的成功率，即到达远端真腔，达到 76%。在再通的 56 处病变中，术前平均 ABI 为 0.59，术后平均 ABI 为 0.86。另一项研究中，Dippel 等报道，在传统技术失败后使用该设备治疗外周血管 CTO 的再通率为 72.7%。

六、溶栓治疗

溶栓治疗仍然是治疗急性和亚急性动脉闭塞和桥血管血栓的方法，然而也有一些关于溶栓治疗用于慢性动脉闭塞的报道。在 Motarjeme 的系列报道中，在 276 例动脉闭塞病变（病变长度 3～66cm）中有 268 例患者接受了溶栓治疗。尽管大多数患者仅仅依靠血管造影不能明确闭塞的时间，但有 17 例患者的动脉闭塞长于 2 年，且半数患者有 8 个月至 10 年的间歇性跛行。但令人吃惊的是 80% 的 CTO 病变（包括髂动脉和腹股沟下动脉闭塞）对溶栓治疗反应良好。

大多数动脉闭塞（长度上大于数厘米）与动脉血栓形成的程度有关，因此应该可以进行溶栓治疗。小导管（3F 和 4F）应用的进步和末端开放可注射式导丝的发展将起到更好的药物传输作用，且减少并发症，提高成功率。在没有出血并发症的情况下，可以持续小剂量溶栓直至血块完全溶解。

七、结论

在治疗慢性血管闭塞的领域中即将出现一些创新技术。利用声能的 Omniwave 技术、磁性导航的 Cronus 定向导丝和胶原酶灌注都是其中一些正在研究中的技术。近年来，快速成像的进步以及特殊导管装置在 MRI 下可视的发展使得实时 MRI 引导的介入治疗成为可能。最近 Raval 等成功应用实时 MRI 引导下技术在猪模型上再通了长段外周动脉的 CTO 病变。这项技术避免了 X 线辐射和有肾毒性的对比剂，也许在未来治疗人类外周动脉的 CTO 方面具有可视化优势。

目前，在大多数闭塞髂动脉病变中，使用腔内血管介入治疗的有效性已被广泛接受，但其在股—腘动脉病变中的作用尚有争议。

慢性完全性闭塞病变介入的成功很大程度上取决于术者的耐心、技术和经验。新技术包括 Frontrunner 导管、Safe-Cross 系统和再进入导管，它们显著提高了长段完全性闭塞病变的开通成功率。这些创新与术者逐渐增长的经验极大地提高了即使是复杂的慢性闭塞病变的长期通畅率。未来将有更多的动脉疾病患者有机会接受创伤更小的治疗。

第五节　导管指向的动脉内溶栓治疗

一、概述

直到如今，对于外周动脉血栓形成，外科手术仍然是治疗肢体缺血的唯一方法，急性下肢缺血（ALLI）是一种外科急症并且如果延误治疗的话，有较高的死亡率和很高的截肢率。至今为止，外科血栓切除术一直是唯一的解决方法，但是仍然有 10%～18% 的截肢率和 5%～18% 的死亡率。这是因为外科球囊血栓切除术（Fogarty 血栓切除术）导致内膜损伤并且无法去除小腿和足部小动脉的血块。此外，外科还要承担感染和麻醉的风险。

导管指向的动脉内溶栓治疗（CDTT）被研发出来完善外周动脉血栓性闭塞的治疗。CDTT 将高浓度纤溶药物经动脉导向性灌注至血栓内以恢复缺血肢体的血流，这会显露出隐藏的狭窄病变，随后可以使用腔内或外科方法治疗。因为溶栓药是局部灌注的，因此出血的风险显著降低并且药物的全身影响也得以降低。

1963 年，Mc Nicol 及 Verstaete 等首次报道了他们对外周动脉闭塞病变使用动脉内链激酶溶栓的经验。介入放射学之父，Charles Dotter 使用了一套简单的导管指向系统将溶栓药直接给药至血栓。Dotter 的同轴系统导致较大的动脉切口，因而有较高的出血并发症。后续 Porstman 和 Gruntzig 分别在 20 世纪 70 年代和 80 年代对导管进行了改进，使得 90 年代外周动脉内溶栓重获新生。

二、导管指向动脉内溶栓的一般目标

（1）溶栓以恢复前向血流。
（2）溶解远端流出道血管内的血栓。
（3）避免择期外科/腔内再血管化患者的急诊外科再血管化手术。
（4）缩小外科再血管化手术的范围。
（5）救肢失败时降低截肢平面。
（6）慢性肢体缺血。
（7）再通慢性完全性闭塞。
（8）软化陈旧血块，使其可以随后使用腔内技术治疗。
（9）恢复近端血管通畅度以协助远端搭桥。

三、溶栓药物

尿激酶和 rt-PA 临床最常用。虽然尿激酶非常有效，但是已经在美国禁用。重组组织纤溶酶原激活物（rt-PA）是美国唯一正在使用的药物。链激酶、尿激酶和 rt-PA 的药代动力学和优缺点罗列于表 9-1。

表 9-1 用于 CDTT 的溶栓药

对比项	rt-PA	尿激酶	链激酶
剂量：团注	—	250 000U	根据经验
灌注	0.5~2.0mg/h	50 000~100 000U/h	根据经验
半衰期	<5min	15min	23min
纤溶特性	高	中等	低
溶解速度	迅速	缓慢	缓慢
出血	10%	10%	20%
临床成功率	90%	75%~90%	60%~70%
免疫原性	无	有	有
血小板激活	无	无	有

一些新式溶栓药正在临床试验中。最近，有学者发表了关于重组尿激酶、重组糖基化尿激酶前体和重组链激酶的外周动脉闭塞症研究。试验显示重组糖基化尿激酶前体和重组链激酶可以在不消耗纤维蛋白原的情况下起效。这些药物对于纤维蛋白的特异作用对 CDTT 的推进非常重要，因为纤维蛋白原的消耗与尿激酶和 rt-PA 的出血并发症显著相关。

（一）链激酶（STK）

在动脉内溶栓的早期，STK 是最为广泛使用的药物。Hess 等首次提议血栓内重复注射 1 000~3 000IU 的 STK 并在两次注射之间逐步递进导管（步进注射）。然而，随着 Katzen 报告用动脉注射泵来进行低剂量持续注射（5 000IU/h）的出色结果，前一种策略很快就被后者所替代。然而，他的结果未能被 Mac Namara、其他小组以及近些年的研究所重复，并且在临床应用 rt-PA 大量替代了链激酶。

（二）尿激酶

最初的剂量策略各式各样，但是目前低剂量的概念已经逐步替代了大剂量的策略。最流行的方案是

Mac Namara 提出的。初始注射 4 000IU/min 持续 2h 或继续 2h 2 000IU/min 注射及继续 1 000IU/min 持续 1~24h 直至前向血流恢复或直至血栓彻底溶解。在 CDTT 期间继续全身注射肝素直至确定对潜在病变的腔内或外科治疗完成。Mac Namara 报道彻底溶栓率为 75%。平均前向血流重建时间为 3.3h 及彻底溶栓时间为 13h。只有 4% 病例出现了明显的出血并发症。进一步研究得出了如下有用的规则：

使用非亲水导丝（0.035″外径）能轻易通过血块的话，说明血栓还未机化并预示 100% 的溶栓成功率（导丝通过试验）。

使用尿激酶持续注射，最初 2h 明显的溶解也预示血块 100% 完全溶解的可能性。

肝素注射（维持 APTT 80~120s）可以预防导管周围的血栓、远端栓塞且并不增加出血机会。

最后 10%~20% 的血块溶解较慢，经常会被当作粥样硬化斑块。这个阶段使用 PTA 可能导致血栓破碎及远端血栓栓塞致小腿和足部的急性缺血。

潜在的血流限制性病变见于 70% 的患者，可以于溶栓后马上实施外科或 PTA 手术而不增加出血风险。

溶栓或外周动脉外科手术试验（TOPAS）的第一阶段在 213 例急性下肢缺血患者中比较了重组尿激酶的 3 种剂量方案和外科干预之间的安全性和有效性。发现 24 000IU/h 持续 4h，随后 12 000IU/h 至最多 48h 是最合适的方案，其溶解效率为 71% 而出血风险只有 2%。

（三）重组组织纤溶酶原激活物（rt-PA）

导管指向溶栓治疗的通畅剂量范围为 0.05~0.1mg/（kg·h）或 0.25~1.0mg/（kg·h）。通常使用 0.05mg/（kg·h）或 1mg/（kg·h）。

几乎没有前瞻性随机研究比较不同溶栓药物。一个开放终点试验在 60 例已有最近肢体缺血发作或恶化的患者中对动脉内 STK 和动脉及静脉内 rt-PA 进行了比较。动脉内 rt-PA 的初始造影确证溶栓成功率为 100%，动脉内 STK 为 80%（P<0.04），静脉 rt-PA 为 45%（P<0.01）。30d 保肢率分别为 80%、60% 和 45%。在外科对比溶栓治疗下肢缺血（STILE）的研究中没有发现 rt-PA 和尿激酶的有效性和出血并发症有什么区别。

四、药物剂量

表 9-2 总结了各种溶栓药用于外周动脉内导管指向溶栓时的推荐剂量。

表 9-2　各种用于 CDTT 的溶栓药的推荐剂量

药物	灌注技术	剂量
尿激酶	持续灌注	120 000~240 000IU/h Mc Namara 方案
	分级灌注	4 000IU/min，2h 或直至前向血流恢复，随后 2 000IU/min，12~24h 或直至完全溶解
	血栓内穿越	60 000IU，随后 Mc Namara 方案　250 000IU，随后 50 000IU/h
	脉冲喷洒	每 30s 5 000IU，20min
		2 000IU/cm 闭塞长度
	术中溶栓	对远端血栓，1 000~2 000IU/min
rt-PA	持续灌注	0.05~0.1mg/（kg·h）
		5~10min 的间隔，每次 5mg（0.33mg/mL），3 次，随后 0.05mg/（kg·h）灌注
	脉冲喷洒	每 30s 0.1mg，20min
	术中溶栓	5mg 团注，3 次，超过 30min
链激酶	持续灌注	3 000~4 000IU 每 3~5min
	术中溶栓	5 000~150 000IU 缓慢团注或 30min 内注完
TOPAS 试验		240 000IU/h，4h；120 000IU/h，最多至 48h

五、灌注方法

（一）步进式灌注

指的是随着血栓溶解步进式递进灌注导管头端。这依靠人力看护并且需要患者一直待在造影室。

（二）分级灌注

指的是按时间阶段渐减灌注速度的方法。Mc Namara 首先发现使用这种技术能缩短时间并降低溶栓药物用量。

（三）持续灌注

这是导管指向溶栓最常用的办法。穿越血栓与否都可实施此方法。

（四）脉冲喷淋技术

指的是用力注射溶栓药物至血栓上以粉碎之，从而增加溶栓药物的作用面积。它最初是为了加速溶解而被研发出来的。

六、临床应用

动脉内溶栓疗法与其他疗法相比，应权衡其潜在益处和潜在风险。如下是动脉内导管指向溶栓治疗的指征。

（一）急性动脉闭塞

急性肢体缺血对于医生来讲是一种挑战。急性缺血带来的问题混杂有再血管化后的再灌注损伤。尽管急性肢体缺血治疗方法有些进展（外科和血管内都有），但是仍有显著的死亡率和截肢率。

除了无法忍受溶栓疗法恢复有效再灌注时间较长的严重缺血肢体以及不可逆肢体缺血病例之外，动脉内溶栓都是可以选择的治疗方案。如果开始得早的话，它有最大的挽救生命和肢体的潜力。对这些患者来说，治疗性抗凝及纠正潜在病变也是全部治疗策略的一部分。

外科/Fogarty 栓子切除术的死亡率并截肢率为10%～30%。与此不同的是，动脉内溶栓联合腔内纠正潜在病变的30d死亡率为1.6%，截肢率为8%。Kolassa 等的一个有趣的费效研究报告 CDTT 比即刻外科干预疗效好47%（基于每挽救一个生命的费用）。

（二）慢性动脉闭塞

慢性动脉闭塞 CDTT 的成功率为80%。然而，其需要延长灌注时间。慢性闭塞和慢性严重肢体缺血通常与广泛病变的血管床、高龄及冠状动脉疾病相关。Amir Motarjeme 的前驱研究显示如果再通了一个节段，血流的改善足以缓解静息痛或溃疡。如果再血管化节段保持通畅3个月，不愈合的溃疡将能愈合，而且有趣的是，闭塞再发不一定会导致溃疡再发。然而，为了治疗坏疽，重要的是有搏动性足部血流。因此，建议再血管化要完全。在一个对238例患者的研究中，Motarjeme 报道动脉内溶栓的5年救肢率为78%，4年一期通畅率为60%。再闭塞通常发生较晚而且大多数时候为良性过程且没有显著的症状，主要发生于腹股沟以下部位并且可以通过规律双功超声监测和定期治疗再狭窄来预防。

（三）闭塞的旁路移植血管

虽然开放外科手术是传统上解决旁路移植血管闭塞的手段，动脉内溶栓已经被接受为恢复动脉通畅的替代手段。其相当简单有效，并且成功的 CDTT 能揭示大多数人工血管失败的原因，从而有助于进一步治疗策略的修订。它也能清除远端流出道的血块从而降低血栓再发的概率。成功 CDTT 并腔内纠正潜在病变后的移植血管的1年和2年通畅率分别为89%和79%。主双股静脉移植物搭桥的二期通畅率高于人工血管以及伴小流出道血管血栓形成的膝下静脉移植物。移植物闭塞小于2周的患者应该将溶栓治疗作为首选。

（四）血栓栓塞

下肢血栓栓塞的临床诊断基于突发的临床症状、栓子源以及无跛行史。当遇到 Fogarty 血栓切除术不成功的 30% 病例时，溶栓和血栓抽吸一样都是此时被推荐的疗法。全量静脉肝素应该与动脉内溶栓联合使用。溶栓在栓子堵塞很多分支并且血栓蔓延时特别有用。

（五）术中溶栓

术中溶栓用于清除机械性血栓栓子切除术后残余的血栓栓子物质或开放外科手术患者中小动脉血栓性闭塞。溶栓药要尽可能接近血块或进入血栓，使用团注或缓慢注射方式给药。

（六）PTA 后急性闭塞

2% ~3% PTA 患者发生急性血栓闭塞，使用动脉内尿激酶或 rt-PA 灌注能成功治疗。远端栓子可以使用导管指向溶栓药物成功治疗。

（七）血栓形成的腘动脉瘤

其发生与主动脉瘤相关并且通常有急性缺血。这些患者动脉内溶栓的目标仅仅是恢复形成血栓的远端流出道血管的通畅。动脉瘤本身使用外科手术治疗。

（八）垃圾脚/蓝趾综合征

通常，这被认为是溃疡斑块来源的胆固醇栓子导致的，但是目前被认为归咎于血栓栓子。动脉内溶栓对这类患者非常有效并且通常改变截肢的病程且不丧失任何组织。

（九）肝素诱发的血小板减少症（HITT）

肝素诱发的血小板减少症因为出血并发症的原因直至今日仍被认为是动脉内溶栓的禁忌证。然而，因为不可以使用肝素所以不能使用外科手术，所以它是唯一选择并且是此方面治疗的一个重要突破。即使有血小板减少症，CDTT 不会出现异常出血。

（十）急性缺血性卒中

使用尿激酶或 rt-PA 行颅内微导管导向溶栓 1~2h 获得了 80% 血栓清除成功率，报道认为颅内溶栓的脑出血发生率增加不明显。

（十一）血栓形成的透析通路移植血管

这些已经使用溶栓和补充 PTA 治疗获得了 90% 的初始成功率。6 个月和 1 年的二期通畅率分别为 75% 和 25%。手术很快并且可以在 2h 以内继续透析。因此，这些患者能维持他们的透析日程而无需放置临时透析导管并且可以在很长时间内避免外科干预。目前，Bookstein 的尿激酶脉冲喷淋给药策略很流行，其能去除透析移植物血栓。

（十二）大块肺栓塞

大块肺栓塞是一种心脏急症并且最好使用 CDTT 将尿激酶或 rt-PA 直接注入肺动脉血块中。其结果比单纯静脉注射肝素要好，而且比静脉注射肝素的溶栓速度快得多。通常合并使用肺动脉内 Angiojet 水解血栓切除术或普通和简单的血栓抽吸完成。

七、并发症

出血是 CDTT 最常见的并发症。发生于已有的止血性栓子被溶解或血管完整性缺失时。Berridge 等 23 对 10 个外周动脉内溶栓的前瞻性研究的荟萃分析显示总体出血性卒中率为 1%（14 例/1 401 例），大出血率和小出血率分别为 5.1% 和 14.8%。最近 Dawson 等 24 报道英国溶栓研究组的结果发现出血性卒中的发生率为 2.3%（23 例/1 157 例，半数发生于溶栓过程中）。

STILE 和 TOPAS 观察者（对比外科和溶栓）报告颅内出血的发生率分别为 1.2% 和 2.1%。不当后壁穿透导致的腹膜后间隙出血常被忽视，除非出现低血压或非预期腹部症状或背痛或无明显失血就突发贫血。在大出血的病例中，应立即终止 CDTT 及纠正任何凝血缺陷。不考虑大出血部位，标准处理方案为停止 CDTT 和抗凝措施，补充凝血因子和输血，外科清除血肿（如果需要的话），并且快速使用氨甲环酸或氨基己酸逆转纤溶状态（在有生命威胁的出血中使用）。

部分溶解血块导致的远端栓塞也有潜在风险。小栓子是无临床症状的，但是闭塞远端胫动脉或足部动脉的大碎片的危害则大得多并且可能导致明确的临床问题。然而 CDTT 应该在这种情况下继续。建议的补充方法是将灌注导管向更远端放置、增加剂量或再次团注溶栓药、血栓抽吸以及使用 Angiojet。使用 STK 时可能发生过敏反应并且通常伴随脸红、血管扩张、皮疹、低血压或过敏反应。迟发反应包括血清样疾病并联合出现关节痛、发热和镜下血尿，通常于溶栓后 10~21d 出现。其预后良性，但是有报道肾功能永久受损的病例。

第六节　外周血管的血栓抽吸和血栓切除

一、概述

肢体急性和亚急性血栓栓塞以及局部血栓性病变是导致截肢的最常见原因。腹股沟下血管血栓性闭塞的标准外科治疗是 Fogarty 导管血栓切除术。然而，因为粥样硬化斑块的阻碍，这种手术有多种技术问题，例如无法通过梗阻、夹层、动脉痉挛以及远端血栓床的血栓栓子。

导管指向的溶栓治疗（CDTT）耗时且昂贵（需要加强看护以及重复造影检查）并且有栓塞及出血的高风险。另外，局部狭窄存在再闭塞的风险。

最近在外周动脉移除大块血栓的导管指向技术包括：

（1）血栓抽吸。

（2）基于导管的血栓切除装置。

然而，血栓抽吸只能用于抽吸新鲜血栓，血栓切除装置实际上能去除大块的新鲜血栓和 1~2 周的陈旧血栓。

第 1 个指向血栓切除手术是 1985 年 Simpson 等于股浅动脉使用外周血栓切除装置实施的。这个最初的经验显示对外周血管疾病使用指向血栓切除术是安全的，并于 1987 年获 FDA 批准。与依赖于切除和组织移除的冠脉指向动脉内膜旋切术（DCA）不同，腔内抽吸—内膜切除导管（TEC）由 Stack 设计，用来切除并抽吸粥瘤和碎片。1989 年，这个装置获得 FDA 批准用于外周血管疾病。很快的，这些经皮动脉内膜旋切装置被当做血栓切除装置使用以移除外周动脉的大块血栓。

二、机械血栓粉碎结合血栓移除

（一）Straub-Rotarex

它联合两种主要效应：机械碎栓及使用负压将碎片从血管内物理移除，理论上可以预防远端血栓栓塞。最初模型试验、单中心经验和多中心研究结果都显示较有前景。

（二）Straub-Rotarex 血栓切除系统

由 3 部分组成：40 瓦的电动机通过电磁离合器与 8F/6F 聚氨酯血栓切除导管连接在一起。在导管内，一个覆膜钢制螺旋丝以 40 000 转/分的速度旋转，产生持续负压（高至 5.9kPa = 43mmHg）。导管头由两个叠加的圆柱体组成，每个都有两个侧开口，外柱体连接于旋转螺旋丝，内柱体连接于导管杆。

首先使用 0.035″Terumo 导丝通过血栓，然后使用 4F 多功能 Teromo 滑导管（Terumo Corp., Leuven, Belgium）交换 Terumo 导丝为 0.014″/0.018″导丝。装置经导丝引导来移除血栓。反复通过血栓，直至血栓物质清除干净。这个装置大约每分钟可以移除 10cm 的血栓。

一个单中心研究显示技术成功率为 84%（定义为残余狭窄率 <50%）。32% 患者的残余狭窄率 <30%。这组报道补充经皮球囊扩张成形后一期成功率可达 92%。同侧路径的成功率为 100%，对侧为 56%。对侧成功率低是因为导管长度不够（80cm），无法完全再通股浅动脉。使用此装置时的并发症发生率是 18%，只有 8% 与装置特异性相关。装置特异性并发症为穿孔（3 例使用 PTA 后解决，5 例使用覆膜支

架后解决）和腹膜后出血。

与结合局部溶栓的外科手术相比，无再发严重肢体缺血的免于截肢的 1 年生存率优于 TOPAS 和 STILE 研究的结果，特别是在自体动脉中。TOPAS 试验中，尿激酶组和外科组的免于截肢的生存率分别为 65% 和 69.9%。

Straub-Rotarex 的主要限制为，因为导管不够长，所以不能经对侧途径完全再通长段病变，也不能完全移除大直径血管的血栓（例如髂动脉），以及穿孔发生率较高。

（三）Hydrolyser

这个装置使用 Venturi 效应以及 6F/7F 三腔导管——小号注射腔，较大的排出腔以及 0.02″ 的导丝腔。此装置有不同长度可用，并且使用标准压力注射器注射盐水。对于腹股沟下闭塞，成功率大约为 82%，自体血管和人工血管的临床缓解率分别为 73% 和 53%。大约 50% 的成功介入都需要附加局部溶栓以恢复远端血流。远端血栓颗粒栓塞可见于 15% 的患者。

这个导管使用高速盐水射流粉碎并移除血栓。有 6F、8F 和 10F 可用于透析通路人工血管和大血管。

（四）Oasis

这是一种 6F 血栓切除系统，非常类似于 Hydrolyser 装置。利用 Venturi 原理工作并且只有 2 个腔。

（五）Possis Angiojet

Possis Angiojet 导管头有很多孔，利用 Venturi 原理导向高压水射流进入导管腔来粉碎和移除血栓。需要特别的泵来为导管提供 70 000~105 000kPa 的压力。在一个腹股沟下应用的多中心试验中，成功率为 90%。在 30% 的病例附加了纤溶，18% 附加了血栓抽吸后，技术成功率有所改善。有 2% 的远端栓塞率和 4% 的夹层发生率。这个装置的优点是能用于小腿动脉（也能使用对侧途径，因为导管足够长），并且血管损伤小及远端栓塞率较低。

（六）Amplatz Clot Buster（ATD）

这是一种 7F 粗、100cm 长的基于导管的系统，能粉碎血栓但不移除它们。这个装置会导致时间依赖性一过性溶血。这个装置主要的缺点是不能使用导丝引导，同时也存在损伤血管壁的风险。

（七）Trerotola 装置

这是一个低速旋转装置（5F），主要用来为透析瘘进行静脉溶栓。不锈钢缆连接于镍钛合金制的自膨碎栓网篮。关闭状态通过闭塞后，网篮打开并激活，然后在血栓内缓慢回撤，以粉碎血栓而不移除之。这个装置的优点是小输送外径和使用简单。主要缺点是，装置长度限制和最大 3mm 的栓子颗粒有导致外周血管栓塞的潜在风险。它也可能损伤血管壁。

三、血栓抽吸

在过去几年，这项技术已在全球介入学家和心脏病学家中间广为流行，是一种非常简单的技术，能在指引导管或鞘的帮助下直接抽吸血栓，可以和 Fogarty 血栓切除术一起使用。它通常比 Fogarty 血栓切除术好，因为是在透视下完成的并且能彻底移除血栓，而 Fogarty 技术只能有 70% 的成功率。然而，Fogarty 是一种盲操作并且创伤更多。当血栓溶解不完全或远段栓塞导致肢体缺血恶化的时候，血栓抽吸对 CDTT 来说是一种补充技术。对于二尖瓣狭窄和房颤患者来说，它也是一种可接受的技术。

透视指引下，将 6F/7F（大腔）指引导管或鞘推进至血栓/栓子水平。导丝随后被移除并且指引导管/鞘连接上一个 50mL 注射器。血栓/栓塞被手工抽吸，然后在负压下回撤指引导管/鞘。重复这个过程若干次，直至血栓被完全移除。重复造影以确定血栓移除情况。

四、结论

血栓抽吸是一种安全、便宜、简单并且快速地将血栓从自体血管/人工血管中抽吸出来的方法，对于动脉栓塞和溶栓后残留血栓的病例特别有用。在急性肢体缺血时（急需紧急再血管化），对于很多病例，其可以用作一线治疗方案。因为是在透视和造影下经皮完成的，所以它优于 Fogarty 血栓切除术。另一方面，30% Fogarty 手术会残留血栓。笔者使用这种技术的成功率为92%且没有重大并发症。

很多小组的文献已经报道了非循证经验，但还需要大样本试验来明确血栓抽吸术在成功移除外周动脉血栓方面的确切地位。

参考文献

［1］杨春明. 实用普通外科学［M］. 北京：人民卫生出版社，2014.

［2］杨玻，宋飞. 实用外科诊疗新进展［M］. 北京：金盾出版社，2015.

［3］汤文浩. 普外科精要［M］. 北京：科学出版社，2010.

［4］姜洪池. 普通外科疾病临床诊疗思维［M］. 北京：人民卫生出版社，2012.

［5］倪世宇，苏晋捷. 实用临床外科学［M］. 北京：科学技术文献出版社，2014.

［6］李海燕，王淑云. 外科疾病健康教育指导［M］. 北京：军事医学科学出版社，2010.

［7］雷鸣，周然. 外科疾病［M］. 北京：科学出版社，2011.

［8］周奇，匡铭. 肝胆胰脾外科并发症学［M］. 广州：广东科技出版社，2012.

［9］陈孝平，汪建平. 外科学［M］.8 版. 北京：人民卫生出版社，2013.

［10］郑树森. 外科学［M］. 北京：高等教育出版社，2012.

［11］詹文华. 胃癌外科学［M］. 北京：人民卫生出版社，2014.

［12］戴显伟. 肝胆胰肿瘤外科［M］. 北京：人民卫生出版社，2013.

［13］邹声泉. 胆道病学［M］. 北京：人民卫生出版社，2010.

［14］翟瑜，苏力. 外科微创学［M］. 北京：科学技术文献出版社，2010.

［15］唐中华，李允山. 现代乳腺甲状腺外科学［M］. 长沙：湖南科学技术出版社，2011.

［16］田兴松，刘奇. 实用甲状腺外科学［M］. 北京：人民军医出版社，2009.

［17］吴详德，童守义. 乳腺疾病诊治［M］. 北京：人民卫生出版社，2009.

［18］罗杰，何国厚. 实用外科诊疗常规［M］. 武汉：湖北科学技术出版社，2011.

［19］巩涛. 现代乳腺外科学［M］. 石家庄：河北科学技术出版社，2010.

［20］吴在德，吴肇汉. 外科学［M］. 北京：人民卫生出版社，2013.

［21］张书信，张燕生. 肛肠外科并发症防范与处理［M］. 北京：人民卫生出版社，2012.

［22］吴金术. 肝胆胰外科急症病案精选［M］. 长沙：湖南科学技术出版社，2011.

［23］黄志强. 实用临床普通外科学［M］. 北京：科学技术文献出版社，2009.